高等职业教育药学类专业教材

药物分析技术

刘德洪　李从军　李家庆　主编

化学工业出版社
·北京·

内 容 简 介

本教材共十二个项目，内容有认识药物分析、药品质量标准、药物的鉴别试验、药物的杂质检查、药物的定量分析以及药物制剂分析，并按典型工作流程编写实践内容，通过实践归纳总结出理论知识；还介绍了巴比妥类、芳酸类、芳香胺类、杂环类、维生素类、抗菌类中典型药物的质量分析。本教材还通过课堂互动问题、微课、动画、操作视频等多种方式帮助学生把握重点难点，同时借助目标思维导图、检测题等加强知识巩固。

本教材适用于高职高专药学、制药专业及相关专业师生使用，也可供从事相关工作的技术人员参考使用。

图书在版编目（CIP）数据

药物分析技术 / 刘德洪，李从军，李家庆主编. —北京：化学工业出版社，2022.5（2025.2 重印）
ISBN 978-7-122-40671-2

Ⅰ. ①药… Ⅱ. ①刘… ②李… ③李… Ⅲ. ①药物分析–教材 Ⅳ. ①R917

中国版本图书馆 CIP 数据核字（2022）第 023032 号

责任编辑：甘九林 杨 菁 徐一丹	文字编辑：张瑞霞
责任校对：王 静	装帧设计：张 辉

出版发行：化学工业出版社（北京市东城区青年湖南街 13 号　邮政编码 100011）
印　　装：涿州市般润文化传播有限公司
787mm×1092mm　1/16　印张 15¼　字数 450 千字　2025 年 2 月北京第 1 版第 2 次印刷

购书咨询：010-64518888　　　　　　　　　售后服务：010-64518899
网　　址：http://www.cip.com.cn
凡购买本书，如有缺损质量问题，本社销售中心负责调换。

定　价：44.00 元　　　　　　　　　　　　　　　　　　　版权所有　违者必究

编写人员名单

主　　编：刘德洪　李从军　李家庆

副 主 编：赵艳霞　翁　涛

编写人员：（姓名按照汉语拼音顺序排列）

　　　　　李从军（湖北生物科技职业学院）

　　　　　李家庆（长江职业学院）

　　　　　林　敏（武汉软件工程职业学院）

　　　　　刘德洪（鄂州职业学院）

　　　　　翁　涛（湖北生物科技职业学院）

　　　　　张　婷（武汉软件工程职业学院）

　　　　　赵艳霞（武汉职业技术学院）

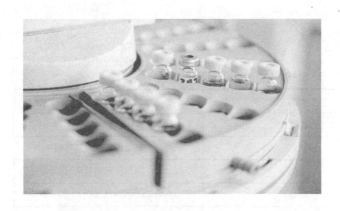

前 言

　　药物分析技术是药学、制药等药物相关专业必修的一门专业课程，是一门理论性和实践性很强的职业技术类课程。对药学专业学生质量控制岗位调研分析发现，高职高专的学生更侧重实践操作技能的培养。为积极推进高职高专"三教改革"，创新课程教学模式和课程结构，本教材注重培养学生规范的实践操作能力，从实践中归纳出理论知识，突出典型药物分析的实践操作技能，同时选用最新版《中华人民共和国药典》（2020年版）的药品标准撰写教材。

　　本教材按真实的质检员检验步骤安排了十二个项目，各部分内容将实践与理论有机结合在一起，突出检验操作流程，并按照认知规律来编排，由易到难，对药物分析的基本知识，如药物的性状、鉴别、检查、含量测定等的介绍，侧重熟悉操作流程及规范性的实践；含有代表性药物及其制剂的质量分析与检测部分，侧重讲解药物的全分析及结构与分析的关系，加强理论知识的学习。

　　教材内容的选材注重应用，以必需、够用为度，与现实的就业岗位对接，实践性强，同时还插入课堂互动问题引发学生思考，微课、动画和操作视频解决重点难点，知识导图和检测题加强知识巩固等。本教材配有电子课件，请登录化工教育网查询下载（www.cipedu.com.cn）。

　　参加本教材编写的人员有：李家庆（项目一、项目二）、赵艳霞（项目三、项目九）、刘德洪（项目四、项目五、项目六、项目八）、李从军（项目七）、张婷（项目十）、林敏（项目十一）、翁涛（项目十二）。

　　由于编写水平有限，书中疏漏之处在所难免，敬请读者批评指正。

编者
2022 年 1 月

本教材的教学资源列表

所属篇	类型	说明
项目一　认识药物分析	微课	药典介绍
	微课	药品检验工作机构与基本程序
项目三　药物的鉴别试验	微课	阿司匹林的鉴别
	动画	UV-1800PC-DC2 光谱扫描操作
	微课	紫外光谱鉴别法
	动画	红外光谱扫描操作
	动画	薄层色谱法的原理
项目四　药物的杂质检查	微课	葡萄糖中氯化物的检查
项目五　药物的定量分析	操作视频	水杨酸的含量测定
	微课	阿司匹林的含量测定
	操作视频	阿司匹林的含量测定动画
项目六　药物制剂分析	操作视频	片剂的崩解时限检查
	微课	对乙酰氨基酚片溶出度检查
	微课	维生素 B_1 片的含量测定
	操作视频	呋塞米片的含量测定
项目七　巴比妥类药物分析	操作视频	巴比妥类药物的性质与鉴别
项目十一　维生素类药物分析	操作视频	维生素 C 的含量测定动画

登录化工教育网（www.cipedu.com.cn），搜索《药物分析技术》，下载本教材全部教学资源及课件。

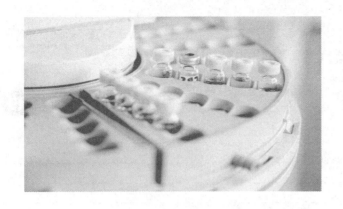

目 录

项目一　认识药物分析

任务一　药物分析的性质和任务　　1

一、药物分析的性质 ———————————————————— 1
二、药物分析的任务 ———————————————————— 2
三、药物分析新技术及发展趋势 ————————————————— 2

任务二　药品检验的依据和程序　　3

一、药品检验的依据 ———————————————————— 3
二、法定药品质量标准 ———————————————————— 3
三、药品检验的程序 ———————————————————— 3

【项目一　小结】 ——————————————————————— 6
【项目一　检测】 ——————————————————————— 6

项目二　药品质量标准

任务一　药品质量标准　　8

一、概述 ——————————————————————————— 8
二、药品质量标准的分类 ——————————————————— 8

任务二　药典的查阅及介绍　　9

一、《中国药典》的查阅 ——————————————————— 9
二、《中国药典》的介绍 ——————————————————— 11
三、国外药典简介 —————————————————————— 15

【项目二　小结】 ——————————————————————— 16

【项目二　检测】 -- 16

项目三　药物的鉴别试验

任务一　阿司匹林的鉴别　　19

一、鉴别标准的查找 -- 19
二、鉴别前的准备 -- 20
三、鉴别的操作过程 -- 20
四、鉴别检验记录与结论 -- 20

任务二　布洛芬的鉴别　　21

一、鉴别标准的查找 -- 21
二、鉴别前的准备 -- 22
三、鉴别的操作过程 -- 22
四、鉴别检验记录与结论 -- 23

任务三　药物鉴别的理论知识　　23

一、鉴别试验的目的与特点 -- 23
二、鉴别试验的主要项目 -- 23
三、鉴别的方法 -- 27
四、鉴别的试验条件和灵敏度 -------------------------------------- 32

【项目三　小结】 -- 34
【项目三　检测】 -- 34

项目四　药物的杂质检查

任务一　葡萄糖的杂质检查　　36

一、杂质检查概述 -- 37
二、杂质的种类与来源 -- 38
三、杂质的限量检查及计算 -- 39

任务二　葡萄糖中氯化物的检查　　40

一、标准查阅 -- 40
二、原理及注意事项 -- 41
三、检查前准备 -- 41
四、操作过程 -- 41

五、检查结果与结论 -- 42

任务三 葡萄糖中硫酸盐的检查　42

一、标准查阅 -- 42
二、原理及注意事项 -- 42
三、检查前准备 -- 43
四、操作过程 -- 43
五、检查结果与结论 -- 43

任务四 葡萄糖中重金属的检查　43

一、标准查阅 -- 44
二、原理及注意事项 -- 44
三、检查前准备 -- 45
四、操作过程 -- 45
五、检查结果与结论 -- 45

任务五 葡萄糖中砷盐的检查　46

一、标准查阅 -- 46
二、原理及注意事项 -- 47
三、检查前准备 -- 48
四、操作过程 -- 48
五、检查结果与结论 -- 49

任务六 其他一般杂质检查　50

一、干燥失重测定法 -- 50
二、水分测定法 -- 51
三、炽灼残渣检查法 -- 52
四、残留溶剂测定法 -- 52

任务七 特殊杂质检查　53

一、利用药物与杂质在物理性质上的差异进行检查 -------------------- 53
二、利用药物与杂质在化学性质上的差异进行检查 -------------------- 55

【项目四　小结】-- 56
【项目四　检测】-- 57

项目五 药物的定量分析

任务一 水杨酸的含量测定 ... 60
一、标准查阅 ... 60
二、测定前准备 ... 61
三、测定操作过程 ... 61
四、测定数据处理与结论 ... 62

任务二 对乙酰氨基酚的含量测定 ... 63
一、标准查阅 ... 63
二、测定前准备 ... 64
三、测定操作过程 ... 64
四、测定数据处理与结论 ... 64

任务三 含量测定方法归纳 ... 65
一、滴定分析法 ... 65
二、紫外-可见分光光度法 ... 69
三、色谱分析法 ... 74
四、分析方法的验证 ... 76

【项目五 小结】 ... 79
【项目五 检测】 ... 80

项目六 药物制剂分析

任务一 维生素 B_1 片的常规检查 ... 82
一、药物制剂分析特点 ... 83
二、维生素 B_1 片的常规检查 ... 84

任务二 溶出度检查 ... 87
一、对乙酰氨基酚片溶出度检查 ... 88
二、其他制剂溶出度检查法 ... 89
三、片剂的其他检查——含量均匀度检查 ... 93

任务三 维生素 B_1 片的含量测定 ... 94
一、维生素 B_1 片含量测定 ... 94

二、附加剂对含量测定的影响 -- 95
三、测定结果的表示 -- 96
四、实例分析 -- 96

任务四　葡萄糖注射液的检验　　97

一、注射剂的分析 -- 97
二、50%葡萄糖注射液的含量测定 ---------------------------- 102

任务五　其他制剂分析　　104

一、胶囊剂的分析 -- 104
二、颗粒剂的分析 -- 105
三、散剂的分析 -- 106
四、栓剂的分析 -- 107
五、糖浆剂的分析 -- 108

任务六　药物稳定试验　　109

一、样品的留样考察 -- 109
二、药物稳定性试验 -- 109

【项目六　小结】 --- 115
【项目六　检测】 --- 115

项目七　巴比妥类药物分析

一、巴比妥类药物的基本结构与性质 ---------------------------- 118
二、苯巴比妥原料药的分析 ------------------------------------ 120
三、苯巴比妥片的分析 -- 122

【项目七　小结】 --- 124
【项目七　检测】 --- 124

项目八　芳酸类药物分析

任务一　阿司匹林及其制剂分析　　127

一、水杨酸类药物的基本结构与性质 ---------------------------- 128
二、阿司匹林的分析 -- 129
三、阿司匹林肠溶片的分析 ------------------------------------ 133

| 任务二 | 苯甲酸及其制剂分析 | **134** |

  一、苯甲酸类药物的基本结构与性质 -------------------------------- 134
  二、苯甲酸的分析 -- 135

| 任务三 | 布洛芬及其制剂分析 | **137** |

  一、布洛芬类药物的基本结构与性质 -------------------------------- 137
  二、布洛芬原料药的分析 -- 138
  三、布洛芬片的分析 -- 140

【项目八　小结】 -- 141
【项目八　检测】 -- 142

项目九　芳香胺类药物分析

| 任务一 | 盐酸普鲁卡因及其制剂分析 | **144** |

  一、对氨基苯甲酸酯类药物的基本结构与性质 ---------------------- 144
  二、盐酸普鲁卡因的分析 -- 145
  三、盐酸普鲁卡因注射液的分析 ------------------------------------ 149

| 任务二 | 对乙酰氨基酚及其制剂分析 | **150** |

  一、酰胺类药物的基本结构与性质 ---------------------------------- 150
  二、对乙酰氨基酚的分析 -- 151
  三、对乙酰氨基酚片的分析 -- 154

| 任务三 | 肾上腺素及其制剂分析 | **155** |

  一、苯乙胺类药物的基本结构与性质 -------------------------------- 155
  二、肾上腺素的分析 -- 156
  三、盐酸肾上腺素注射液的分析 ------------------------------------ 158

【项目九　小结】 -- 160
【项目九　检测】 -- 160

项目十　杂环类药物分析

| 任务一 | 异烟肼及其制剂分析 | **162** |

  一、吡啶类药物的基本结构与性质 ---------------------------------- 162

二、异烟肼的分析 --- 163
　　三、异烟肼片的分析 --- 166

任务二　盐酸氯丙嗪及其制剂分析　　167

　　一、吩噻嗪类药物的基本结构与性质 --------------------------------- 167
　　二、盐酸氯丙嗪的分析 --- 168
　　三、盐酸氯丙嗪片的分析 --- 170

任务三　地西泮及其制剂分析　　171

　　一、苯并二氮杂䓬类药物的基本结构与性质 --------------------------- 171
　　二、地西泮的分析 --- 172
　　三、地西泮片的分析 --- 173

【项目十　小结】--- 175
【项目十　检测】--- 176

项目十一　维生素类药物分析

任务一　维生素 A 及其制剂分析　　178

　　一、维生素 A 类药物的基本结构与性质 ------------------------------ 178
　　二、维生素 A 的分析 -- 179
　　三、维生素 A 软胶囊的分析 -- 182

任务二　维生素 B_1 及其制剂分析　　182

　　一、维生素 B_1 的基本结构与性质 --------------------------------- 182
　　二、维生素 B_1 的分析 --- 183
　　三、维生素 B_1 注射剂的分析 ------------------------------------- 185

任务三　维生素 C 及其制剂分析　　186

　　一、维生素 C 的基本结构与性质 ------------------------------------ 186
　　二、维生素 C 的分析 -- 187
　　三、维生素 C 注射液的分析 -- 189

任务四　维生素 E 及其制剂分析　　190

　　一、维生素 E 的基本结构与性质 ------------------------------------ 190
　　二、维生素 E 的分析 -- 191

三、维生素 E 软胶囊的分析 ---------- 193

【项目十一　小结】---------- 194
【项目十一　检测】---------- 195

项目十二　抗菌药物分析

任务一　头孢氨苄及其制剂分析　　197

一、β-内酰胺类抗生素的基本结构与性质 ---------- 197
二、头孢氨苄的分析 ---------- 198
三、头孢氨苄片的分析 ---------- 201

任务二　硫酸庆大霉素及其制剂分析　　202

一、氨基糖苷类抗生素的基本结构与性质 ---------- 202
二、硫酸庆大霉素的分析 ---------- 203
三、硫酸庆大霉素缓释片的分析 ---------- 205

任务三　左氧氟沙星及其制剂分析　　206

一、喹诺酮类抗菌药物的基本结构与性质 ---------- 206
二、左氧氟沙星的分析 ---------- 207
三、左氧氟沙星滴眼液的分析 ---------- 210

任务四　磺胺甲噁唑及其制剂分析　　211

一、磺胺类抗菌药物的基本结构与性质 ---------- 211
二、磺胺甲噁唑的分析 ---------- 212
三、磺胺甲噁唑片的分析 ---------- 213

【项目十二　小结】---------- 214
【项目十二　检测】---------- 215

附录 ---------- 217
检测题答案 ---------- 224
参考文献 ---------- 228

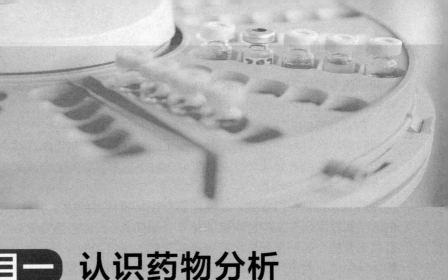

药物分析技术
YAOWU FENXI
JISHU

项目一 认识药物分析

【学习目标】

一、能力目标
1. 能计算从一批样品中抽取的样本数。
2. 能正确填写检验记录。

二、知识目标
1. 掌握药物分析的定义。
2. 熟悉评价药品质量的主要指标、药物分析的主要作用、药物分析的对象、药物分析检验工作的程序。
3. 了解药物分析的发展趋势。

三、素质目标
具备基本质量检测能力、严谨的科学态度、一丝不苟的专业精神，坚持药品质量第一的观念，确保人民用药安全有效。

药物分析是我国高等职业教育药学、药品质量与安全、药物制剂技术、化学制药技术、药品经营与管理、食品药品监督管理等专业的一门重要的专业课，是整个药学科学领域中一个重要组成部分，也是国家执业药师资格考试中规定的专业课程之一。

任务一 药物分析的性质和任务

一、药物分析的性质

药物是用于预防、治疗、诊断人的疾病，有目的地调节人体生理功能的物质。药物成为商品后就是药品，药品是规定有适应证、用法和用量的物质，包括药材、中药饮片、中成药、化学药品、抗生素、生化药品、放射性药品、生物制品等。药品是治病救人的物质，是一种特殊商品。药品的特殊性主要体现在以下几个方面：①药品的两重性（有效性和毒、副作用）；

②药品的专属性；③药品的时效性；④药品监督管理有很强的科学性。药品只有经过药品检验合格，才允许出厂销售和使用。

药物分析的对象是药物，它包括：①原料药；②制剂；③各种制剂的赋形剂和附加剂；④原料药制备过程中的原料、中间体和副产品等；⑤药物的降解产物和体内代谢产物。原料药是药物制剂中的有效成分，原料药可通过提取分离、人工合成或半合成、生物发酵或生物工程等方法获得。

药物分析是一门研究与发展药品全面质量控制的方法学科，是运用物理、化学或物理化学的方法和技术研究结构已明确的化学合成药物、天然药物及其制剂的质量控制方法，也是研究有代表性的中药制剂和生化药物及其制剂的质量控制方法，是用来检测药物的性状、鉴别药物的化学组成、检查药物的杂质限量和测定药物组分含量的一门方法和技术。

二、药物分析的任务

（一）药品检验工作

药物分析的首要任务是药品的质量检验。药物分析的方法和技术是药品检验工作中的主要的方法和技术之一。为确保药品质量，应严格按照国家规定的药品质量标准，对药品进行严格的分析检验，判断其真伪与优劣，提供能否供药用的依据，以确保用药的安全。

（二）药品生产过程的质量控制

药品的质量形成是生产出来的，而不是检验出来的，为了全面控制药品的质量，必须对药品的生产过程进行质量控制。因此，应积极开展药品从原料到成品的生产全过程的质量分析检验工作，不断促进生产工艺改进，提高药品的质量，提高药品质量的科学管理水平。

（三）药品储存过程的质量考察

药物分析工作者考察药品在储存过程中的稳定性，以便采取科学合理的贮藏条件和管理方法，保证药品的质量。

（四）临床药物分析工作（体内药物分析）

药品质量的优劣，使用时剂量、方式是否合理，使用后是否安全有效，这些还应以临床征象和实际疗效来决定。所以配合医疗需要开展临床药物分析。临床药物分析包括：①运用适当的分析方法，测定药品的生物利用度以及动力学参数；②研究药品在人体内的吸收、分布、代谢和排泄过程，有利于更好地指导临床用药；③研究药品的作用特性和机制，为寻求开发疗效更好、副作用更小的新药提供信息。

药品质量的全面控制涉及药品的研制、生产、经营、使用和监督管理等多个方面，是一项涉及多方面、多学科的综合性工作。

三、药物分析新技术及发展趋势

随着改革开放的深入发展，国际、国内知识产权的保护正日益制约着专利品种的仿制，市场竞争也威胁着非保护品种的低水平重复，创制新药要求多学科的协作，当然更离不开现代分析方法与技术的辅助。天然产物或中药的活性成分化学结构的确定，必须进行综合的波谱解析。运用指纹图谱技术能够提高中药饮片、中药材以及中成药质量标准的可控性。对中成药质量的评价更应运用现代分析技术和计算机技术。药物剂型研究已经向着微囊制剂、控释制剂、靶向制剂等方向发展，其质量标准的研究和制订离不开现代分析方法和技术。

摆在药物分析学科和药物分析工作者面前的迫切任务，不再仅仅是静态的常规检验，而要深入生物体内、代谢过程、工艺流程、反应历程和综合评价上进行动态的分析监控。因此，要求我们发展更加灵敏、专属、准确和快速的分析方法，并向着连续化、自动化、智能化和最优化方向发展。药物分析工作者的使命是神圣的，任务是艰巨的。

任务二　药品检验的依据和程序

一、药品检验的依据

药品检验的依据是药品质量标准。把反映药品质量特性的技术参数、指标明确规定下来形成的技术文件，就是药品质量标准。国内生产的药品进行常规检验时，以现行《中华人民共和国药典》（以下简称《中国药典》）和国家食品药品监督管理总局颁布的药品标准（简称局颁药品标准）为依据。生产企业为了提高产品的竞争力，往往以自订内控质量标准为依据。新药临床试验期间以临床研究用药品质量标准为依据。新药报试生产时所制订的药品质量标准称为"暂行或试行药品标准"。医疗单位自制制剂按药品监督管理部门批准的质量标准检验。进出口药品由口岸药检所按有关质量标准或合同规定执行。

二、法定药品质量标准

国家法定药品质量标准是《中国药典》和局颁药品标准，由国家药典委员会负责制定与修订，二者均属于国家标准、合格品标准、法定标准。《中国药典》和局颁药品标准是国家对药品质量及检验方法所做的技术规定，是药品生产、经营、使用、检验和监督管理部门共同遵循的法定依据。法定的药品质量标准具有法律效力，《中华人民共和国药品管理法》指出："药品必须符合国家药品标准。"生产、销售、使用不符合药品质量标准的药品是违法的行为。国家为了保证用药安全、有效，还设有专门负责药品检验的法定机构，即各级药品检验所，如中国食品药品检定研究院，各省、市、县级药品检验所。另外，药品生产企业、经营企业以及医院药剂科等也设立了药品检验部门。

三、药品检验的程序

药品检验是药品质量控制的重要组成部分，其检验程序可分为样品收审、取样、性状观测、鉴别、检查、含量测定、整理记录和填写检验报告书。

（一）样品收审

在收到送检样品后，应对样品进行全面审查，如样品数量、包装情况、外观性状、检验目的等，并确定检验的依据，即药品质量标准，如《中国药典》，正确理解药品质量标准规定的检验项目和方法，然后再进行分析。必须熟悉和掌握技术标准及有关规定，明确检验的项目和指标要求，明确抽样方法、检验方法和有关规定，明确产品合格判定的原则。

（二）取样

分析任何样品都要从取样开始。要从大量样品中取出能代表样本整体质量的少量样品，要考虑取样的科学性、真实性、代表性，必须遵照《中国药品检验标准操作规范》中有关取样的规定：

（1）基本原则：均匀、合理。

（2）特殊装置：如固体原料药用取样探子取样。

（3）取样量：按批取样。

设批总件数（桶、袋、箱）为 x：

当 $x \leq 3$ 时，逐件取样；

当 $3 < x \leq 300$ 时，按 $\sqrt{x}+1$ 取样量随机取样；

当 $x > 300$ 时，按 $\sqrt{x/2}+1$ 取样量随机取样。

一次取得的样品量至少可供 3 次化验用量。

【应用实例】一药品生产企业某一个批号的药品是 100 件，应随机抽取多少件？

解：当 $3 < x \leq 300$ 时，按 $\sqrt{x}+1$ 取样量随机取样，所以应抽取 10+1=11 件。

（三）性状观测

药品质量标准中，药物【性状】项下收载了这一药物应有的外观、质地、臭、溶解度等和各项物理常数（熔点、沸点、密度、比旋度、吸收系数等），也就是该药物应有的物理性质。因此测定药物的物理性质，不仅具有鉴别意义，而且在一定程度上反映药物的纯度，是评价药品质量的主要指标之一。

（四）鉴别

药物的鉴别是利用其组成、结构所表现的特殊化学性质或光谱、色谱等特征，来判断药物的真伪。鉴别药物时，根据药品质量标准中规定的试验方法，逐项检验，再结合【性状】项下的结果对药品的真伪作出结论。

（五）检查

药物的性状和鉴别结果符合规定后，按照药品质量标准中【检查】项下规定的检查项目，逐项地进行试验，并作出结论。《中国药典》【检查】项下包括有效性、均一性、纯度要求和安全性四个方面。纯度要求即药物的杂质检查，亦称限量检查、限度检查、纯度检查。

（六）含量测定

药品中有效成分量与其疗效紧密相关，含量测定就是将药物的有效成分量准确测定出来。含量测定方法有化学分析法（如重量分析法、滴定分析法）和仪器分析法（如紫外-可见分光光度法、色谱法）等。生物检定法、放射性药品检定法不属于本课程范畴。

（七）整理记录和填写检验报告书

药物分析检验记录是检验工作的原始资料，是判断药品质量优劣的原始依据。记录内容必须真实可靠，具体完整。对检验符合规定的产品，填写符合规定的结论；对不符合规定的产品，填写不符合规定的项目及程度。必要时应根据具体情况，提出处理该药品的合理的方法。

检验记录表和检验报告书一般包含的内容有：①品名、规格、批号、数量、来源、检验依据；②取样日期、报告日期；③检验结果；④判定；⑤检验人、复核人、部门负责人。见表1-1和表1-2。

填写检验记录和检验报告书时注意：

（1）字迹整洁、清晰、色调一致，用墨水笔书写，不得用圆珠笔、铅笔（显微绘图例外）。凡用打印机打印的数据和图谱，应贴于记录上的适宜处，并有操作者签名。

（2）用语规范、结论准确、书写正确（如月、日不可写成×/×）。

（3）记录、报告书完整，无缺页、损角。

（4）无涂改，如有笔误需改正，应在错误处画单（双）斜线，在右上角写上正确的字或数字，并签章。

检验记录应保存至药品有效期满后1年，无有效期的应保存3年。检验保存期满1个月，应填写"检验记录处理单"，交质量部负责人审核批准，并按其签署的处理意见妥善处理。

表1-1 检验记录表

检品编号	20201470	原始记录 页	附图 页
检品名称	阿司匹林肠溶片	批号	20061201
生产单位或产地	*****药业有限责任公司	规格	50mg
供样单位		包装	塑瓶
检验依据	《中国药典》（2020年版）二部		
检验时间	年 月 日 至 年 月 日		

表1-2 检验报告书

报告书编号：D20200303

检品名称	对乙酰氨基酚	来源	****药业有限公司
编号	D009-080302	数量	250kg
批号	2002002	规格	25kg/袋
送检部门	原辅料仓库	检品数量	30g
检验目的	入库检验	取样日期	2020-03-12
检验项目	全检	报告日期	2020-03-15
检验依据	《中国药典》（2020年版）二部		

检验项目	标准规定	检验结果
【性状】	应符合规定	符合规定
熔点	应为168~172℃	168.7~171.7℃
【鉴别】		
（1）	应呈正反应	呈正反应
（2）	应呈正反应	呈正反应
【检查】		
酸度	应为5.5~6.5	6.17
乙醇溶液的澄清度与颜色	应符合规定	符合规定
氯化物	应符合规定	符合规定
硫酸盐	应符合规定	符合规定
有关物质	应符合规定	符合规定
对氨基酚	应不超过0.5%	0.2%
干燥失重	应不超过0.1%	0.06%
炽灼残渣	应符合规定	符合规定
重金属		
【含量测定】	应为98.0%~102.0%	99.8%

结论：本品按《中国药典》（2020年版）二部检验，结果符合规定。

质检负责人：　　　　　　　　检验人：　　　　　　　　复核人：

【项目一 小结】

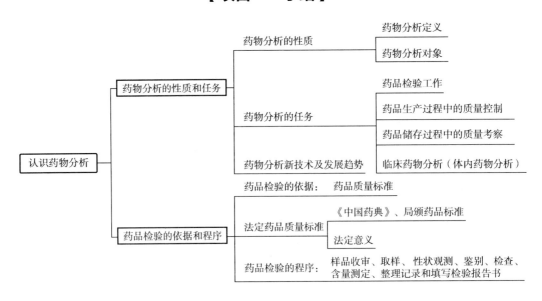

【项目一 检测】

一、简述题

1. 什么是药物分析？
2. 药物分析的任务有哪些？
3. 什么是药品质量标准？
4. 药品检验过程中体现药品质量的主要指标有哪些？

二、填空题

1. 药品检验的依据是_____，法定的药品质量标准是_____和_____。
2. 药品检验的程序是_____、_____、_____、_____、_____、_____、_____。

三、单项选择题

1. 药物分析的对象不包括（　　）。
   A. 原料药　　　　　　　　　　B. 药物制剂
   C. 药物制剂的赋形剂　　　　　D. 化学试剂
   E. 药物的降解产物

2. 取样要求：设批总件数（桶、袋、箱）为 x，以下说法正确的是（　　）。
   A. 当 $x \leq 3$ 时，只取1件　　　　　B. 当 $x \leq 300$ 时，按1/30+1取样量随机取样
   C. 当 $x > 300$ 时随便取样　　　　　D. 当 $x \leq 3$ 时，逐件取样
   E. 当 $x \leq 300$ 时，按1/30取样量随机取样

3. 填写检验记录和检验报告时，正确的修改方式是（　　）。
   A. 错误处画单（或双）斜线并在右上角书写正确的数字等，并签字盖章
   B. 涂改液修改
   C. 胶带粘去错处
   D. 错误处涂黑

E.以上都对

4.进行药品检验时,要从大量样品中取出少量样品应考虑取样的（　　）。
A.科学性	B.真实性
C.代表性	D.A+B
E.A+B+C

5.《中国药典》【检查】项下包括四个方面内容,以下哪个方面是错的（　　）。
A.有效性	B.科学性
C.均一性	D.纯度要求
E.安全性

6.重量分析法属于含量测定方法中的哪种方法（　　）。
A.化学分析法	B.仪器分析法
C.生物检定法	D.放射性药品检定法
E.以上都不对

7.对10%葡萄糖注射液进行分析检验,其结果仅含量测定不符合《中国药典》(2020年版)中所规定的要求,则该药品为（　　）。
A.合格药品	B.一等品
C.二等品	D.三等品
E.不合格药品

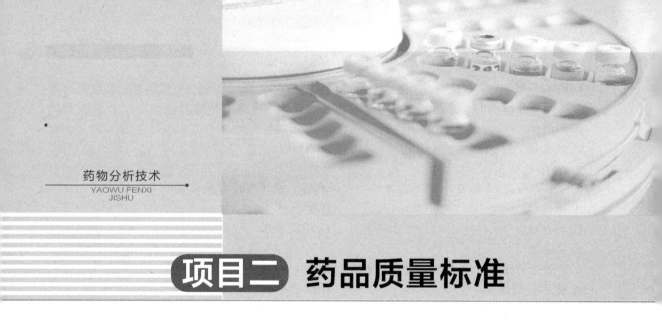

项目二 药品质量标准

【学习目标】

一、能力目标

能查阅《中国药典》。

二、知识目标

1. 熟悉现行《中国药典》的组成、主要内容以及凡例中的有关规定。
2. 了解局颁药品标准和国外药典。

三、素质目标

实事求是的学习态度，独立完成《中国药典》的查阅工作。

任务一 药品质量标准

一、概述

药品是一种特殊的商品，其质量的好坏关系到用药的安全和有效，关系到人民的身体健康和生命安全。因此，为了保证药品的质量，我国对药品有强制执行的质量标准，即药品质量标准。药品质量标准是国家对药品质量及检验方法所做的技术规定，是药品生产、经营、使用、检验和监督管理部门共同遵循的法定依据。在药品质量标准中不仅有药品的质量指标（包括检验的项目和限度要求），还规定了检验的方法。法定的药品质量标准具有法律效力。

二、药品质量标准的分类

（一）国家药品质量标准

（1）《中华人民共和国药典》。简称《中国药典》，其英文简称为 Chinese Pharmacopoeia（缩写为 ChP），由国家药典委员会组织制定和修订，国家药品监督管理局颁布执行，是国家监督管理药品质量的法定技术标准。《中国药典》收载的均是"使用安全、疗效可靠、临床需要、工艺合理、标准完善、质量可控"的药品。

（2）《中华人民共和国食品药品监督管理局药品标准》。简称局颁药品标准，由国家药典委员会组织制定和修订，原国家食品药品监督管理总局颁布执行。局颁药品标准的收载范围及原则是：①新药转正后疗效较好、在国内广泛应用、准备今后过渡到《中国药典》的品种；②有些品种虽不准备过渡到《中国药典》，但因国内有多个厂家生产，有必要制定统一的质量标准，因而也被收入局颁药品标准；③上一版《中国药典》收载，而新版《中国药典》未采用的品种；④以往局颁药品标准收载但需要修订的，疗效肯定，国内继续使用的品种；⑤国外药典收载的品种，可以优先考虑制定其局颁药品标准。

（二）临床研究用药品质量标准

《中华人民共和国药品管理法》规定，已在研制的新药应先得到国家药品监督管理部门的批准方可进行临床试验。为了保证临床用药的安全和临床试验结论的可靠，还需由新药研制单位制订并由国家药品监督管理部门批准一个临时性的质量标准，即所谓的临床研究用药品质量标准。该标准仅在临床试验期间有效，并且仅供研制单位与临床试验单位使用。

（三）暂行或试行药品标准

新药经临床试验后获批试生产，在试生产期间制定的药品标准叫"暂行药品标准"。该标准执行两年后，若药品质量稳定，该药转为正式生产，此时的药品标准叫"试行药品标准"。该标准执行两年后，如果药品质量仍然稳定，则经国家药品监督管理局批准列入局颁药品标准。

（四）企业标准

由药品生产企业自己制订并用于控制相应药品质量的标准，称为企业标准或企业内部标准。企业标准仅用于控制本企业产品的质量，它不属于法定药品质量标准。企业标准通常不对外公开。企业标准分两种情况：一种是检验方法尚不够成熟，但能达到某种程度的质量控制；另一种是通过增加检测项目和提高要求使其质量标准高于法定药品质量标准。

各级药品监督管理机构是政府对药品进行监督管理的职能部门。各级药品检验所是对药品进行检验的法定专业机构。按药品检验制度的规定，对药品进行检验并填写检品卡、检验结果和检验报告书。药品检验所在检验报告书中对药品质量所作的技术鉴定具有法律效力。

任务二　药典的查阅及介绍

药物分析学习中，以分析化学药品为主，所用药品质量标准主要为《中国药典》二部、四部。

一、《中国药典》的查阅

（一）工具

《中国药典》（2020年版）二部、四部。

（二）查阅方法

查阅前，了解《中国药典》（2020年版）二部、四部的结构。具体查阅方法有以下两种。

（1）从品名目次中查阅正文内容，例如：使用《中国药典》（2020年版）二部，查找盐酸去氧肾上腺素的"熔点"。

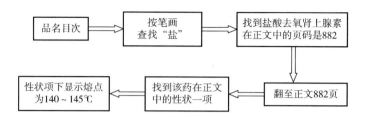

（2）从索引中查阅正文内容，例如：使用《中国药典》（2020年版）二部，查找盐酸去氧肾上腺素的质量标准。

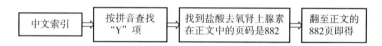

（三）查找练习

熟悉《中国药典》的结构与组成。使用《中国药典》（2020年版）二部、四部查阅下表所列查阅项目，记录所在《中国药典》位置页码。

序号	查阅项目	所在部分	页码
1	恒重	二部凡例	XⅥ
2	易溶		
3	室温		
4	葡萄糖注射液含量测定方法		
5	阿司匹林的溶解度		
6	葡萄糖的比旋度		
7	对乙酰氨基酚的鉴别方法		
8	维生素 B_1 的含量测定		
9	盐酸普鲁卡因的杂质检查方法		
10	阿莫西林胶囊的检查方法		
11	磺胺甲噁唑片的贮藏方法		
12	重金属检查法		
13	高效液相色谱法		
14	崩解时限检查法		
15	氢氧化钠滴定液（0.1mol/L）的配制		
16	盐酸试液的配制方法		
17	氨制硝酸银试液的配制		

注意事项：

（1）药品可在品名目次中，按药品名称笔画为序查阅（同笔画的字按起笔笔形一丨丿丶乛的顺序），也可在英文索引或中文索引（按汉语拼音的顺序）中查阅。

（2）制剂通则、一般鉴别试验、物理常数测定法、一般杂质检查法、分光光度法、色谱法等多种分析方法以及试液、试纸、指示液与指示剂、缓冲液等的配制，滴定液的配制及标定和指导原则等其他内容在四部通则中查阅。

二、《中国药典》的介绍

(一)《中国药典》的沿革

新中国成立以来,我国共出版了十一版药典,分别为1953年版、1963年版、1977年版、1985年版、1990年版、1995年版、2000年版、2005年版、2010年版、2015年版和2020年版。现行药典是第十一版——2020年版《中华人民共和国药典》。《中国药典》目前为每5年修订一次,其版次用出版的年份表示。

新版《中国药典》收载品种5911种,新增319种,修订3177种,不再收载10种,因品种合并减少6种,基本覆盖国家基本药物目录品种和国家医疗保险目录品种。新版《中国药典》提高了质量要求,随之带来的是进一步扩大了对成熟、新技术的应用。

(二)《中国药典》的基本结构和内容

《中国药典》(2020年版)分为四部出版:一部收载中药;二部收载化学药品;三部收载生物制品;四部收载通用技术要求和药用辅料。

《中国药典》的内容有前言、国家药典委员会委员名单、目录、《中国药典》沿革、新增品种名单、未收载上版《中国药典》品种名单、新老药名对照、凡例、品名目次、正文和索引等部分。现以《中国药典》(2020年版)二部为例将后四部分介绍如下。

1. 凡例

"凡例"是《中国药典》的总说明,是为正确使用《中国药典》进行药品质量检定的基本原则,是《中国药典》的重要组成部分。凡例中把与正文品种、通用技术要求及药品质量检验和检定有关的共性问题加以规定。这些规定具有法定的约束力。为了正确地理解与使用《中国药典》,应逐条阅读并弄懂其内涵。尤其是与药物分析工作密切相关的条文,更应仔细阅读、准确理解、熟练掌握、正确执行。凡例的主要内容如下:

(1) 项目与要求

① 制剂的规格,系指每一支、片或其他每一个单位制剂中含有主药的重量(或效价)或含量(%)或装量。注射液项下,如为"1mL:10mg",系指1mL中含主药10mg;对于列有处方或标有浓度的制剂,也可同时规定装量规格。见表2-1。

表2-1 各制剂规格的含义

药品名	规格	含义
注射用硫酸链霉素	1g(100万单位)	一瓶硫酸链霉素粉针剂重量是1g,含有主药100万单位
地西泮注射液	2mL:10mg	一支地西泮注射液的体积是2mL,含有主药10mg
克罗米通乳膏	10g:1g	一支克罗米通乳膏的重量是10g,含有主药1g
对乙酰氨基酚片	0.3g	一片含对乙酰氨基酚0.3g
阿昔洛韦胶囊	0.2g	一粒阿昔洛韦胶囊含有主药0.2g

② 贮藏项下的规定,系为避免污染和降解而对药品贮存与保管的基本要求,以下列名词术语表示:

遮光　系指用不透光的容器包装,例如棕色容器或黑纸包裹的无色透明、半透明容器;

避光　系指避免日光直射;

密闭　系指将容器密闭,以防止尘土及异物进入;

密封　系指将容器密封以防止风化、吸潮、挥发或异物进入;

熔封或严封　系指将容器熔封或用适宜的材料严封，以防止空气与水分的侵入并防止污染；
阴凉处　系指不超过20℃；
凉暗处　系指避光并不超过20℃；
冷处　系指2～10℃；
常温　系指10～30℃。
除另有规定外，贮藏项下未规定贮藏温度的一般系指常温。

（2）检验方法和限度

① 本版《中国药典》中规定的各种纯度和限度数值以及制剂的重（装）量差异，系包括上限和下限两个数值本身及中间数值。规定的这些数值不论是百分比还是绝对数字，其最后一位数字都是有效位。

试验结果在运算过程中可比规定的有效数字多保留一位数，而后根据有效数字的修约规则进舍至规定有效位。计算所得的最后数值或测定读数值均可按修约规则进舍至规定的有效位，取此数值与标准中规定的限度数值比较，以判断是否符合规定的限度。

② 原料药的含量（%），除另有注明者外，均按重量计。如规定上限为100%以上时，系指用本药典规定的分析方法测定时可能达到的数值，它为《中国药典》规定的限度或允许偏差，并非真实含有量；如未规定上限时，系指不超过101.0%。

（3）标准品、对照品

标准品与对照品系指用于鉴别、检查、含量测定的标准物质。标准品系指用于生物检定或效价测定的标准物质，其特性量值一般按效价单位（或 μg）计；对照品系指采用理化方法进行鉴别、检查或含量测定时所用的标准物质，其特性量值一般按纯度（%）计。

（4）计量

① 试验用的计量仪器均应符合国务院质量技术监督部门的规定。

② 本版《中国药典》采用的法定计量单位名称和单位符号如表2-2所示。

表2-2　常用法定计量单位

名　称	单　位
长度	米（m）、分米（dm）、厘米（cm）、毫米（mm）、微米（μm）、纳米（nm）
体积	升（L）、毫升（mL）、微升（μL）
质（重）量	千克（kg）、克（g）、毫克（mg）、微克（μg）、纳克（ng）、皮克（pg）
物质的量	摩尔（mol）、毫摩尔（mmol）
压力	兆帕（MPa）、千帕（kPa）、帕（Pa）
温度	摄氏度（℃）
动力黏度	帕秒（Pa·s）、毫帕秒（mPa·s）
运动黏度	平方米每秒（m^2/s）、平方毫米每秒（mm^2/s）
波数	厘米的倒数（cm^{-1}）
密度	千克每立方米（kg/m^3）、克每立方厘米（g/cm^3）
放射性活度	吉贝可（GBq）、兆贝可（MBq）、千贝可（kBq）、贝可（Bq）

③ 本版《中国药典》使用的滴定液和试液的浓度，以mol/L（摩尔/升）表示者，其浓度要求精密标定的滴定液用"XXX滴定液（YYYmol/L）"表示；作其他用途不需精密标定其浓度时，用"YYYmol/L XXX溶液"表示，以示区别。

④ 有关的温度描述，一般以下列名词术语表示：

水浴温度　　　　除另有规定外，均指 98～100℃；
热水　　　　　　系指 70～80℃；
微温或温水　　　系指 40～50℃；
室温（常温）　　系指 10～30℃；
冷水　　　　　　系指 2～10℃；
冰浴　　　　　　系指约 0℃；
放冷　　　　　　系指放冷至室温。

⑤ 符号"%"表示百分比，系指重量的比例；但溶液的百分比，除另有规定外，系指溶液 100mL 中含有溶质若干克；乙醇的百分比，系指在 20℃时容量的比例。

⑥ 缩写"ppm"表示百万分比，系指重量或体积的比例。

⑦ 液体的滴，系在 20℃时，以 1.0mL 水为 20 滴进行换算。

⑧ 溶液后标示的"（1→10）"等符号，系指固体溶质 1.0g 或液体溶质 1.0mL 加溶剂使成 10mL 的溶液。

⑨ 乙醇未指明浓度时，均系指 95%（体积分数）的乙醇。

（5）精确度

本版《中国药典》规定取样量的准确度和试验的精密度。

① 试验中供试品与试药等"称重"或"量取"的量，均以阿拉伯数码表示，其精确度可根据数值的有效数位来确定，如称取"0.1g"系指称取重量可为 0.06～0.14g；称取"2g"，系指称取重量可为 1.5～2.5g；称取"2.0g"，系指称取重量可为 1.95～2.05g；称取"2.00g"，系指称取重量可为 1.995～2.005g。

② "精密称定"系指称取重量应准确至所取重量的千分之一；"称定"系指称取重量应准确至所取重量的百分之一；"精密量取"系指量取体积的准确度应符合国家标准中对该体积移液管的精密度要求。取用量为"约""若干"时，系指取用量不得超过规定量的±10%。

【应用实例1】标准氯化钠溶液的制备

称取氯化钠 0.165g，置 1000mL 量瓶中，加水适量使溶解并稀释至刻度，摇匀，作为贮备液。

问：氯化钠的称量范围是多少？用什么称量仪器？

解：根据"称取"的要求，0.165 是准确数字，实际工作中是有效数字，即还要加上一位可疑数字，故 0.165g 可处理成 0.1646～0.1654g，这一组量均代表 0.165g。所以氯化钠的称量范围是 0.1646～0.1654g。称量仪器是感量为 0.1mg 的天平，即万分之一天平。

【应用实例2】阿司匹林含量测定

取本品约 0.4g，精密称定，加中性乙醇（对酚酞指示液显中性）20mL 溶解后，加酚酞指示液 3 滴，用氢氧化钠滴定液（0.1mol/L）滴定。

问：取样量范围是多少？用什么称量仪器？

解：根据"精密称定"和"约"的要求，称量的准确度是 0.4g×1/1000=0.0004g，感量为 0.1mg 的天平（万分之一天平）可满足准确度的要求。取样量范围是 0.36～0.44g。

【应用实例3】对乙酰氨基酚含量测定

取本品约 40mg，精密称定，……。

问：取样量范围是多少？用什么称量仪器？

解：称量的准确度是 40mg×1/1000=0.04mg，感量为 0.01mg 的天平（十万分之一天平）可满足准确度的要求。取样量范围是 36～44mg。

（6）恒重，除另有规定外，系指供试品连续两次干燥或炽灼后称重的差异在 0.3mg 以下的重量。

（7）试验中规定"按干燥品（或无水物，或无溶剂）计算"时，除另有规定外，应取未经干燥（或未去水，或未去溶剂）的供试品进行试验，并将计算中的取用量按检查项下测得的干燥失重（或水分，或溶剂）扣除。

（8）试验中的"空白试验"，系指不加供试品或以等量溶剂替代供试液的情况下，按同法操作所得的结果。

（9）试验用水，除另有规定外，均系指纯化水。酸碱度检查所用的水，均系指新沸并放冷至室温的水。

2. 品名目次

该目次位于凡例之后，按中文名称笔画顺序排列，同笔画的字按起笔笔形一丨丿丶乛顺序排列。单方制剂排在其原料药后面；放射性药品集中编排。

3. 正文

正文是《中国药典》的主要内容，主要收载药品及其制剂的质量标准。根据品种和剂型的不同，按顺序可分别列有：①品名（包括中文名、汉语拼音与英文名）；②有机物的结构式；③分子式与分子量；④来源或有机药物的化学名称；⑤含量或效价规定；⑥处方；⑦制法；⑧性状；⑨鉴别；⑩检查；⑪含量或效价测定；⑫类别；⑬规格；⑭贮藏；⑮制剂等。现以《中国药典》（2020 年版）正文中收载的盐酸去氧肾上腺素为例说明。

盐酸去氧肾上腺素
Yansuan Quyangshenshangxiansu
Phenylephrine Hydrochloride

$C_9H_{13}NO_2 \cdot HCl$ 203.67

本品为 (R)-$(-)$-α-[(甲氨基)甲基]-3-羟基苯甲醇盐酸盐。按干燥品计算，含 $C_9H_{13}NO_2 \cdot HCl$ 应为 98.5%～102.0%。

【性状】本品为白色或类白色的结晶性粉末；无臭。

本品在水或乙醇中易溶，在三氯甲烷或乙醚中不溶。

熔点 本品的熔点（通则 0612）为 140～145℃。

比旋度 取本品，精密称定，加水溶解并定量稀释制成每 1mL 中约含 20mg 的溶液，依法测定（通则 0621），比旋度为 -42°～-47°。

【鉴别】（1）取本品约 10mg，加水 1mL 溶解后，加硫酸铜试液 1 滴与氢氧化钠试液 1mL，摇匀，即显紫色；加乙醚 1mL 振摇，乙醚层应不显色。

（2）取本品约 10mg，加水 1mL 溶解后，加三氯化铁试液 1 滴，即显紫色。

（3）本品的红外光吸收图谱应与对照的图谱（光谱集 819 图）一致。

（4）本品的水溶液显氯化物鉴别（1）的反应（通则 0301）。

【检查】酸度 取本品 0.50g，加水 50mL 溶解后，依法测定（通则 0631），pH 值应为 4.5～5.5。

溶液的澄清度与颜色 取本品 0.20g，加水 10.0mL 使溶解，溶液应澄清无色。

酮体 取本品 2.0g，置 100mL 量瓶中，加水溶解并稀释至刻度，摇匀，取 10mL，置 50mL

量瓶中，用 0.01mol/L 盐酸溶液稀释至刻度，摇匀。照紫外-可见分光光度法（通则 0401），在 310nm 的波长处测定吸光度，不得大于 0.20。

有关物质 照薄层色谱法（通则 0502）试验，避光操作。

供试品溶液：取本品，加甲醇溶解并定量稀释制成每 1mL 中约含 20mg 的溶液。

对照溶液：精密量取供试品溶液适量，加甲醇定量稀释制成每 1mL 中约含 0.10mg 的溶液。

色谱条件：采用硅胶 G 薄层板上，以异丙醇-三氯甲烷-浓氨溶液（80∶5∶15）为展开剂。

测定法：吸取供试品溶液与对照溶液各 10μL，分别点于同一薄层板上，展开，晾干，喷以重氮苯磺酸试液使显色。

限度：供试品溶液如显杂质斑点，与对照溶液的主斑点比较，颜色不得更深（0.5%）。

干燥失重 取本品，在 105℃干燥至恒重，减失重量不得过 1.0%（通则 0831）。

炽灼残渣 不得过 0.2%（通则 0841）。

【含量测定】取本品约 0.1g，精密称定，置碘瓶中，加水 20mL 使溶解，精密加溴滴定液（0.05mol/L）50mL，再加盐酸 5mL，立即密塞，放置 15min 并时时振摇，注意微开瓶塞，加碘化钾试液 10mL，立即密塞，振摇后，用硫代硫酸钠滴定液（0.1mol/L）滴定，至近终点时，加淀粉指示液，继续滴定至蓝色消失，并将滴定的结果用空白试验校正。每 1mL 溴滴定液（0.05mol/L）相当于 3.395mg 的 $C_9H_{13}NO_2 \cdot HCl$。

【类别】α 肾上腺素受体激动药。

【贮藏】遮光，密封保存。

【制剂】盐酸去氧肾上腺素注射液。

在对药品进行质量检验时，应严格按照正文中各药品的检验项目进行逐项检验，有关规定及检验方法可按照凡例及通则的有关规定执行。

4. 索引

《中国药典》（2020 年版）除在正文前收载品名目次外，还在书末分列中文索引和英文索引以便快速查阅有关内容。中文索引按汉语拼音顺序排序；英文索引按英文名称第一个英文字母顺序排列，以英文名和中文名对照的形式排列。中文索引可检索到正文和附录的内容；英文索引只能检索到正文的内容。

三、国外药典简介

目前已有几十个国家制定了国家药典，另外还有一些区域性药典，如《欧洲药典》《亚洲药典》以及世界卫生组织编订的《国际药典》等。其中具影响力的有：《美国药典》《英国药典》《欧洲药典》和《日本药局方》。

（1）《美国药典》（The United States Pharmacopoeia，USP），由美国药典委员会编辑；从 1820 年发行第 1 版，随后每年更新一次。《美国药典》现行版为第 43 版（2020 年），与《美国国家处方集》（The National Formulary，NF）第 38 版合并出版，缩写为 USP43-NF38，2020 年 5 月 1 日生效。

（2）《英国药典》（British Pharmacopoeia，BP），是英国药品委员会正式出版的英国官方医学标准集，是英国制药标准的重要来源。英国药典出版周期不定。现行版本为 2020 年版，2020 年 1 月 1 日生效。

（3）《欧洲药典》（European Pharmacopoeia，EP），每 3 年出版一次。现行版为第 10 版，2020 年 1 月 1 日生效，有英文和法文两种法定文本。

（4）《日本药局方》（Japanse Pharmacopoeia，JP），每 5 年出版一次。现行版为第 17 版，2016 年 4 月 1 日生效。

【项目二 小结】

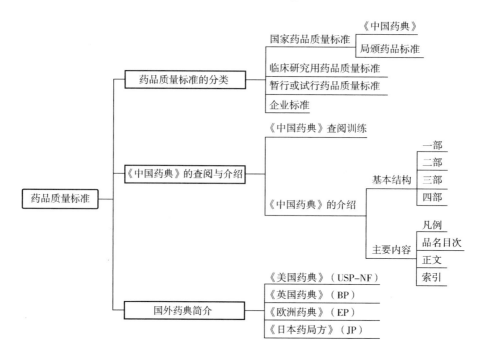

【项目二 检测】

一、填空题

1. 现行使用的《中国药典》是_____年版，其英文缩写为_____。
2. 现行版《中国药典》分为_____部。一部收载_____；二部收载_____；三部收载_____；四部收载_____。
3. 目前药物分析工作中常用于参考的国外药典主要有_____、_____、_____、_____，其英文缩写分别为_____、_____、_____、_____。

二、单项选择题

1. 《中国药典》凡例中的主要内容是（　　）。
A. 述及《中国药典》所用的名词、术语及使用的有关规定
B. 《中国药典》中所用标准溶液的配制与标定
C. 《中国药典》中使用的常用方法及方法验证
D. 《中国药典》中使用的指示剂的配制
E. 以上都不对

2. 欲查找阿司匹林的含量测定方法应在《中国药典》（　　）中查找？
A. 凡例　　　　　　　　　　B. 正文
C. 附录　　　　　　　　　　D. 索引
E. 制剂通则

3. 按《中国药典》规定，已标定的滴定液（如盐酸以及浓度）正确表示为（　　）。
A. 盐酸滴定液（0.101mol/L）　　B. 盐酸滴定液（0.1015mol/L）
C. 盐酸滴定液（0.101M/L）　　D. 0.1015mol/L 盐酸滴定液
E. 0.101mol/L 盐酸滴定液

4. "精密量取"时应选用的计量器具是（   ）。
A. 量筒　　　　　　　　　　B. 称量瓶
C. 分析天平　　　　　　　　D. 移液管
E. 量杯

5. 称取三氧化二砷 0.1g，符合要求的称样量是（   ）。
A. 0.16g　　　　　　　　　　B. 0.14g
C. 0.06~0.14g　　　　　　　D. 0.09~0.11g
E. 0.15g

6. 称取硫酸钾 0.181g，称量仪器是（   ）。
A. 托盘天平　　　　　　　　B. 百分之一天平
C. 千分之一天平　　　　　　D. 万分之一天平
E. 十万分之一天平

7. 取阿司匹林约 0.4g，精密称定，称量仪器是（   ）。
A. 托盘天平　　　　　　　　B. 百分之一天平
C. 千分之一天平　　　　　　D. 万分之一天平
E. 十万分之一天平

8. 称取苯丙酸诺龙约 50mg，精密称定，称量仪器是（   ）。
A. 托盘天平　　　　　　　　B. 百分之一天平
C. 千分之一天平　　　　　　D. 万分之一天平
E. 十万分之一天平

9. 取阿司匹林约 0.4g，精密称定，取样量可以是（   ）。
A. 0.4g　　　　　　　　　　B. 0.40g
C. 0.400g　　　　　　　　　D. 0.4000g
E. 0.36~0.44g

10. 精密量取维生素 C 注射液 2mL，可用的仪器是（   ）。
A. 量筒　　　　　　　　　　B. 称量瓶
C. 10mL 吸量管　　　　　　 D. 2mL 移液管
E. 量杯

三、多项选择题

1. 《中国药典》（2020年版）分为（   ）。
A. 一部　　　　　　　　　　B. 二部
C. 三部　　　　　　　　　　D. 四部
E. 五部

2. 判断一个药品的质量是否符合要求，必须全面考虑下列哪几项的检验结果（   ）？
A. 取样　　　　　　　　　　B. 检查
C. 鉴别　　　　　　　　　　D. 含量测定
E. 性状观测

3. 《中国药典》（2020年版）二部中药品的名称包括（   ）。
A. 商品名　　　　　　　　　B. 汉语拼音名
C. 中文名　　　　　　　　　D. 拉丁名
E. 英文名

4.《中国药典》中溶液后标示的"1→10"符号是指（　　）。

A. 固体溶质 1.0g 加溶剂 10mL 的溶液

B. 液体溶质 1.0g 加溶剂 10mL 的溶液

C. 固体溶质 1.0g 加溶剂使成 10mL 的溶液

D. 液体溶质 1.0g 加溶剂使成 10mL 的溶液

E. 固体溶质 1.0g 加水（未指明何种溶剂时）10mL 的溶液

5. 药品检查项下包括（　　）检查。

A. 稳定性 B. 安全性
C. 纯度   D. 有效性
E. 均一性

四、配伍题

[1～5]

A. 98～100℃ B. 10～30℃
C. 避光且不超过 20℃ D. 2～10℃
E. 不超过 20℃

1. 水浴（　　）
2. 室温（　　）
3. 阴凉处（　　）
4. 凉暗处（　　）
5. 冷处（　　）

[6～10]

A."约" B."精密称定"
C."乙醇" D."恒重"
E."空白试验"

6. 95%（体积分数）的乙醇（　　）

7. 连续两次干燥或炽灼后称重的差异在 0.3mg 以下的重量（　　）

8. 取用量不得超过规定量的±10%（　　）

9. 称取重量应准确至所取重量的千分之一（　　）

10. 不加供试品或以等量溶剂替代供试液的情况下，按同法操作所得的结果（　　）

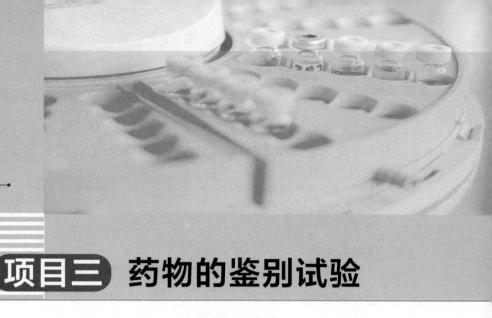

项目三 药物的鉴别试验

【学习目标】

一、能力目标

1. 会依据现行版《中国药典》的检验方法对药物进行鉴别的基本操作。
2. 具备初步分析问题、解决问题的能力。

二、知识目标

1. 掌握鉴别试验的项目、原理及物理常数的测定。
2. 熟悉药物鉴别的意义、一般鉴别试验的方法、试验的条件和结果判断。

任务一 阿司匹林的鉴别

阿司匹林应用非常广泛，每年消费量约 40000t。阿司匹林位列于世界卫生组织基本药物标准清单之中，是基础公共卫生体系必备药物之一。其主要用于解热、镇痛、抑制血小板聚集、抗炎、抗风湿、关节炎等疾病的治疗。阿司匹林鉴别方法如下。

一、鉴别标准的查找

标准来源：阿司匹林质量标准收载在《中国药典》二部，通过查找《中国药典》(2020 年版) 二部正文 666 页得知其鉴别方法如下：

阿司匹林（乙酰水杨酸）
Asipilin

【性状】

本品为白色结晶或结晶性粉末；无臭或微带乙酸臭；遇湿气即缓缓水解。

本品在乙醇中易溶，在三氯甲烷或乙醚中溶解，在水或无水乙醚中微溶；在氢氧化钠溶液或碳酸钠溶液中溶解，但同时分解。

【鉴别】

（1）取本品约 0.1g，加水 10mL，煮沸，放冷，加三氯化铁试液 1 滴，即显紫堇色。

（2）取本品约 0.5g，加碳酸钠试液 10mL，煮沸 2min 后，放冷，加过量的稀硫酸，即析出白色沉淀，并发生乙酸的臭气。

（3）本品的红外光吸收图谱应与对照的图谱（光谱集 5 图）一致。

二、鉴别前的准备

（一）仪器与用具

电子天平、吸量管、胶头滴管、酒精灯、红外光谱仪。

（二）试剂与试药

查找《中国药典》（2020 年版）四部通则 8002，得：

（1）三氯化铁试液：取三氯化铁 9g，加水溶解成 100mL，即得。

（2）碳酸钠试液：取一水碳酸钠 12.5g 或无水碳酸钠 10.5g，加水溶解成 100mL，即得。

（3）稀硫酸：取硫酸 57mL，加水稀释至 1000mL，即得。本溶液含 H_2SO_4 应为 9.5%~10.5%。

三、鉴别的操作过程

按照标准要求依次进行鉴别，具体操作过程鉴别标准如下。

（1）与三氯化铁反应。

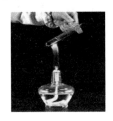
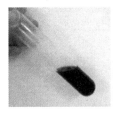

煮沸，放冷
加三氯化铁试液

（2）水解反应。

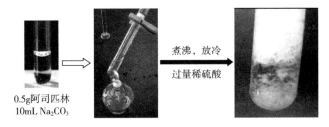

0.5g阿司匹林
10mL Na_2CO_3

煮沸，放冷
过量稀硫酸

四、鉴别检验记录与结论

药物的鉴别检验记录单

日期：　　　温度（℃）　　　湿度（%）

样品编号		样品名称	
批号		规格	
仪器型号		仪器编号	
检验依据			

续表

检验记录		
[鉴别 1]		
结果	☐ 呈正反应	☐ 不呈正反应
结论	☐ 符合规定	☐ 不符合规定
[鉴别 2]		
结果	☐ 呈正反应	☐ 不呈正反应
结论	☐ 符合规定	☐ 不符合规定
[鉴别 3]		
结论	☐ 符合规定	☐ 不符合规定

检验者：　　　　　　　复核者：　　　　　　　审核者：
日　期：　　　　　　　日　期：　　　　　　　日　期：

【应用实例】对乙酰氨基酚的鉴别

对乙酰氨基酚又名扑热息痛，为解热镇痛药、非甾体抗炎药。用于普通感冒或流行性感冒引起的发热，也可用于缓解轻至中度疼痛，如头痛、关节痛、偏头痛、牙痛、肌肉痛、神经痛、痛经。常用剂型为颗粒剂、胶囊剂、片剂等。

标准来源：对乙酰氨基酚质量标准收载在《中国药典》二部，通过查找《中国药典》（2020年版）二部正文386页得知其鉴别方法如下：

对乙酰氨基酚
Paracetamol

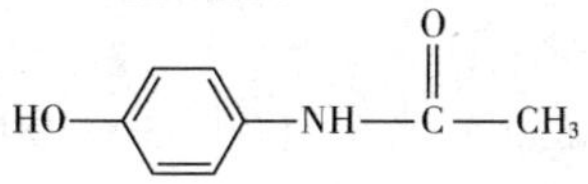

【鉴别】

（1）本品的水溶液加三氯化铁试液，即显蓝紫色。

（2）取本品约 0.1g，加稀盐酸 5mL，置水浴中加热 40min，放冷；取 0.5mL，滴加亚硝酸钠试液 5 滴，摇匀，用水 3mL 稀释后，加碱性 β-萘酚试液 2mL 振摇，即显红色。

（3）本品的红外光吸收图谱应与对照的图谱（光谱集131图）一致。

任务二　布洛芬的鉴别

布洛芬为解热镇痛类、非甾体抗炎药。本品通过抑制环氧化酶，减少前列腺素的合成，产生镇痛、抗炎作用；通过下丘脑体温调节中枢而起解热作用。

一、鉴别标准的查找

标准来源：布洛芬质量标准收载在《中国药典》二部，通过查找《中国药典》（2020年版）二部正文211页得知其鉴别方法如下：

布洛芬
Buluofen
Ibuprofen

【鉴别】

（1）取本品，加 0.4%氢氧化钠溶液制成每 1mL 中约含 0.25mg 的溶液，照紫外-可见分光光度法（通则 0401）测定，在 265nm 与 273nm 波长处有最大吸收，在 245nm 与 271nm 波长处有最小吸收，在 259nm 波长处有一肩峰。

（2）本品的红外光吸收图谱应与对照的图谱（光谱集 943 图）一致。

二、鉴别前的准备

（一）仪器与用具

电子天平、吸量管、烧杯、紫外-可见分光光度计。

（二）试剂与试药

0.4%氢氧化钠溶液。

三、鉴别的操作过程

按照标准要求依次进行鉴别，具体操作过程如下。

（1）配制 0.25mg/mL 的布洛芬溶液。

（2）用 UV-1800-DC2 紫外-可见分光光度计测 230~300nm 间的吸光度并输出光谱图。

（3）对照光谱图得出结论（光谱可参照 138 页图 8-3）。

附：UV-1800PC-DC2 光谱扫描操作规程

1. 连接电脑、紫外电源线。

2. 打开电脑、紫外电源开关，仪器进入预热状态。

3. 打开 M WAVE 软件系统，插上密钥。

4. 设置项下点击联机。

5. 点击左边光谱扫描图标建立一个光谱扫描。

6. 设置波长扫描参数。

7. 将参比置于光路中，单击 Z，单击扫描开始基线扫描。

8. 将待测样置于光路中，单击▶，开始扫描。

9. 点击∩，查看最大吸收峰处波长。

10. 单击文件项下的导出图片（或导出数据）。

11. 打印光谱图。

12. 清洗比色皿。

13. 退出软件系统，关仪器，关机。

四、鉴别检验记录与结论

布洛芬的鉴别检验记录单

根据 A-λ 曲线观察，得出结论。

项目	最大吸收 1	最大吸收 2	最小吸收 1	最小吸收 2	肩峰
波长					
鉴别结论	□符合规定		□不符合规定		

任务三 药物鉴别的理论知识

一、鉴别试验的目的与特点

药物的鉴别试验（identification test），是利用药物的分子结构和理化性质，采用化学、物理化学或生物学方法来证明已知药物的真伪。药物的鉴别在药品质量检验工作中属首项工作。只有在药物被鉴别无误、证实被分析的药物身份为真时，才有必要接着进行检查和含量测定等分析工作。

药物鉴别试验的主要特点如下：

（1）为已知物的确证试验。根据《中国药典》或局颁药品标准鉴别药物时，供试品都是已知物，鉴别的目的是确证供试品的真伪，而不是鉴定未知物的组成和结构。

（2）鉴别试验是个别分析，而不是系统分析。其试验项目比较少，一般在四五个项目以内，有的只做一两项试验就可以得出明确结论。

（3）通常选用药物的化学鉴别反应、红外特征吸收、紫外-可见特征吸收、测定熔点、色谱行为、生物活性、旋光性、折射率或放射性等不同方法鉴别同一种供试品，综合分析实验结果，做出判断。

（4）鉴别原料药时，鉴别试验需结合性状项下的外观和物理常数进行确证。鉴别制剂时，要注意消除辅料的干扰。鉴别复方制剂中的不同成分时，要注意消除各成分间的干扰。

鉴别项下规定的实验方法，仅仅适用于鉴别药物的真伪。对于原料药，还应该结合"性状"项下的外观和物理常数进行确认。

二、鉴别试验的主要项目

（一）性状

药物的性状反映药物特有的物理性质，一般包括外观、臭、味、溶解度以及物理常数等。性状观测是药品检验工作的第一步，也是不可省略的极其重要的一步。只有性状符合规定的供试品，方可继续检查杂质限量和测定含量，否则不必进行检查和含量测定。

1. 外观

所谓药品的外观，是指药品的外表感官和色泽，包括药品的聚集状态、晶型、色泽以及臭、味等性质。如《中国药典》（2020年版）对维生素 A 的描述为："本品为淡黄色溶液或结晶与油的混合物（加热至 60℃应为澄清溶液）；无臭；在空气中易氧化，遇光易变质。"对维生素 AD 滴剂的描述为"本品或本品内容物为黄色至橙红色的澄清油状液体；无败油臭或苦味"。

2. 溶解度

溶解度是药物的一种物理性质，在一定程度上反映药品的纯度。《中国药典》（2020 年版）采用"极易溶解、易溶、溶解、略溶、微溶、极微溶解、几乎不溶或不溶"来描述药品在不同溶剂中的溶解性能。溶解度测定方法：称取研成细粉的供试品或量取液体供试品，置于 25℃±2℃一定容量的溶剂中，每隔 5min 强力振摇 30s；观察 30min 内的溶解情况，如无目视可见的溶质颗粒或液滴时，即视为完全溶解。如阿司匹林"在乙醇中易溶，在三氯甲烷或乙醚中溶解，在水或无水乙醚中微溶；在氢氧化钠溶液或碳酸钠溶液中溶解，但同时分解"。

3. 物理常数

物理常数是评价药品质量的主要指标之一，其测定结果不仅对药品具有鉴别意义，也反映该药品的纯净度，是检定药品质量的主要指标之一。《中国药典》（2020 年版）收载的物理常数依次包括：相对密度、馏程、熔点、凝点、比旋度、折射率、黏度、吸收系数、碘值、皂化值、酸值等。

课堂互动

讨论药物鉴别的目的是什么？

（二）一般鉴别试验

药物的鉴别包括一般鉴别试验和专属鉴别试验。

一般鉴别试验是以药物的化学结构及其物理、化学性质为依据，通过化学反应来鉴别药物的真伪的。对于无机药物，需根据其组成的阴离子和阳离子的特殊反应，并以《中国药典》附录项下的一般鉴别试验为依据进行鉴别试验；对于有机药物，经常采用典型的官能团反应鉴别。阴阳离子鉴别反应的专属性灵敏度都比较高。所以，简单无机药物只要用阴阳离子分析就可确定其成分。而有机定性分析也有一定的专属性，把几种有机定性分析反应综合起来进行分析归纳，就可以作出准确结论。

一般鉴别试验仅供确认药物质量标准中单一的化学药物，如为数种化学药物的混合物或有干扰物质存在时，除另有规定外，应不适用。

此外，通过一般鉴别试验只能证实是某一类药物，而不能证实是哪一种药物。例如，经一般鉴别反应的钠盐试验，证实某一药物为钠盐，但不辨认是氯化钠、苯甲酸钠或者是其他某一种钠盐药物。要想最后证实被鉴别的物质到底是哪一种药物，必须在一般鉴别试验的基础上，再进行专属鉴别试验，方可确认。

根据药物的结构，《中国药典》（2020 年版）通则 0301 项下的"一般鉴别试验"项目分为：丙二酰脲类、托烷生物碱类、芳香第一胺类、有机氟化物类、无机金属盐类（钠盐、钾盐、钙盐、钡盐、铵盐、镁盐、铁盐、铝盐、锌盐、铜盐、银盐、汞盐、铋盐、锑盐、亚锡盐）、有机酸盐（水杨酸盐、枸橼酸盐、乳酸盐、苯甲酸盐、酒石酸盐）、无机酸盐（亚硫酸盐或亚硫酸氢盐、硫酸盐、硝酸盐、硼酸盐、碳酸盐与碳酸氢盐、乙酸盐、磷酸盐、氯化物、溴化物、碘化物）等。

1. 水杨酸盐的鉴别

（1）与三氯化铁的反应

① 原理：水杨酸盐在中性或弱酸性条件下，和三氯化铁试液生成配位化合物，在中性时呈红色，弱酸性时呈紫色；若在强酸性条件下，配位化合物分解生成游离水杨酸。目前反应机制尚未确定，一般多以下式表示：

$$6 \text{ } \underset{\text{OH}}{\underset{|}{\text{COOH}}}\!\!\!\diagdown\!\!\!\diagup + 4\text{FeCl}_3 \longrightarrow \left[\left(\underset{\text{O}^-}{\underset{|}{\text{COO}^-}}\!\!\!\diagdown\!\!\!\diagup\right)_2 \text{Fe}\right]_3 \text{Fe}$$

本反应极为灵敏，只需取稀溶液进行试验，如取用量大，颜色很深时，可加水稀释后观察。

② 鉴别方法：取供试品的稀溶液，加三氯化铁试液1滴，即显紫色。

（2）其他鉴别反应

① 原理：水杨酸不溶于水（0℃时溶解度为1g/1500L），故供试液加酸即析出游离水杨酸；由于水杨酸的酸性（$K=1.06\times10^{-3}$，25℃）大于乙酸（$K=1.85\times10^{-5}$，25℃），故能与乙酸铵作用释出乙酸，而本身形成铵盐溶解。反应式为：

$$\underset{\text{OH}}{\underset{|}{\text{COOH}}}\!\!\!\diagdown\!\!\!\diagup + \text{CH}_3\text{COONH}_4 \longrightarrow \underset{\text{OH}}{\underset{|}{\text{COONH}_4}}\!\!\!\diagdown\!\!\!\diagup + \text{CH}_3\text{COOH}$$

析出的水杨酸亦可经冷水洗涤、干燥后测定熔点（158～161℃）。

② 鉴别方法：取供试品溶液，加稀盐酸，即析出白色水杨酸沉淀；分离，沉淀在乙酸铵试液中溶解。

2. 丙二酰脲类的鉴别

苯巴比妥、司可巴比妥、异戊巴比妥等原料及其制剂的化学结构均以丙二酰脲为母核，都能在弱碱性溶液中与硝酸银作用生成二银盐的白色沉淀；也能与铜吡啶试液作用而显紫色。《中国药典》（2020年版）通则中"一般鉴别试验"项下收载的鉴别反应为银盐反应和铜盐反应。

（1）与银盐的反应

① 原理：丙二酰脲类在碳酸钠试液中形成钠盐而溶解，再与硝酸银试液起作用，先生成可溶性的一银盐，继而产生不溶性的二银盐沉淀。反应式为：

$$\underset{\text{R}^2}{\overset{\text{R}^1}{\diagdown}}\!\!\text{C}\!\!\diagup\!\!\!\underset{\text{CON}}{\overset{\text{CONH}}{\diagdown}}\!\!\text{COH} \xrightarrow{\text{Na}_2\text{CO}_3} \underset{\text{R}^2}{\overset{\text{R}^1}{\diagdown}}\!\!\text{C}\!\!\diagup\!\!\!\underset{\text{CON}}{\overset{\text{CONH}}{\diagdown}}\!\!\text{CONa} \xrightarrow{\text{AgNO}_3}$$

$$\underset{\text{R}^2}{\overset{\text{R}^1}{\diagdown}}\!\!\text{C}\!\!\diagup\!\!\!\underset{\text{CON}}{\overset{\text{CONH}}{\diagdown}}\!\!\text{COAg} \xrightarrow{\text{AgNO}_3} \underset{\text{R}^2}{\overset{\text{R}^1}{\diagdown}}\!\!\text{C}\!\!\diagup\!\!\!\underset{\text{CON}}{\overset{\text{C=N}}{\diagdown}}\!\!\underset{\text{COAg}}{\overset{\text{OAg}}{}}$$

一银盐　　　　　二银盐（白色沉淀）

② 鉴别方法：取供试品约0.1g，加碳酸钠试液1mL与水10mL，振摇2min，滤过，向滤液中逐滴加入硝酸银试液即发生白色沉淀，振摇沉淀溶解；继续滴加过量的硝酸银试液，沉淀不再溶解。

（2）与铜盐的反应

① 原理：丙二酰脲分子中具有—CONHCONHCO—的结构，与铜盐作用，能产生类似双缩脲的显色反应，与吡啶和硫酸铜作用，显紫色。反应式为：

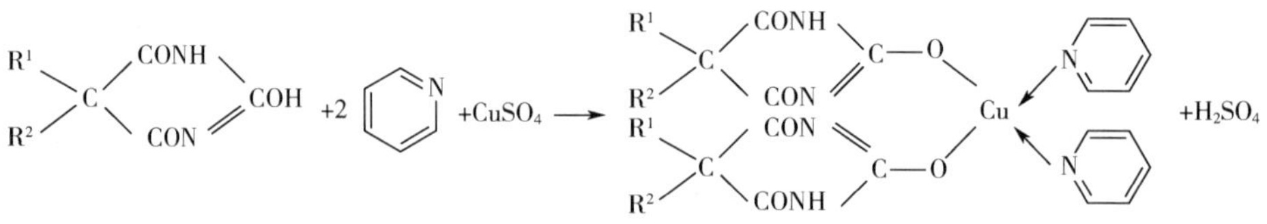

② 鉴别方法：取供试品约 50mg，加吡啶溶液（1→10）5mL，溶解后，加铜吡啶试液 1mL，即显紫色或生成紫色沉淀。

3. 有机氟化物的鉴别

① 原理：有机氟化物经氧瓶燃烧法破坏，被碱性溶液吸收成为无机氟化物，在 pH=4.3 的溶液中无机氟化物与茜素氟蓝、硝酸亚铈结合成蓝紫色的螯合物。反应式为：

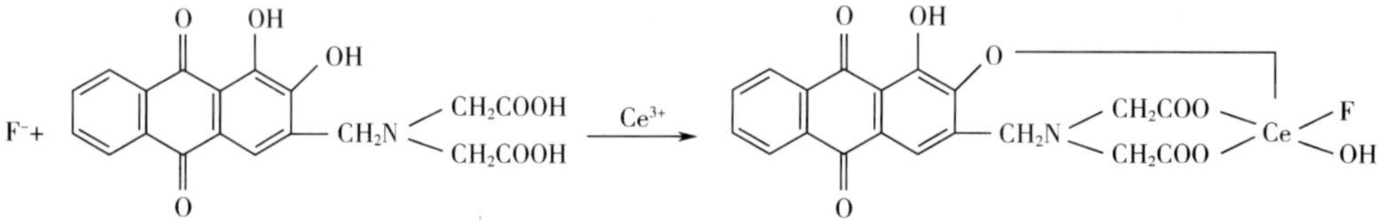

② 鉴别方法：取供试品约 7mg，照氧瓶燃烧法进行有机破坏，用水 20mL 与氢氧化钠（0.01mol/L）6.5mL 为吸收液，待燃烧完毕后，充分振摇；取吸收液 2mL，加茜素氟蓝试液 0.5mL，再加含有 12%乙酸钠的稀乙酸溶液 0.2mL，用水稀释至 4mL，加硝酸亚铈试液 0.5mL，即显蓝紫色；同时做空白对照试验。

4. 托烷生物碱类的鉴别

① 原理：托烷生物碱类药物均显莨菪酸结构的反应，供试品与发烟硝酸共热，生成黄色的三硝基（或二硝基）衍生物，冷后，加醇制氢氧化钾少许，生成醌型化合物，显深紫色。反应式为：

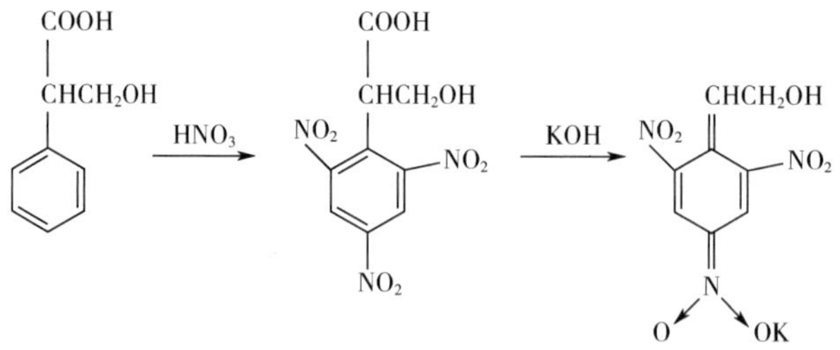

② 鉴别方法：取供试品约 10mg，加发烟硝酸 5 滴，置水浴上蒸干，即得黄色的残渣，放冷，加乙醇 2～3 滴湿润，再加固体氢氧化钾一小粒，即显深紫色。

5. 芳香族第一胺类的鉴别

① 原理：芳香族第一胺与亚硝酸发生重氮化反应，生成重氮盐，再与碱性 β-萘酚偶合形成有色偶氮染料。反应式为：

$$R\text{-}C_6H_4\text{-}NH_2 + HNO_2 + H^+ \longrightarrow R\text{-}C_6H_4\text{-}\overset{+}{N}\equiv N + 2H_2O$$

$$R\text{-}C_6H_4\text{-}\overset{+}{N}\equiv N + \text{β-naphthol-OH} + NaOH \longrightarrow \text{(偶氮染料)} \downarrow + H_2O + Na^+$$

② 鉴别方法：取供试品约 50mg，加稀盐酸 1mL，必要时缓缓煮沸使溶解，放冷，加亚硝酸钠溶液（0.1mol/L）数滴，滴加碱性 β-萘酚试液数滴，视供试品不同，生成橙黄到猩红色沉淀。如供试品为酰化芳香第一胺类，取供试品约 0.1g，加稀盐酸 2mL，煮沸水解，放冷，再照上法试验。

6. 苯甲酸盐的鉴别

① 原理：苯甲酸盐在中性溶液中与三氯化铁生成有色的铁盐沉淀，其主要组成为：

$$[(C_6H_5\text{-}COO)_6Fe_3(OH)_2]OOC\text{-}C_6H_5$$

生成的有色铁盐沉淀加稀盐酸后分解，苯甲酸游离成白色沉淀析出。

苯甲酸盐在干燥试管中加硫酸后，加热，析出苯甲酸晶体并具有升华现象。

② 鉴别方法：

a. 取供试品的中性溶液，加三氯化铁试液，即生成赭色沉淀；加稀盐酸，变为白色沉淀。

b. 取供试品，置干燥试管中，加硫酸后，加热，不炭化，但析出苯甲酸，在试管内壁凝结成白色升华物（熔点 121～123℃）。

（三）专属鉴别试验

专属鉴别试验是证实某一种药物的依据，它是根据药物间化学结构的差异及其理化性质的不同，选用某种药物特有的灵敏定性反应来鉴别药物的真伪。如巴比妥类药物含有丙二酰脲母核，主要的区别在于 5,5-位取代基和 2-位取代基的不同。苯巴比妥含有苯环、司可巴比妥含有双键、硫喷妥钠含有硫原子，可根据这些取代基的性质，采用各自的专属反应进行鉴别。

综上所述，一般鉴别试验是以某些类别药物的共同化学结构为依据，根据其相同的理化性质进行药物真伪的鉴别，以区别不同类别的药物；而专属鉴别试验是在一般鉴别试验的基础上，利用各种药物的化学结构差异，来鉴别药物，以区别同类药物或具有相同化学结构部分的各种药物，达到全面确认药物真伪的目的。

> **课堂互动**
>
> 讨论一下药物的一般鉴别与专属鉴别的区别。

三、鉴别的方法

药物的鉴别方法要求专属性强、重现性好、灵敏度高、操作快速简便等。常用的鉴别方法有化学鉴别法、光学鉴别法、物理常数鉴别法、色谱鉴别法和生物学法。

（一）化学鉴别法

化学鉴别法系根据药物与化学试剂在一定条件下发生离子反应或官能团反应产生不同颜色，生成不同沉淀，放出不同气体，呈现不同荧光，从而做出定性分析结论，是药物分析中最常用的鉴别方法。如果供试品的反应现象与药品质量标准中的鉴别项目的反应相同，则认定为是同一种药物。化学鉴别法有一定的专属性和灵敏度，且简便易行。鉴别药品时经常使用的化学鉴别法，《中国药典》和《美国药典》均称为一般鉴别试验，《英国药典》和《日本药局方》称为定性反应。常见的化学鉴别反应有以下几种：

1. 呈色反应

呈色反应是指在供试品溶液中加入适量的试剂，在一定条件下进行反应，生成易于观测的有色产物。在药物鉴别试验中常用的反应类型有以下几种：

（1）三氯化铁呈色反应：具有此反应的药物，一般都含有酚羟基或水解后产生酚羟基。

（2）异羟肟酸铁反应：具有此反应的药物，一般多为芳酸及其酯类、酰胺类。

（3）茚三酮呈色反应：具有此反应的药物，一般在其化学结构中含有脂肪氨基。

（4）重氮化-偶合显色反应：具有此反应的药物，一般都有芳伯氨基或能产生芳伯氨基。

（5）氧化还原显色反应和其他颜色反应。

2. 沉淀生成反应

沉淀生成反应是指在供试品溶液中加入适当的试剂，在一定条件下进行反应，生成不同颜色或其特殊形状的沉淀，据此可对药物进行鉴别。

例如，巴比妥类药物和芳酰胺类药物常与重金属离子反应，生成不同形式的沉淀。生物碱及其盐类，以及具有芳香环的有机碱及其盐类常与硫氰化铬铵（雷氏盐）反应，生成沉淀。

3. 气体生成反应

（1）大多数胺（铵）类、酰脲类以及某些酰胺类药物：经强碱处理后，加热，可产生氨气。

（2）化学结构中含硫的药物：经强酸处理后，加热，可产生硫化氢气体。

（3）含碘有机药物：经直火加热，可生成紫色碘蒸气。

（4）含乙酸酯和乙酸胺类药物：经硫酸水解后，加乙醇可产生乙酸乙酯的香味。

4. 荧光反应

某些药物受紫外线或可见光照射激发后，能发射出比激发光波长更长的荧光。物质的激发光谱和荧光发射光谱可以用作该物质的定性鉴别。常用的荧光发射形式有以下类型。

（1）药物本身能够在可见光下发射荧光。

（2）药物溶液加入硫酸使其呈酸性后，在可见光下发射荧光。

（3）药物与溴反应后，在可见光下发射荧光。

（4）药物与间苯二酚反应或经其他反应后，发射出荧光。

5. 焰色反应

焰色反应系指某些金属元素在无色火焰中燃烧时，使火焰呈现特征颜色的反应。

焰色反应主要用于鉴别金属盐类药物。如钾离子的焰色呈紫色，钠离子的焰色呈鲜黄色，钙离子的焰色呈砖红色，钡离子的焰色呈黄绿色，锂离子的焰色呈胭脂红色等。据此可用于钾盐、钠盐、钙盐、钡盐、锂盐等的鉴别。

（二）物理常数鉴别法

1. 熔点测定法

熔点系指一种物质照《中国药典》方法测定时，由固体熔化成液体的温度，熔融的同时分解的温度,或在熔化时自初熔至全熔的一段温度。熔点是多数固体有机药物的重要物理常数,因此测定熔点可以区别或检查药品的纯杂程度。国内外药典均用熔点测定法鉴别有机药物的真伪。可以测定供试品本身的熔点,也可以将供试品按《中国药典》规定制成衍生物后,测定衍生物的熔点。依据待测物质的性质不同,《中国药典》收载了三种熔点测定方法,其中,如未有特殊注明时,均采用"第一法"进行测定。测定时根据供试品熔融时同时分解与否,调节传温液的升温速度为 2.5~3.0℃/min 或 1.0~1.5℃/min。要求报告"初熔"(供试品在毛细管内开始局部液化出现明显液滴时的温度)和全熔(供试品全部液化时的温度)。如维生素 C 对熔点的要求:"本品熔点为 190~192℃。"随着红外光谱法和色谱法的逐步推广,熔点测定法的应用有减少的趋势。

2. 比旋度测定法

平面偏振光通过含有某些光学活性化合物的液体或溶液时,能引起旋光现象,使偏振光的平面向左或向右旋转。旋转的度数,称为旋光度。偏振光通过长 1dm 且每 1mL 中含有旋光物质 1g 的溶液,在一定波长与温度下测得的旋光度成为比旋度。测定比旋度(或旋光度)可以区别或检查某些药品的纯杂程度,亦可用以测定含量。

有些药物(如维生素 C、氯霉素及其制剂、硫酸奎尼丁和罗通定片等)用旋光法进行鉴别。维生素 C 的比旋度测定规定为:"取本品,精密称定,加水溶解并定量稀释制成每 1mL 中约含 0.19g 的溶液,依法测定,比旋度为+20.5°至+21.5°。"

3. 折射率测定法

光线自一种透明介质进入另一透明介质时,由于光线在两种介质中的传播速度不同,使光线在两种介质的平滑界面上发生折射。常用的折射率系指光线在空气中进行的速度与在供试品中进行速度的比值。测定折射率可以区别不同的油类或检查某些药品的纯杂程度,如维生素 E 的折射率为 1.494~1.499。

4. 吸收系数测定法

吸收系数是指在给定的波长、溶剂和温度等条件下,吸光物质在单位浓度、单位液层厚度时的吸收度。有两种表示方法:摩尔吸收系数和百分吸收系数。后者是《中国药典》收载的方法,它是在一定波长下,溶液浓度为 1%(质量浓度),厚度为 1cm 时的吸光度,用 $E_{1cm}^{1\%}$ 表示。它是吸光物质的重要物理常数,不仅用于考察原料药的质量,同时可作为该药物制剂应用紫外-可见分光光度法测定含量时的依据。如维生素 E 的百分吸收系数测定方法:取本品,精密称定,加无水乙醇溶解并定量稀释成每 1mL 中约含 0.1mg 的溶液,在 284nm 波长处测定吸光度,百分吸收系数为 41.0~45.0。

5. 相对密度测定法

相对密度系指在相同的温度和压力条件下,待测物质的密度与水的密度之比。除另有规定外,温度均为 20℃。纯物质的相对密度在特定的条件下为不变的常数。如果物质的纯度不够,其相对密度也会随之改变。因此测定药物的相对密度可以检查其纯度。

相对密度的测定只限于液体药物。测定的方法有两种,比重瓶法和韦氏比重秤法。一般的液体药物用比重瓶测定,测定时环境温度应略低于 20℃;易挥发液体的相对密度用韦氏比重秤测定。

(三)光学鉴别法

1. 紫外-可见分光光度鉴别法(UV)

(1)适用范围

含有芳环或共轭双键的药物在紫外光区(190~400nm)有特征吸收,含有生色团和助色团的药物在可见光区（400~760nm）有特征吸收，它们都可用紫外-可见分光光度法进行鉴别。本方法具有一定的专属性和灵敏度，应用范围广，使用频率高。同时，紫外-可见分光光度计的普及率高，操作也比较简便，在药检工作中易于为大家所接受。本法常与其他鉴别分析方法结合，例如与化学鉴别法或红外光谱法联合，进行有机药物的鉴别。

紫外-可见分光光度鉴别法应用范围次于化学鉴别法。

（2）具体做法

用紫外-可见分光光度法鉴别药物的方法有四种。

① 对比吸收曲线的一致性：按药品质量标准将供试品和对照品用规定溶剂分别配成一定浓度的溶液，在规定波长区域内绘制吸收曲线，供试品和对照品的图谱应一致。这里所谓的一致是指吸收曲线的峰位、峰形和相对强度均一致。如鉴别己烯雌酚注射液时，就用等体积的乙醇和磷酸氢二钾溶液（2→100）混合，将供试品和对照品分别配成0.01mg/mL的溶液，在250~450nm区间绘制吸收曲线，供试品和对照品的图谱应一致。

② 对比最大吸收波长和相应吸光度的一致性：按药品质量标准，将供试品用规定溶剂配成一定浓度的供试液，按分光光度法在规定波长区域内测定最大吸收波长和相应的吸光度，与药品质量标准中规定的最大吸收波长和相应的吸光度对比，如果相同就是同一种药物。《中国药典》中所讲的"吸光度约为A"是指测定值应在$A\pm5\%A$以内。USP规定供试品一律与对照品对比，其最大吸收波长应与对照品一致，相应的吸光度与对照品吸光度的误差一般不得超过$\pm2\%$。

③ 对比最大吸收波长和最小吸收波长的一致性：如鉴别布洛芬片时，用0.4%NaOH溶液配成含布洛芬0.25mg/mL的溶液，按分光光度法测定吸光度，在265nm和273nm波长处有最大吸收，在245nm和271nm波长处有最小吸收，在259nm处有一肩峰。

④ 对比最大、最小吸收波长和相应吸光度比值的一致性：如鉴别维生素B_{12}注射液时，用水配成含维生素B_{12} 25μg/mL的溶液，按分光光度法测定吸光度，在361nm和550nm波长处有最大吸收，361nm波长处的吸光度和550nm波长处的吸光度的比值应为3.15~3.45。

如鉴别维生素K_1时，用三甲基戊烷制成10μg/mL的溶液，按分光光度法测定，在243nm、249nm、261nm和270nm波长处有最大吸收，在228nm、246nm、254nm和266nm波长处有最小吸收，254nm处和249nm处吸光度之比应为0.70~0.75。

需要注意的是，用紫外-可见分光光度法鉴别药物时，对仪器的准确度的要求很高，必须按照要求将其严格校正合格后方可使用，样品的纯度也必须达到要求才能测定。

2.红外光谱法（IR）

有机药物在红外光区有特征吸收，药物分子的组成、结构、官能团不同时，其红外光谱也不同。药物的红外光谱能反映药物分子的结构特点，具有专属性强、准确度高的特点，是验证已知药物的有效方法。在药品化学结构比较复杂、相互之间差异较小，用颜色反应、沉淀生成或紫外-可见分光光度法不足以相互区分时，采用红外光谱法常可有效地解决。国内外药典都广泛使用红外光谱法鉴别药物的真伪，鉴别品种不断增加，所起作用日益扩大。

用红外光谱鉴别药物时，常将供试品的红外光谱和标准图谱或对照品图谱，按吸收峰的强度由强到弱的顺序，逐个记录第一强峰A、第二强峰B和第三强峰C的波数，相互对比。这些强峰往往反映药物分子的主要官能团或主要结构特征，对鉴别药物的真伪有重要作用。

红外光谱法的专属性强，但绘制光谱时受外界条件影响较大，谱图容易发生变异。为了确保鉴别的结果准确无误，《中国药典》不单独用本法进行鉴别，常与其他理化方法联合进行鉴别。

（四）色谱鉴别法

色谱鉴别法是利用不同组分在不同色谱条件下具有各自的特征色谱行为（如比移值 R_f 或保留时间等）进行鉴别。同一种药物在同样条件下的色谱行为是相同的，依此可以鉴别药物及其制剂的真伪。常用方法有以下几种。

1. 薄层色谱法（TLC）

薄层色谱法系将供试品溶液点样于薄层板上，经展开、检视后所得的色谱图与适宜的对照物按同法所得的色谱图作对比，用于药品的鉴别或杂质检查的方法。

薄层色谱法是一种简便易行的方法。同一种药物在同样条件下的薄层色谱行为是相同的，依此可以鉴别药物及其制剂的真伪。将供试品和对照品按《中国药典》规定，用同种溶剂配成同样浓度的溶液，在同一薄层板上点样、展开、显色，供试品所显主斑点的颜色、位置应与对照品的主斑点相同。薄层色谱可将中药内含成分通过分离达到直观、可视化，具有承载信息大、专属性强、快速、经济、操作简便等优点，可作为中药鉴别的首选方法。

2. 纸色谱法（PC）

有些药物用纸色谱法进行鉴别。纸色谱法系以纸为载体，以纸上所含水分或其他物质为固定相，用展开剂进行展开的分配色谱。供试品经展开后，可用比移值（R_f）表示其各组成分的位置（比移值=原点中心至斑点中心的距离/原点中心至展开剂前沿的距离）。由于影响比移值的因素较多，因而一般在相同实验条件下与对照物质对比以确定其异同。用作药品纯度检查时，可取一定量的供试品，经展开后，按各品种项下的规定，检视其所显杂质斑点的个数或呈色深度（或荧光强度）。进行药品含量测定时，将色谱主斑点剪下经洗脱后，再用适宜的方法测定。

3. 高效液相色谱法（HPLC）

《中国药典》（2020 年版）中大量使用了高效液相色谱法鉴别药物。高效液相色谱法系采用高压输液泵将规定的流动相泵入装有填充剂的色谱柱，对供试品进行分离测定的色谱方法。注入的供试品由流动相带入柱内，各组分在柱内被分离，并依次进入检测器，由积分仪或数据处理系统记录和处理色谱信号。采用高效液相色谱法进行药物的鉴别时，要求供试品和对照品色谱峰保留时间一致。HPLC 法中香加皮中异香草醛、杠柳毒苷和 4-甲氧基水杨醛的图谱见图 3-1。

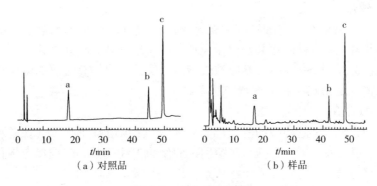

图 3-1 香加皮色谱图

a—异香草醛；b—杠柳毒苷；c—4-甲氧基水杨醛

4. 气相色谱法（GC）

气相色谱法系采用气体为流动相（载气）流经装有填充剂的色谱柱进行分离测定的色谱方法。物质或其衍生物气化后，被载气带入色谱柱进行分离，各组分先后进入检测器，用数据处理系统记录色谱信号。采用气相色谱法鉴别同 HPLC 的要求。

（五）其他鉴别方法

此外，《中国药典》还用其他方法对药物进行鉴别，包括放射性药物用测定半衰期和能谱的方法进行鉴别，有些药物（青霉素钠、青霉素钾及其针剂、玻璃酸酶及其针剂、胰岛素等）用生物活性法进行鉴别，有些药物用显微镜及偏光显微镜进行鉴别。

显微鉴别具有简便、快速、直观的特点。尽量选择易见、稳定、专属的显微特征，有效控制投料的真实性以及制法的规范性，所有的药材和饮片及含生药粉的中成药基本都增加了专属性很强的横切面或粉末显微鉴别，为进一步规范中药材及饮片用药质量提供依据。

此外，《中国药典》（2020 年版）还采用了生物自显影技术、细胞膜技术、生物活性测定等生物方法建立药材的定性鉴别和定量分析方法。DNA 分子标记鉴别是指通过比较药材间 DNA 分子遗传多样性差异来鉴别药材基源、确定学名的方法，适用于采用性状、显微、理化以及色谱鉴别等方法难以鉴定的样品的鉴别，如同属多基源物种、动物药等的鉴别。

四、鉴别的试验条件和灵敏度

（一）药物鉴别的试验条件

鉴别试验的目的是判断药物的真伪，以理化反应产生的明显的易于观察的特征变化为依据，因此鉴别试验必须在规定的条件下完成，否则影响结果的判定。影响鉴别反应的因素主要有被测物的浓度、试剂的用量、溶液的温度、pH 值、反应时间、干扰物质等。

1. 溶液的浓度

主要指被鉴别药物吸光度的浓度，及所用试剂的浓度。由于鉴别试验多采用观测沉淀、颜色或各种光学参数（λ_{max}、A、$E_{1cm}^{1\%}$ 等）的变化来判定结果，而药物和有关试剂的浓度会直接影响上述的各种变化，因此必须严格规定溶液的浓度。

2. 溶液的温度

温度对化学反应的影响很大，一般温度每升高 10℃，可使反应速度增加 2～4 倍。某些鉴别反应需要在加热的条件下才能进行。

3. 溶液的酸碱度

许多鉴别反应都需要在一定酸碱度的条件下才能进行。这是因为溶液的酸碱度不仅影响药物分子的离解状态，还可以催化某些化学反应，甚至影响某些具有氧化还原性质的药物的电极电位。因此，在鉴别实验中应调节溶液的酸碱度，使各反应物有足够的浓度处于反应活化状态，使反应生成物处于稳定和易于观测的状态。

4. 干扰成分的存在

在鉴别试验中，如药物结构中的其他部分或药物制剂中的其他组分（如辅料或复方制剂中的其他药物成分）也可发生阳性反应，对鉴别试验结果产生干扰，应选择专属性更高的鉴别反应将其消除或将其分离。

5. 试验时间

化学反应的速度和药物的结构及反应的类型有关，离子反应的速度一般较快，而有机化合物的化学反应和无机化合物不同，一般反应速度较慢，达到预期试验结果需要较长的时间。这是因为有机化合物是以共价键相结合,化学反应能否进行,依赖于共价键的断裂和新价键形成的难易,这些价键的更替需要一定的反应时间和条件。同时在化学反应过程中,有时存在着许多中间阶段,甚至需加入催化剂才能启动反应。因此,为使鉴别反应进行完全,需要一定时间。

(二) 药物鉴别的试验灵敏度

1. 反应灵敏度

所谓反应灵敏度,即在一定条件下,能在尽可能稀的溶液中观测出尽可能少量的供试品,反应对这一要求所能满足的程度。它以两个相互有关的量,即最低检出量(mininum detectable quantity)(又称检出限量)和最低检出浓度(mininum detectable concentration)(又称界限浓度)来表示。

最低检出量,就是应用某一反应,在一定的条件下,能够观测出的供试品的最小量,其单位通常用微克(μg)表示。最低检出浓度,就是应用某一反应,在一定条件下,能够观测出供试品的最低浓度,通常以 $1:G$(或 $1:V$)表示,其中 $G(V)$ 表示含有1g某供试品的溶液的克(毫升)数。最低检出量和最低检出浓度之间的关系可以用下式表示:

$$m = V/G \times 10^6$$

式中,V 为鉴别试验时所取供试溶液的最小体积,mL。

选用鉴别反应的灵敏度愈高,则产生可被观测的结果所需要的药物愈少。在实际工作中,常采用以下措施来提高反应的灵敏度。

(1) 加入与水互不相溶的有机溶剂。在鉴别试验中,如生成物具有颜色且颜色很浅时,可加入少量与水互不相溶的有机溶剂,浓集有色生成物,使有机溶剂中颜色变深,易于观测。

(2) 改进观测方法。例如,将目视观测溶液的颜色改为可见分光光度法;将观测生成沉淀改为比浊度法等。

2. 空白试验和对照试验

在鉴别反应中,选用的鉴别反应的灵敏度都很高,但有时并不能完全保证鉴别的可靠性,会出现两种情况:①溶剂、辅助试剂或器皿等可能引进外来离子,从而被当作试剂中存在的离子而鉴定出来;②试剂失效或反应条件控制不当,从而使鉴别反应的现象不明显或得出否定的结果。

对于第一种情况,可以通过空白试验来解决。在选用灵敏度很高的反应时,必须采用高纯度的试剂和非常洁净的器皿,才能保证鉴别试验结果的可靠性。为了消除试剂和器皿可能带来的影响,应同时进行空白试验,以供对照。所谓空白试验,就是在一与供试品鉴别试验完全相同的条件下,除不加供试品外,其他试剂同样加入进行的试验。空白试验不出现正反应,说明试剂等其他因素不干扰鉴别试验。

如在 HCl 溶液中用 NH_4SCN 鉴别 Fe^{3+} 时得到浅红色溶液,表示有微量铁存在。为了进一步弄清 Fe^{3+} 是否为原试样所有,可另取配制试液的蒸馏水和 HCl 溶液以同样的方法进行实验,如果得到同样的浅红色,说明此微量 Fe^{3+} 并非原试样所有;若得到更浅的红色或者无色,说明试样中确有微量 Fe^{3+}。

对于第二种情况,即当鉴别反应不够明显或现象异常时,往往要做对照试验。对照试验是用已知溶液代替供试品溶液,同法操作,用来检查试剂是否失效或反应条件是否控制准确。对照试验出现正反应,说明试验条件是正常的。对照试验用于检查试剂等是否变质、失效或反应进行的条件是否正常。如用 $SnCl_2$ 溶液鉴别 Hg^{2+} 时,未出现黑色沉淀,可认为无 Hg^{2+} 存在。但是考虑到 $SnCl_2$ 溶液容易在空气中被氧化而失效,故取少量已知 Hg^{2+} 溶液,加入 $SnCl_2$ 溶液,如未出现黑色沉淀,说明 $SnCl_2$ 溶液失效,此时应该重新配制溶液。

【项目三 小结】

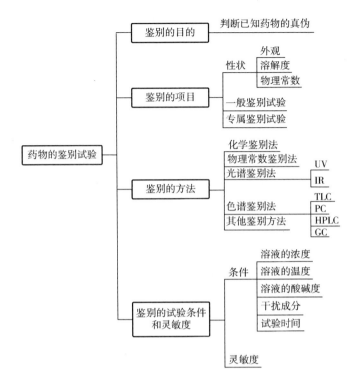

【项目三 检测】

一、单项选择题

1. 药物鉴别的主要目的是（　　）。
A. 判断药物的优劣　　　　　　　　B. 杂质限量检查
C. 判断药物的真伪　　　　　　　　D. 确定有效成分的含量
E. 判断未知物的组成和结构

2. 在药品质量标准中，药品的外观、臭、味等内容归属的项目为（　　）。
A. 性状　　　　　　　　　　　　　B. 鉴别
C. 检查　　　　　　　　　　　　　D. 含量测定
E. 类别

3. 关于鉴别反应灵敏度的叙述，错误的是（　　）。
A. 可用最低检出量表示
B. 可用最低检出浓度表示
C. 用尽可能少的供试品，观测到更好的效果
D. 指在一定条件下，在尽可能浓的溶液中检出尽可能少量的供试品
E. 在阳性反应结果相同的条件下，供试品越少，说明反应越灵敏

4. 空白试验是（　　）。
A. 利用药物的物理或化学性质
B. 指在不加供试品或以等量溶剂替代供试液的情况下，按样品测定方法，同法操作
C. 用对照品代替样品同法操作

D. 用作药物的鉴别，也可反映药物的纯度
E. 可用于药物的鉴别、检查和含量测定

5. 凡是分子结构中具有芳香第一胺的药物均可（   ）。
A. 与硝酸银反应鉴别
B. 用甲醛-硫酸反应鉴别
C. 用重氮化-偶合反应鉴别
D. 用硫酸反应鉴别
E. 用重氮化反应鉴别

6. 下列哪个不属于物理常数（   ）。
A. 熔点
B. 吸收系数
C. 比旋度
D. 旋光度
E. 相对密度

7. 比旋度是指（   ）。
A. 当偏振光透过长 1dm、浓度为 1%的溶液，在一定波长与温度下测得的旋光度
B. 当偏振光透过长 1dm、浓度为 1g/100mL 的溶液，在一定波长与温度下测得的旋光度
C. 当偏振光透过长 1cm、浓度为 1g/mL 的溶液，在一定波长与温度下测得的旋光度
D. 当偏振光透过长 1dm、浓度为 1mg/mL 的溶液，在一定波长与温度下测得的旋光度
E. 当偏振光透过长 1dm、浓度为 1g/mL 的溶液，在一定波长与温度下测得的旋光度

二、填空题

1. 相对密度是指_____。测定相对密度时的温度，除另有规定外，均为_____，其方法有_____、_____。
2. 药物的鉴别试验是对_____药物进行真伪的判断。
3. 芳伯胺类化合物的一般鉴别试验反应为_____反应。

三、名词解释

1. 比旋度　2. 空白试验　3. 反应灵敏度　4. 熔点

四、简答题

1. 一般鉴别试验和专属鉴别试验的区别。
2. 有机氟化物的鉴别试验。

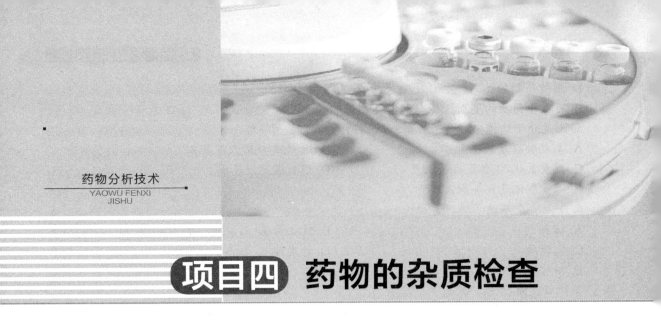

项目四 药物的杂质检查

【学习目标】

一、能力目标

1. 能对药物中常有的一般杂质进行检查操作，正确记录结果，并得出结论。
2. 能根据行业标准规定，对各种药物进行杂质检查工作。

二、知识目标

1. 掌握药物中杂质的来源与分类、杂质限量的定义和计算方法。
2. 掌握药物中的一般杂质如氯化物、硫酸盐、铁盐、重金属、砷盐等的检查方法。
3. 了解药物中特殊杂质的检查方法。

一些企业，用生石灰处理皮革废料，熬制成工业明胶，卖给另一些企业制成药用胶囊，最终流入毒胶囊药品企业，进入患者腹中。由于皮革在工业加工时要使用含铬的鞣制剂，因此这样制成的胶囊往往重金属铬超标。

任务一 葡萄糖的杂质检查

查阅《中国药典》二部正文1514页，得葡萄糖的杂质检查项目，具体如下。

【检查】

酸度 取本品2.0g，加水20mL溶解后，加酚酞指示液3滴与氢氧化钠滴定液（0.02mol/L）0.20mL，应显粉红色。

溶液的澄清度与颜色 取本品5.0g，加热水溶解后，放冷，用水稀释至10mL，溶液应澄清无色；如显浑浊，与1号浊度标准液（通则0902第一法）比较，不得更浓；如显色，与对照液（取比色用氯化钴液3.0mL、比色用重铬酸钾液3.0mL与比色用硫酸铜液6.0mL，加水稀释成50mL）1.0mL加水稀释至10mL比较，不得更深。

乙醇溶液的澄清度 取本品1.0g，加乙醇20mL，置水浴上加热回流约40min，溶液应澄清。

氯化物 取本品 0.60g，依法检查（通则 0801），与标准氯化钠溶液 6.0mL 制成的对照液比较，不得更浓（0.01%）。

硫酸盐 取本品 2.0g，依法检查（通则 0802），与标准硫酸钾溶液 2.0mL 制成的对照液比较，不得更浓（0.01%）。

亚硫酸盐与可溶性淀粉 取本品 1.0g，加水 10mL 溶解后，加碘试液 1 滴，应即显黄色。

干燥失重 取本品，在 105℃干燥至恒重，减失重量为 7.5%~9.5%（通则 0831）。

炽灼残渣 不得过 0.1%（通则 0841）。

蛋白质 取本品 1.0g，加水 10mL 溶解后，加磺基水杨酸溶液（1→5）3mL，不得发生沉淀。

钡盐 取本品 2.0g，加水 20mL 溶解后，溶液分成两等份，一份中加稀硫酸 1mL，另一份中加水 1mL，摇匀，放置 15min，两液均应澄清。

钙盐 取本品 1.0g，加水 10mL 溶解后，加氨试液 1mL 与草酸铵试液 5mL，摇匀，放置 1h，如发生浑浊，与标准钙溶液[精密称取碳酸钙 0.1250g，置 500mL 量瓶中，加水 5mL 与盐酸 0.5mL 使溶解，用水稀释至刻度，摇匀。每 1mL 相当于 0.1mg 的钙（Ca）]1.0mL 制成的对照液比较，不得更浓（0.01%）。

铁盐 取本品 2.0g，加水 20mL 溶解后，加硝酸 3 滴，缓慢煮沸 5min，放冷，用水稀释制成 45mL，加硫氰酸铵溶液（30→100）3.0mL，摇匀，如显色，与标准铁溶液 2.0mL 用同一方法制成的对照液比较，不得更深（0.001%）。

重金属 取本品 4.0g，加水 23mL 溶解后，加乙酸盐缓冲液（pH=3.5）2mL，依法检查（通则 0821 第一法），含重金属不得过百万分之五。

砷盐 取本品 2.0g，加水 5mL 溶解后，加稀硫酸 5mL 与溴化钾溴试液 0.5mL，置水浴上加热约 20min，使保持稍过量的溴存在，必要时，再补加溴化钾溴试液适量，并随时补充蒸散的水分，放冷，加盐酸 5mL 与水适量使成 28mL，依法检查（通则 0822 第一法），应符合规定（0.0001%）。

微生物限度 取本品 10g，用 pH=7.0 无菌氯化钠-蛋白胨缓冲液制成 1∶10 的供试液。

需氧菌总数、霉菌和酵母菌总数 取供试液 1mL，依法检查（通则 1105 平皿法），1g 供试品中需氧菌总数不得过 1000cfu，霉菌和酵母菌总数不得过 100cfu。

大肠埃希菌 取 1∶10 的供试液 10mL，依法检查（通则 1106），1g 供试品中不得检出。

一、杂质检查概述

药物的杂质是指药物中存在的无治疗作用或影响药物的疗效和稳定性，甚至对人体健康有害的物质。这些物质的存在不仅影响药品的质量，有的还反映出生产中存在的问题。对药物所含杂质进行检查，既可保证用药的安全、有效，同时也为生产、流通过程的质量保证和企业管理的考核提供依据。杂质的多少也反映药物纯度的高低，所以药物的杂质检查又称为纯度检查。

药物的纯度是指药物的纯净程度，它是反映药品质量的一项重要指标，与化学试剂的纯度不能相互混淆。药物的纯度主要从用药安全、有效以及药物稳定性的角度等方面考虑，要求检测药物本身及所含成分是否对生物体造成生理及毒副作用，它的检测标准只有合格与不合格之分。化学试剂的纯度是从杂质可能引起的化学变化对使用所产生的影响，以及根据它们的使用范围和使用目的来加以规定，并不考虑杂质对生物体的生理作用及不良反应。化学试剂根据杂质含量的高低分为不同等级,即基准试剂、优级纯、分析纯及化学纯。因此,严禁将化学试剂的规格代替药品质量标准,更不能把化学试剂当作药品应用于临床治疗中。这两个是不同领域的质量标准。

二、杂质的种类与来源

(一) 杂质的种类

药物中的杂质按来源可分为一般杂质和特殊杂质。一般杂质是指在自然界中分布广泛,在多数药物的生产和贮藏过程中容易引入的杂质,如水分、氯化物、硫酸盐、砷盐、重金属等。特殊杂质是指个别药物在特定的生产和贮藏过程中引入的杂质,如阿司匹林中的游离水杨酸。

杂质按其毒性可分为信号杂质和有害杂质。信号杂质本身一般无害,但其含量的多少可反映出药物的纯度水平,如含量过高,表明药物的纯度差,提示药物的生产工艺不合理或生产控制存在问题,如氯化物、硫酸盐等属于信号杂质。有害杂质如砷盐、重金属,对人体有害,在质量标准中要严格控制,以保证用药安全。

杂质按其化学性质又可分为无机杂质和有机杂质。无机杂质主要来源于生产过程中涉及的无机物质,如反应试剂、配位体、无机盐、重金属、助溶剂等。有机杂质在生产和贮藏过程中引入,如未反应完的原料、中间体、副产物、分解产物、异构体和残留溶剂等。

《中国药典》中各药物品种项下规定的杂质检查项目,系指该药品在按既定工艺进行生产和正常贮藏过程中可能含有或产生并需要控制的杂质。凡《中国药典》未规定检查的杂质,一般不需要检查。对危害人体健康、影响药物稳定性的杂质,必须严格控制其限量。

(二) 杂质的来源

药物中的杂质主要有两个来源,即药物生产过程中引入和药品贮藏过程中产生。

1. 生产过程中引入的杂质

生产过程中引入的杂质主要来源于以下几个方面:

① 所用原料不纯;

② 部分原料反应不完全;

③ 反应中间产物或副产物在精制时未能完全除去;

④ 生产过程中加入试剂、溶剂的残留以及与生产器皿接触等都有可能使产品存在有关杂质。

阿司匹林由水杨酸乙酰化制成,如原料不纯会引入苯酚,并在合成过程中生成一系列副产物,如乙酸苯酯、水杨酸苯酯、乙酰水杨酸苯酯等,同时合成过程中乙酰化反应不完全会残存水杨酸。

在药物制剂的生产过程中也可能产生新的杂质,如肾上腺素注射液中常加入抗氧剂焦亚硫酸钠,在亚硫酸根存在下,肾上腺素会生成无生理活性和无光学活性的肾上腺素磺酸。

生产中所用试剂、溶剂,若不能完全除去,也会引入有关杂质。如使用酸碱试剂处理后,可能使产品引入酸性或碱性杂质;有机溶剂提取、精制后,在产品中可能有残留溶剂。另外,生产中接触到的器皿、工具等金属设备都可能使产品中引入砷盐及铅、铁等金属杂质。

2. 贮藏过程中产生的杂质

药物在运输或贮藏过程中,由于贮藏保管不善或贮藏时间过长,因外界条件如温度、湿度、日光、空气等影响,或因微生物的作用,发生水解、氧化、分解、异构化、晶型转变、聚合、潮解和发霉等，生成其他物质而产生杂质。这类杂质的产生不仅使药物的外观性状发生改变，更重要的是降低了药物的稳定性和质量，甚至失去疗效或对人体产生毒害。如阿司匹林水解产生水杨酸；麻醉乙醚在日光、空气及水分的作用下，易氧化分解为醛及有毒的过氧化物；肾上腺素在光和氧气存在下，发生氧化、聚合而变色；维生素C在空气中氧化成去氢维生素C等。以上这些杂质对人体危害大，必须进行检查。

三、杂质的限量检查及计算

（一）杂质的限量

单从杂质的含量来看，似乎杂质越少越好，但从杂质的来源考虑，完全除去药物的杂质，既不可能也没有必要。一方面把药品中的杂质完全去掉，势必造成生产操作处理困难，并导致产品成本增加；另一方面，要分离除尽杂质，从药物的效用、调剂、贮存上来看，没有必要，而且也不可能完全除尽。所以在不影响疗效和不发生毒副作用的原则下，综合考虑杂质的安全性、生产的可行性、产品的稳定性，对于药物中可能存在的杂质，允许有一定限度。

药物中所含杂质的最大允许量称为杂质限量，通常用百分含量或百万分含量表示。药物中的杂质检查，通常不要求测定其准确含量，而只检查杂质的量是否超过限量，这种杂质检查的方法称为杂质的限量检查。

药物中杂质的限量检查方法有以下三种。

1. 对照法

系指取一定量待检杂质的对照液与一定量供试液，在相同条件下处理后，比较反应结果，从而判断供试品中所含杂质是否超过限量。

采用该法检查药物的杂质必须遵循平行原则，即供试品溶液和对照品溶液应在完全相同的条件下反应，如加入的试剂、反应的温度、放置的时间等均应相同，这样检查结果才有可比性。

该法通常不需要准确测定杂质的含量，而是判断药物所含杂质是否符合限量规定，《中国药典》主要采用本法检查药物的杂质。

2. 灵敏度法

系指在供试品溶液中加入试剂，在一定反应条件下，观察有无阳性反应出现，以不出现阳性反应为合格，即以检测条件下的灵敏度来控制杂质限量。本法的特点是不需要对照物质。

如纯化水中的氯化物检查，是在50mL纯化水中加入硝酸5滴及硝酸银试液1mL，不发生浑浊为合格。由于50mL水中含有0.2mg Cl^- 时所显浑浊已较明显，所以氯化物的限量就是以在测定条件下不产生氯化银的浑浊为限。

3. 比较法

系指取供试品一定量依法检查，测得待检杂质的吸光度或旋光度等与规定的限量比较，不得更大。本法的特点是不需要对照物质。

如维生素B_2中感光黄素的检查：取本品25mg，加无乙醇三氯甲烷10mL，振摇5min滤过，滤液照紫外-可见分光光度法《中国药典》通则0401，在440nm的波长处测定，吸光度不得过0.016。

（二）杂质限量的有关计算

$$杂质限量（L）=\frac{杂质最大允许量}{供试品量（S）}\times 100\%$$

式中，杂质最大允许量=标准溶液浓度 c×标准溶液体积 V，所以杂质限量可表示为：

$$L = \frac{cV}{S} \times 100\%$$

【应用实例1】 对乙酰氨基酚中氯化物的检查。

取对乙酰氨基酚 2.0g，加水 100mL，加热溶解后冷却，滤过，取滤液 25mL，依法检查氯化物，发生的浑浊与标准氯化钠溶液 5.0mL（每 1mL 相当于 10μg 的 Cl^-）制成的对照液比较，不得更浓。求氯化物的限量是多少？

解：已知 $S=2.0\times25/100$（g），$V=5.0$mL，$c=10$μg/mL，求 L。

$$L = \frac{cV}{S} \times 100\%$$
$$= \frac{10 \times 5}{\frac{2.0 \times 25}{100} \times 1000000} \times 100\% = 0.01\%$$

答：氯化物的限量是 0.01%。

【应用实例2】 苯巴比妥钠中重金属的检查。

取本品 2.0g，加水 32mL，溶解后缓缓加入 1mol/L 盐酸溶液 8mL，充分振摇，静置数分钟，滤过，取滤液 20mL，加酚酞指示液 1 滴与氨试液恰显粉红色，加乙酸盐缓冲液（pH=3.5）2mL 与水适量成 25mL，依法检查，含重金属不得超过 10μg/mL。试计算应取的标准铅溶液（每 1mL 相当于 10μg Pb）的体积。

解：已知 $S=2.0\times20/40$（g），$c=10$μg/mL $=10\times10^{-6}$g/mL，$L=10\times10^{-6}$，求 V。

$$L = \frac{cV}{S}$$

$$V = \frac{SL}{c} = \frac{\frac{2.0 \times 20}{40} \times 10 \times 10^{-6}}{10 \times 10^{-6}} = 1.0(\text{mL})$$

答：应取得标准铅溶液的体积为 1.0mL。

> **课堂互动**
> 1. 何谓药物中的杂质？药物中的杂质来源于哪些方面？药物中杂质检查项目制定的依据是什么？
> 2. 简述葡萄糖杂质检查项下各杂质检查的原理及注意事项。

任务二 葡萄糖中氯化物的检查

在原料药及其制剂的生产过程中，常用到酸、碱、反应试剂、催化剂等，从而引入无机杂质，这些无机杂质的产生主要与生产工艺过程有关，可反映生产工艺水平，并直接影响药物的稳定性。检查无机杂质对评价药品生产工艺的状况有重要意义。我们以葡萄糖中一般杂质检查为例学习杂质检查的原理、操作方法等。

一、标准查阅

查阅《中国药典》（2020 年版）二部正文 1514 页中葡萄糖氯化物的检查方法为：取本品 0.60g，依法检查（通则 0801），与标准氯化钠溶液 6.0mL 制成的对照液比较，不得更浓（0.01%）。

查阅《中国药典》（2020 年版）四部通则 0801 知，氯化物检查法为：除另有规定外，取各品种项下规定量的供试品，加水溶解使成 25mL（溶液如显碱性，可滴加硝酸使成中性），再加稀硝酸 10mL，溶液如不澄清，应滤过；置 50mL 纳氏比色管中，加水使成约 40mL，摇匀，即得供试品溶液。另取该品种项下规定量的标准氯化钠溶液，置 50mL 纳氏比色管中，加稀硝酸 10mL，加水使成 40mL，摇匀，即得对照溶液。于供试品溶液与对照溶液中，分别加入硝酸银试液 1.0mL，用水稀释使成 50mL，摇匀，在暗处放置 5min，同置黑色背景上，从比色管上方向下观察、比较，即得。

二、原理及注意事项

（一）原理

药物中的微量氯化物在硝酸酸化条件下与硝酸银反应，生成氯化银胶体微粒而呈白色浑浊，与一定量的标准氯化钠溶液在相同条件下产生的氯化银浑浊程度比较，判断供试品中氯化物是否符合限量规定。

$$Cl^- + AgNO_3 \xrightarrow{HNO_3} AgCl（白色浑浊）$$

（二）注意事项

（1）测定条件下，氯化物浓度以 50mL 中含 50~80μg 的 Cl^- 为宜，相当于标准氯化钠 5~8mL。此范围内氯化物所显浑浊度明显，便于比较。

> **课堂互动**
> 氯化物检查方法属于杂质限量检查中的哪种方法？此法必须遵循什么原则？

（2）标准管与供试管必须遵循平行操作原则。

（3）比浊时，置于黑色背景上，自上而下观察。

（4）供试品溶液如带颜色，采用内消色法消除干扰。除另有规定外，可取供试品溶液两份，分别置 50mL 纳氏比色管中，一份中加硝酸银试液 1.0mL，摇匀，放置 10min，如显浑浊，可反复滤过，至滤液完全澄清，再加规定量的标准氯化钠溶液与水适量使成 50mL，摇匀，在暗处放置 5min，作为对照溶液；另一份中加硝酸银试液 1.0mL 与水适量使成 50mL，摇匀，在暗处放置 5min，按上述方法与对照溶液比较，即得。

三、检查前准备

仪器：试剂瓶、50mL 纳氏比色管、比色管架、移液管（移液枪）、量筒（10mL）等。

试剂：

（1）稀硝酸：取硝酸 10.5mL，加水稀释至 100mL，即得。本液含 HNO_3 应为 9.5%～10.5%。（四部通则 8002）

（2）硝酸银溶液（0.1mol/L）：称取 1.75g 硝酸银，溶于 100mL 水中。（四部通则 8002）

（3）标准氯化钠溶液（10μg/mL）：称取氯化钠 0.165g，置 1000mL 量瓶中，加水适量使溶解并稀释至刻度，摇匀，作为贮备液。临用前，精密量取贮备液 10mL，置 100mL 量瓶中，加水稀释至刻度，摇匀，即得（每 1mL 相当于 10μg 的 Cl^-）。（四部通则 0801）

四、操作过程

葡萄糖中氯化物检查操作过程如下图所示：

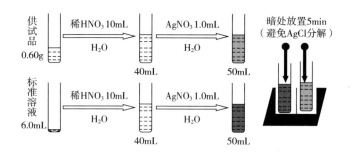

五、检查结果与结论

检查结果：供试品所显浑浊浅于对照溶液。

结论：符合规定。

> **课堂互动**
> 对乙酰氨基酚的氯化物杂质怎么检查？

任务三　葡萄糖中硫酸盐的检查

一、标准查阅

查阅《中国药典》(2020年版) 二部正文 1514 页中葡萄糖硫酸盐的检查方法为：取本品 2.0g，依法检查（通则 0802），与标准硫酸钾溶液 2.0mL 制成的对照液比较，不得更浓 (0.01%)。

查阅《中国药典》(2020年版) 四部通则 0802 知，硫酸盐检查法为：除另有规定外，取各品种项下规定量的供试品，加水溶解使成约 40mL（溶液如显碱性，可滴加盐酸使成中性），溶液如不澄清，应滤过；置 50mL 纳氏比色管中，加稀盐酸 2mL，摇匀，即得供试品溶液。另取该品种项下规定量的标准硫酸钾溶液，置 50mL 纳氏比色管中，加水使成约 40mL，加稀盐酸 2mL，摇匀，即得对照溶液。于供试品溶液与对照溶液中分别加入 25% 氯化钡溶液 5mL，用水稀释至 50mL，充分摇匀，放置 10min，同置黑色背景上，从比色管上方向下观察、比较，即得。

二、原理及注意事项

（一）原理

药物中的微量硫酸盐在稀盐酸酸性条件下与氯化钡反应，生成硫酸钡微粒，呈白色浑浊，与一定量的标准硫酸钾溶液在相同条件下产生的硫酸钡浑浊程度比较，判断供试品中硫酸盐是否符合限量规定。

$$SO_4^{2-} + BaCl_2 \xrightarrow{HCl} BaSO_4\downarrow(白色)$$

（二）注意事项

（1）测定条件下，50mL 中含 100~500μg 的 SO_4^{2-} 为宜，相当于标准硫酸钾溶液 1.0~5.0mL。此范围内氯化物所显浑浊度明显，便于比较。

（2）比浊时，置于黑色背景上，自上而下观察。

（3）供试品溶液如带颜色，采用内消色法消除干扰。除另有规定外，可取供试品溶液两份，分别置 50mL 纳氏比色管中，一份中加 25%氯化钡溶液 5mL，摇匀，放置 10min，如显浑浊，可反复滤过，至滤液完全澄清，再加规定量的标准硫酸钾溶液与水适量使成 50mL，摇匀，放置 10min，作为对照溶液；另一份中加 25%氯化钡溶液 5mL 与水适量使成 50mL，摇匀，放置 10min，按上述方法与对照溶液比较，即得。

三、检查前准备

仪器：试剂瓶、50mL 纳氏比色管、比色管架、移液管（移液枪）、量筒（10mL）。

试剂：

（1）稀盐酸：取盐酸 23.4mL，加水稀释至 100mL，即得。本液含 HCl 应为 9.5%~10.5%。（四部通则 8002）

（2）25%氯化钡溶液：称取 25g 固体氯化钡溶解于 100mL 蒸馏水中，摇匀。（四部通则 8002）

（3）标准硫酸钾（100μg/mL）溶液：取硫酸钾 0.181g，置 1000mL 量瓶中，加水适量使溶解并稀释至刻度，摇匀，即得（每 1mL 相当于 100μg 的 SO_4^{2-}）。（四部通则 0801）

四、操作过程

葡萄糖中硫酸盐检查操作过程如下图所示：

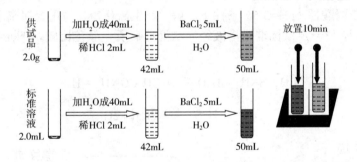

五、检查结果与结论

检查结果：供试品所显浑浊浅于对照溶液。

结论：符合规定。

> **课堂互动**
>
> 阿司匹林要检查硫酸盐杂质吗？

任务四 葡萄糖中重金属的检查

重金属系指在规定实验条件下能与硫代乙酰胺或硫化钠作用显色的金属杂质，如银、铅、汞、铜、镉、铋、锡、砷、锑、镍、钴、锌等。药物的重金属含量影响药物稳定性及安全性。因生产过程中遇到铅的机会较多，且铅在体内又易积蓄中毒，故以铅作为重金属的代表。《中国药典》（2020年版）四部通则收载了重金属检查的三种方法。

一、标准查阅

查阅《中国药典》（2020年版）二部正文1515页知，葡萄糖中重金属检查方法：取本品4.0g，加水23mL溶解后，加乙酸盐缓冲溶液（pH=3.5）2mL，依法检查（通则0821第一法），含重金属不得过百万分之五。

《中国药典》（2020年版）四部通则111页0821重金属检查第一法（适用于溶于水、稀酸和乙醇的药物）如下：

除另有规定外，取25mL纳氏比色管三支，甲管中加标准铅溶液一定量与乙酸盐缓冲液（pH=3.5）2mL后，加水或各品种项下规定的溶剂稀释成25mL，乙管中加入按各品种项下规定的方法制成的供试品溶液25mL，丙管中加入与乙管相同重量的供试品，加配制供试品溶液的溶剂适量使溶解，再加与甲管相同量的标准铅溶液与乙酸盐缓冲液（pH=3.5）2mL后，用溶剂稀释成25mL；若供试品溶液带颜色，可在甲管中滴加少量的稀焦糖溶液或其他无干扰的有色溶液，使之与乙管、丙管一致；再在甲、乙、丙三管中分别加硫代乙酰胺试液各2mL，摇匀，放置2min，同置白纸上，自上向下透视，当丙管中显出的颜色不浅于甲管时，乙管中显示的颜色与甲管比较，不得更深。如丙管中显出的颜色浅于甲管，应取样按第二法重新检查。

二、原理及注意事项

（一）重金属检查第一法原理

硫代乙酰胺在弱酸性（pH=3.5）条件下水解，产生硫化氢，与重金属离子产生黄色到棕黑色的硫化物混悬液，与一定量标准铅溶液经同法处理后所呈颜色比较，判断供试品中重金属是否符合限度规定。

$$CH_3CSNH_2 + H_2O \xrightarrow{pH3.5} CH_3CONH_2 + H_2S$$

$$Pb^{2+} + H_2S \xrightarrow{H^+} PbS\downarrow + 2H^+$$

（二）注意事项

（1）测定条件下，27mL中含10~20μg的Pb^{2+}为宜，相当于标准铅溶液1~2mL。此范围内氯化物所显浑浊度明显，便于比较。

---- 课堂互动 ----

重金属检查属于杂质限量检查方法中的哪种方法，与氯化物检查有何区别？

（2）比色时，置于白色背景上，自上而下观察。

（3）如在甲管中滴加稀焦糖溶液或其他无干扰的有色溶液，仍不能使颜色一致时，应取样按第二法检查。供试品如含高铁盐影响重金属检查时，可在甲、乙、丙三管中分别加入相同量的维生素C 0.5~1.0g，再照上述方法检查。

（4）配制供试品溶液时，如使用的盐酸超过1mL，氨试液超过2mL，或加入其他试剂进行处理者，除另有规定外，甲管溶液应取同样同量的试剂置瓷皿中蒸干后，加乙酸盐缓冲液（pH=3.5）2mL与水15mL，微热溶解后，移至纳氏比色管中，加标准铅溶液一定量，再用水或各品种项下规定的溶剂稀释成25mL。

三、检查前准备

仪器：试剂瓶、25mL 纳氏比色管、比色管架、移液枪。

试剂：

（1）乙酸盐缓冲液（pH=3.5）：取乙酸铵 25g，加水 25mL 溶解后，加 7mol/L 盐酸溶液 38mL，用 2mol/L 盐酸溶液或 5mol/L 氨溶液准确调节 pH 值至 3.5（电位法指示），用水稀释至 100mL，即得。（四部通则 8004）

（2）硫代乙酰胺试液：取硫代乙酰胺 4g，加水使溶解成 100mL，置冰箱中保存。临用前取混合液（由 1mol/L 氢氧化钠溶液 15mL、水 5.0mL 及甘油 20mL 组成）5.0mL，加上述硫代乙酰胺溶液 1.0mL，置水浴上加热 20s，冷却，立即使用。（四部通则 8002）

（3）标准铅溶液的制备：称取硝酸铅 0.1599g，置 1000mL 量瓶中，加硝酸 5mL 与水 50mL 溶解后，用水稀释至刻度，摇匀，作为贮备液。精密量取贮备液 10mL，置 100mL 量瓶中，加水稀释至刻度，摇匀，即得（每 1mL 相当于 10μg 的 Pb）。本液仅供当日使用。配制与贮存用的玻璃容器均不得含铅。（四部通则 0821）

四、操作过程

（1）计算量取标准铅溶液的体积。

$$\text{标准铅溶液（10μg/mL）}\quad V = \frac{SL}{c} = \frac{4.0 \times 5 \times 10^{-6}}{10 \times 10^{-6}} = 2.0\,(\text{mL})$$

（2）按照下图从左到右操作，注意平行操作。

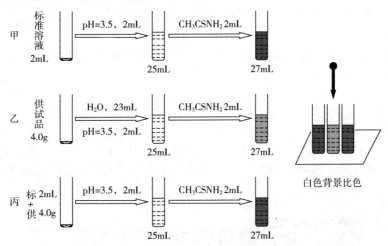

五、检查结果与结论

检查结果：丙管中显出的颜色不浅于甲管，乙管中显示的颜色浅于甲管。

结论：符合规定。

课堂互动

水杨酸中的重金属怎么检查？

附：重金属检查其他两法

（一）第二法

适用于含芳环、杂环以及不溶于水、稀酸和乙醇的有机药物。

1. 原理

重金属可与芳环、杂环形成牢固的共价键，可先炽灼破坏，所得残渣加硝酸进一步破坏，蒸干。再加盐酸转化为易溶于水的氯化物，再按第一法检查。

2. 操作方法

除另有规定外，当需改用第二法检查时，取各品种项下规定量的供试品，按炽灼残渣检查法（通则0841）进行炽灼处理，然后取遗留的残渣；或直接取炽灼残渣项下遗留的残渣；如供试品为溶液，则取各品种项下规定量的溶液，蒸发至干，再按上述方法处理后取遗留的残渣；加硝酸 0.5mL，蒸干，至氧化氮蒸气除尽后（或取供试品一定量，缓缓炽灼至完全炭化，放冷，加硫酸 0.5~1mL，使恰湿润，用低温加热至硫酸除尽后，加硝酸 0.5mL，蒸干，至氧化氮蒸气除尽后，放冷，在 500~600℃炽灼使完全灰化），放冷，加盐酸 2mL，置水浴上蒸干后加水 15mL，滴加氨试液至对酚酞指示液显微粉红色，再加乙酸盐缓冲液（pH=3.5）2mL，微热溶解后，移至纳氏比色管中，加水稀释成 25mL，作为乙管。

另取配制供试品溶液的试剂，置瓷皿中蒸干后，加乙酸盐缓冲液（pH=3.5）2mL 与水 15mL，微热溶解后，移至纳氏比色管中，加标准铅溶液一定量，再用水稀释成 25mL，作为甲管；再在甲、乙两管中分别加硫代乙酰胺试液各 2mL，摇匀，放置 2min，同置白纸上，自上向下透视，乙管中显出的颜色与甲管比较，不得更深。

（二）第三法

适用于溶于碱而不溶于稀酸或在稀酸中生成沉淀的药物。

1. 原理

在碱性介质中，以硫化钠为显色剂，Pb^{2+} 与 S^{2-} 作用生成 PbS 微粒混悬液，与一定量标准铅溶液经同法处理后所呈颜色比较。

$$Pb^{2+} + Na_2S \xrightarrow{NaOH} PbS \downarrow$$

2. 操作方法

除另有规定外，取供试品适量，加氢氧化钠试液 5mL 与水 20mL 溶解后，置纳氏比色管中，加硫化钠试液 5 滴，摇匀，与一定量的标准铅溶液同样处理后的颜色比较，不得更深。

任务五　葡萄糖中砷盐的检查

砷盐为毒性杂质，必须严格控制其限量。砷盐多由药物生产中使用的无机试剂引入，多种药物中要求检查砷盐，葡萄糖中也需检查其限量。

一、标准查阅

查阅《中国药典》（2020 年版）二部正文 1515 页知，葡萄糖中砷盐的检查方法：取本品 2.0g，加水 5mL 溶解后，加稀硫酸 5mL 与溴化钾溴试液 0.5mL，置水浴上加热约 20min，使保持稍过量的溴存在，必要时，再补加溴化钾溴试液适量，并随时补充蒸发的水分，放冷，加盐酸 5mL 与水适量使成 28mL，依法检查（通则 0822 第一法），应符合规定（0.0001%）。

查《中国药典》（2020 年版）四部通则 112 页 0822 砷盐检查第一法（古蔡氏法），如下：

于导气管 C 中装入乙酸铅棉花 60mg（装管高度为 60~80mm），再于旋塞 D 的顶端平面上放一片溴化汞试纸（试纸大小以能覆盖孔径而不露出平面外为宜），盖上旋塞盖 E 并旋紧。

取按各品种项下规定方法制成的供试品溶液，置 A 瓶中，照标准砷斑的制备，自"再加碘化钾试液 5mL"起，依法操作。将生成的砷斑与标准砷斑比较，不得更深。

标准砷斑的制备：精密量取标准砷溶液 2mL，置 A 瓶中，加盐酸 5mL 与水 21mL，再加碘化钾试液 5mL 与酸性氯化亚锡试液 5 滴，在室温放置 10min 后，加锌粒 2g，立即将照上法装妥的导气管 C 密塞于 A 瓶上，并将 A 瓶置 25~40℃ 水浴中，反应 45min，取出溴化汞试纸，即得。

若供试品需经有机破坏后再行检砷，则应取标准砷溶液代替供试品，照该品种项下规定的方法同法处理后，依法制备标准砷斑。

二、原理及注意事项

（一）第一法（古蔡氏法）原理

金属锌与酸作用产生新生态的氢，与药物中微量砷盐反应生成具有挥发性的砷化氢，遇到溴化汞试纸，产生黄色至棕色的砷斑，与同条件下一定量标准砷溶液生成的砷斑比较，判断供试品砷盐是否符合限量规定。

$$As^{3+} + 3Zn + 3H^+ \longrightarrow 3Zn^{2+} + AsH_3\uparrow$$

$$AsO_3^{3-} + 3Zn + 9H^+ \longrightarrow AsH_3\uparrow + 3Zn^{2+} + 3H_2O$$

$$AsH_3 + 2HgBr_2 \longrightarrow 2HBr + AsH(HgBr)_2$$
黄色（量少）

$$AsH_3 + 3HgBr_2 \longrightarrow 3HBr + As(HgBr)_3$$
棕色（量大）

$$As(HgBr)_3 + AsH_3 \longrightarrow 3HBr + As_2Hg_3$$

（二）仪器装置

古蔡氏法检查砷装置如图 4-1 所示。

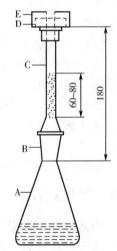

图 4-1 古蔡氏法检砷装置

A—砷化氢发生瓶；B—中空磨口塞；C—导气管；D—具孔的有机玻璃旋塞；E—具孔的有机玻璃旋塞盖，与 D 紧密吻合

（三）注意事项

（1）砷斑不稳定，应干燥、避光、立即比较。

（2）乙酸铅棉花的作用：锌粒及供试品中可能含有少量硫化物，在酸性液中能产生硫化氢气体，与溴化汞试纸作用生成硫化汞的色斑，干扰砷斑试验结果。故用乙酸铅棉花吸收硫化氢。

乙酸铅棉花用量太少，可能除不尽硫化氢；太多或塞得太紧会阻碍砷化氢的通过。所以《中国药典》规定取乙酸铅棉花 60mg，装管高度为 60~80mm，这样即使在 1000μg 硫存在下也不干扰测定。

（3）加入还原剂氯化亚锡和碘化钾的作用：五价砷在酸性溶液中也能被金属锌还原为砷化氢，但生成砷化氢的速度比三价砷慢。故在反应液中加入碘化钾和氯化亚锡将 As^{5+} 还原为 As^{3+}；碘化钾被氧化生成碘，又可能被氯化亚锡还原为碘离子，与反应中产生的锌离子形成稳定的配位离子，有利于生成砷化氢的反应不断进行。

$$AsO_4^{3-} + 2I^- + 2H^+ \longrightarrow AsO_3^{3-} + I_2 + H_2O$$

$$AsO_4^{3-} + Sn^{2+} + 2H^+ \longrightarrow AsO_3^{3-} + Sn^{4+} + H_2O$$

$$I_2 + Sn^{2+} \longrightarrow 2I^- + Sn^{4+}$$

$$4I^- + Zn^{2+} \longrightarrow [ZnI_4]^{2-}$$

氯化亚锡又可与锌作用，在锌粒表面形成锌锡齐，起到去极化作用，从而使氢气均匀而连续地产生。

（4）有机结合态的砷应破坏后检查（加酸或碱），但温度应低于600℃。

（5）供试品若为铁盐，能消耗碘化钾和氯化亚锡，可加酸性氯化亚锡，使高铁离子还原后检查。

（6）供试品（硫化物、亚硫酸盐、硫代硫酸盐）若在酸性条件下生成硫化氢或二氧化硫，与溴化汞试纸作用生成黑色硫化汞和金属汞，可先用硝酸处理，使其氧化为硫酸盐。

三、检查前准备

仪器：古蔡氏法检砷装置，水浴锅。

试剂：

（1）稀硫酸：取硫酸57mL，加水稀释至1000mL，即得。本液含H_2SO_4应为9.5%~10.5%。

（2）溴化钾溴试液：取溴30g与溴化钾30g，加水使溶解成100mL，即得。

（3）标准砷溶液的制备：称取三氧化二砷0.132g，置1000mL量瓶中，加20%氢氧化钠溶液5mL溶解后，用适量的稀硫酸中和，再加稀硫酸10mL，用水稀释至刻度，摇匀，作为贮备液。临用前，精密量取贮备液10mL，置1000mL量瓶中，加稀硫酸10mL，用水稀释至刻度，摇匀，即得（每1mL相当于1μg的As）。

（4）碘化钾试液：取碘化钾16.5g，加水使溶解成100mL，即得。本液应临用新制。

（5）氯化亚锡试液：取氯化亚锡1.5g，加水10mL与少量的盐酸使溶解，即得。本液应临用新制。

（6）盐酸，乙酸铅棉花，锌粒。

四、操作过程

（1）构建检砷器装置：装乙酸铅棉花60mg→装溴化汞试纸并盖紧。

（2）按下图从左到右操作。

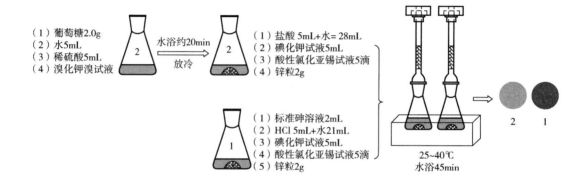

五、检查结果与结论

检查结果：供试品砷斑所显颜色浅于标准砷斑。

结论：符合规定。

附：第二法（二乙基二硫代氨基甲酸银法）

仪器装置如图 4-2 所示。A 为 100mL 标准磨口锥形瓶；B 为中空的标准磨口塞，上连导气管 C（一端外径为 8mm，内径为 6mm；另一端长为 180mm，外径为 4mm，内径为 1.6mm，尖端内径为 1mm）；D 为平底玻璃管（长为 180mm，内径为 10mm，于 5.0mL 处有一刻度）。

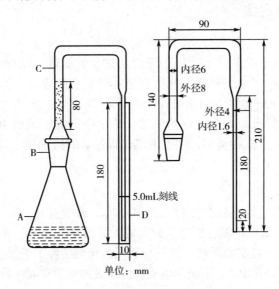

图 4-2 第二法仪器装置

测试时，于导气管 C 中装入乙酸铅棉花 60mg（装管高度约 80mm），并于 D 管中精密加入二乙基二硫代氨基甲酸银试液 5mL。

标准砷对照液的制备：精密量取标准砷溶液 2mL，置 A 瓶中，加盐酸 5mL 与水 21mL，再加碘化钾试液 5mL 与酸性氯化亚锡试液 5 滴，在室温放置 10min 后，加锌粒 2g，立即将导气管 C 与 A 瓶密塞，使生成的砷化氢气体导入 D 管中，并将 A 瓶置 25～40℃水浴中反应 45min，取出 D 管，添加三氯甲烷至刻度，混匀，即得。

若供试品需经有机破坏后再行检砷，则应取标准砷溶液代替供试品，照各品种项下规定的方法同法处理后，依法制备标准砷对照液。

检查方法：取照各品种项下规定方法制成的供试品溶液，置 A 瓶中，按照标准砷对照液的制备，自"再加碘化钾试液 5mL"起，依法操作。将所得溶液与标准砷对照液同置白色背景上，从 D 管上方向下观察、比较，所得溶液的颜色不得比标准砷对照液更深。必要时，可将所得溶液转移至 1cm 吸收池中，照紫外-可见分光光度法（通则 0401）在 510nm 波长处以二乙基二硫代氨基甲酸银试液作空白，测定吸光度，与标准砷对照液按同法测得的吸光度比较，即得。

【附注】（1）所用仪器和试液等照本法检查，均不应生成砷斑，或至多生成仅可辨认的斑痕。

（2）制备标准砷斑或标准砷对照液，应与供试品检查同时进行。

（3）本法所用锌粒应无砷，以能通过一号筛的细粒为宜，如使用的锌粒较大，用量应酌情增加,反应时间亦应延长为1h。

(4)乙酸铅棉花:取脱脂棉1.0g,浸入乙酸铅试液与水的等容混合液12mL中,湿透后,挤压除去过多的溶液,并使之疏松,在100℃以下干燥后,贮于玻璃塞瓶中备用。

任务六　其他一般杂质检查

一、干燥失重测定法

干燥失重主要检查药物中的水分及其他挥发性物质。

干燥失重指药品在规定的条件下,经干燥后所减少的质量,以百分数表示。

干燥失重的量应恒重,《中国药典》凡例规定:除另有规定外,系指供试品连续两次干燥或炽灼后称重的差异在0.3mg以下的重量;干燥至恒重的第二次及以后各次称重均应在规定条件下继续干燥1h后进行;炽灼至恒重的第二次称重应在继续炽灼30min后进行。

干燥失重测定法主要有三种类型:常压恒温干燥法、减压干燥法或恒温减压干燥法、干燥剂干燥法。

(一)常压恒温干燥法

本法适用于受热较稳定的药物。如对乙酰氨基酚、维生素B_1等。

(1)检查方法:取供试品,混合均匀(如为较大的结晶,应先迅速捣碎使成2mm以下的小粒),取约1g或各品种项下规定的重量,置于与供试品相同条件下干燥至恒重的扁形称量瓶中,精密称定,除另有规定外,在105℃干燥至恒重。由减失的重量和取样量计算供试品的干燥失重。

$$干燥失重 = \frac{供试品加称量瓶的质量 - 干燥后供试品加称量瓶的质量}{供试品的质量} \times 100\%$$

(2)注意事项:供试品干燥时,应平铺在扁形称量瓶中,厚度不可超过5mm,如为疏松物质,厚度不可超过10mm。放入烘箱或干燥器进行干燥时,应将瓶盖取下,置称量瓶旁,或将瓶盖半开进行干燥;取出时,须将称量瓶盖好。置烘箱内干燥的供试品,应在干燥后取出置干燥器中放冷,然后称定重量。

(二)减压干燥法或恒温减压干燥法

本法适用于熔点低或受热分解的供试品。如奋乃静(熔点94~100℃)、阿司匹林(受热分解)等。

(1)检查方法:温度应按各品种项下的规定设置。生物制品除另有规定外,温度为60℃时,压力应在2.67kPa(20mmHg)以下。

(2)注意事项:除另有规定外,应先将供试品在低于熔化温度5~10℃的温度下干燥至大部分水分除去后,再按规定条件干燥。生物制品应先将供试品于较低的温度下干燥至大部分水分除去后,再按规定条件干燥。

(三)干燥剂干燥法

本法适用于受热分解或易升华的供试品,如马来酸麦角新碱(酰胺结构受热分解)等。干燥器中常用的干燥剂为五氧化二磷、无水氯化钙或硅胶。

（1）检查方法：将供试品置干燥器中，利用干燥器内的干燥剂吸收水分，干燥至恒重。
（2）注意事项：应及时更换干燥剂，使其保持在有效状态。

二、水分测定法

药物中的水分包括结合水和吸附水。过多的水分不仅使药物的有效成分含量降低，还易使药物水解、霉变，影响其理化性状和生理作用。因此《中国药典》采用了费休氏法、烘干法、减压干燥法、甲苯法、气相色谱法五种方法进行测定。费休氏法操作简便、专属性强、准确度高，适用于受热易被破坏的药物，因而成为国际上通用水分测定法。本节重点介绍费休氏法。

（一）费休氏法——容量滴定法

本法是根据碘和二氧化硫在吡啶和甲醇溶液中与水定量反应的原理来测定水分。所用仪器应干燥，并能避免空气中水分的侵入；测定应在干燥处进行。

$$I_2 + SO_2 + 3C_5H_5N + CH_3OH + H_2O \longrightarrow 2C_5H_5NHI + C_5H_5NHSO_4CH_3$$

1. 费休氏试液的制备与标定

（1）配制

称取碘（置硫酸干燥器内 48h 以上）置干燥的具塞锥形瓶（或烧瓶）中，加无水吡啶 160mL，注意冷却，振摇至碘全部溶解，加无水甲醇 300mL，称定质量，将锥形瓶（或烧瓶）置冰浴中冷却，在避免空气中水分侵入的条件下，通入干燥的二氧化硫至质量增加 72g，再加无水甲醇使成 1000mL，密塞，摇匀，在暗处放置 4h。

也可以使用稳定的市售费休氏试液。市售的费休氏试液可以是不含吡啶的其他碱化试剂，或不含甲醇的其他伯醇类等制成；也可以是单一的溶液或由两种溶液临用前混合而成。

本试液应遮光，密封，阴凉干燥处保存。临用前应标定滴定度。

（2）标定

精密称取纯化水 10~30mg，用水分测定仪直接标定；或精密称取纯化水 10~30mg，置干燥的具塞锥形瓶中，除另有规定外，加无水甲醇适量，在避免空气中水分侵入的条件下，用费休氏试液滴定至溶液由浅黄色变为红棕色，或用电化学方法[如永停滴定法（通则 0701）等]指示终点。另做空白试验，按下式计算：

$$F = \frac{W}{A - B}$$

式中，F 为每 1mL 费休氏试液相当于水的质量，mg；W 为称取纯化水的质量，mg；A 为滴定所消耗费休氏试液的容积，mL；B 为空白所消耗费休氏试液的容积，mL。

2. 测定方法

精密称取供试品适量（约消耗费休氏试液 1~5mL），除另有规定外，溶剂为无水甲醇，用水分测定仪直接测定。或精密称取供试品适量，置干燥的具塞锥形瓶中，加溶剂适量，在不断振摇（或搅拌）下用费休氏试液滴定至溶液由浅黄色变为红棕色，或用永停滴定法（通则 0701）指示终点。另做空白试验，按下式计算：

$$供试品中水分含量 = \frac{(A - B)F}{W} \times 100\%$$

式中，A 为供试品所消耗费休氏试液的体积，mL；B 为空白所消耗费休氏试液的体积，mL；F 为每 1mL 费休氏试液相当于水的质量，mg；W 为供试品的质量，mg。

如供试品吸湿性较强，可称取供试品适量置干燥的容器中，密封（可在干燥的隔离箱中操作），精密称定，用干燥的注射器注入适量无水甲醇或其他适宜溶剂，精密称定总质量，振摇使供试品溶解，测定该溶液水分。洗净并烘干容器，精密称定其质量。同时测定溶剂的水分。

对热稳定的供试品，亦可将水分测定仪和市售卡氏干燥炉联用测定水分。即将一定量的供试品在干燥炉或样品瓶中加热，并用干燥气体将蒸发出的水分导入水分测定仪中测定。

（二）费休氏法——库仑滴定法

本法仍以卡尔-费休氏（Karl-Fischer）反应为基础，应用永停滴定法（通则0701）测定水分。与容量滴定法相比，库仑滴定法中滴定剂碘不是从滴定管加入，而是由含有碘离子的阳极电解液电解产生。一旦所有的水被滴定完全，阳极电解液中就会出现少量过量的碘，使铂电极极化而停止碘的产生。根据法拉第定律，产生碘的量与通过的电量成正比，因此可以通过测量电量总消耗的方法来测定水分总量。本法主要用于测定含微量水分（0.0001%~0.1%）的供试品，特别适用于测定化学惰性物质如烃类、醇类和酯类中的水分。所用仪器应干燥，并能避免空气中水分的侵入；测定操作应在干燥处进行。

在适当的情况下，供试品中的水可以通过与容器连接的烘箱中的热量解吸或释放出来，并借助干燥的惰性气体（例如纯氮气）转移到容器中。因气体转移造成的误差应考虑并进行校正，加热条件也应慎重选择，防止因供试品分解而产生水。

1. 费休氏试液的制备

按卡尔-费休氏库仑滴定仪的要求配制或使用市售费休氏试液，无需标定滴定度。

2. 测定方法

于滴定杯加入适量费休氏试液，先将试液和系统中的水分预滴定除去，然后精密量取供试品适量（含水量约为0.5~5mg或仪器建议的使用量），迅速转移至滴定杯中，或经适宜的无机溶剂溶解后，迅速注入至滴定杯中，以永停滴定法（通则0701）指示终点，从仪器显示屏上直接读取供试品中水分的含量，其中每1mg水相当于10.72C电量。

三、炽灼残渣检查法

炽灼残渣检查法是控制有机药物中非挥发性无机杂质限量的方法。

检查方法：取供试品1.0~2.0g或各品种项下规定的质量，置已炽灼至恒重的坩埚（如供试品分子结构中含有碱金属或氟元素，则应使用铂坩埚）中，精密称定，缓缓炽灼至完全炭化，放冷；除另有规定外，加硫酸0.5~1mL使湿润，低温加热至硫酸蒸气除尽后，在700~800℃炽灼使完全灰化，移至干燥器内，放冷，精密称定后，再在700~800℃炽灼至恒重，即得。

如需将残渣留作重金属检查，则炽灼温度必须控制在500~600℃。

$$炽灼残渣 = \frac{残渣加坩埚质量 - 空坩埚质量}{供试品质量} \times 100\%$$

四、残留溶剂测定法

药品中的残留溶剂系指在原料药或辅料的生产中，以及在制剂制备过程中使用的，但在工艺过程中未能完全去除的有机溶剂。药品中常见的残留溶剂及限度见表4-1，除另有规定外，第一、第二、第三类溶剂的残留限度应符合表4-1中的规定；对其他溶剂，应根据生产工艺的特点，制订相应的限度，使其符合产品规范、药品生产质量管理规范（GMP）或其他基本的质量要求。本法照气相色谱法（通则0521）测定。

表 4-1　药品中常见残留溶剂及限度

溶剂名称	限度/%	溶剂名称	限度/%	溶剂名称	限度/%	溶剂名称	限度/%
第一类溶剂（应该避免使用）		第二类溶剂（应该限制使用）		第三类溶剂(药品 GMP 或其他质量要求限制使用)		第三类溶剂(药品 GMP 或其他质量要求限制使用)	
苯	0.0002	正己烷	0.029	乙酸	0.5	异丁醇	0.5
四氯化碳	0.0004	甲醇	0.3	丙酮	0.5	正戊烷	0.5
1,2-二氯乙烷	0.0005	2-甲氧基乙醇	0.005	甲氧基苯	0.5	正戊醇	0.5
1,1-二氯乙烯	0.0008	甲基丁基酮	0.005	正丁醇	0.5	正丙醇	0.5
1,1,1-三氯乙烷	0.15	甲基环己烷	0.118	仲丁醇	0.5	异丙醇	0.5
第二类溶剂（应该限制使用）		N-甲基吡咯烷酮	0.053	乙酸丁酯	0.5	乙酸丙酯	0.5
		硝基甲烷	0.005	叔丁甲基醚	0.5	三乙胺	0.5
乙腈	0.041	吡啶	0.02	二甲基亚砜	0.5	第四类溶剂(尚无足够毒理学资料)[②]	
氯苯	0.036	环丁砜	0.016	乙醇	0.5	1,1-二乙氧基丙烷	
三氯甲烷	0.006	四氢化萘	0.01	乙酸乙酯	0.5	1,1-二甲氧基甲烷	
环己烷	0.388	四氢呋喃	0.072	乙醚	0.5	2,2-二甲氧基丙烷	
1,2-二氯乙烯	0.187	甲苯	0.089	甲酸乙酯	0.5	异辛烷	
二氯甲烷	0.06	1,1,2-三氯乙烯	0.008	甲酸	0.5	异丙醚	
1,2-二甲氧基乙烷	0.01	二甲苯[①]	0.217	正庚烷	0.5	甲基异丙基酮	
N,N-二甲基乙酰胺	0.109	异丙基苯	0.007	乙酸异丁酯	0.5	甲基四氢呋喃	
N,N-二甲基甲酰胺	0.088	甲基异丁基酮	0.45	乙酸异丙酯	0.5	石油醚	
二氧六环	0.038			乙酸甲酯	0.5	三氯醋酸	
2-乙氧基乙醇	0.016			3-甲基-1-丁醇	0.5	三氟醋酸	
乙二醇	0.062			丁酮	0.5		
甲酰胺	0.022						

① 通常含有 60%间二甲苯、14%对二甲苯、9%邻二甲苯和 17%乙苯。
② 药品生产企业在使用时应提供该类溶剂在制剂中残留水平的合理性论证报告。

任务七　特殊杂质检查

一、利用药物与杂质在物理性质上的差异进行检查

（一）气味及挥发性的差异

药物（特别是挥发性药物）中存在的具有特殊气味的杂质，可从其特殊的气味判断该杂质的存在。如麻黄乙醚中的异臭是原料乙醇引入的杂醇油以及乙醛和过氧化物等杂质，其异臭检查是使乙醚自然挥散后，不得遗留异臭。

（二）颜色的差异

某些药物无色，但其降解产物有色，或在生产中引入了有色的杂质，通过检查药物溶液的颜色可控制有色杂质的量。

(三)溶解性的差异

有的药物可溶于水、有机溶剂或酸、碱溶液中,而其杂质不溶;反之,杂质可溶而药物不溶,利用这种溶解行为的差异可检查药物中的杂质。例如,葡萄糖在生产过程中很易有糊精混入,而葡萄糖可溶于乙醇,糊精难溶于乙醇,故《中国药典》规定葡萄糖的"乙醇溶液澄清度"的检查为:取本品1.0g,加90%乙醇30mL,置水浴上加热回流10min,溶液应澄明,若有糊精混入,则乙醇液就不澄明,借以检查糊精的存在。

(四)旋光性的差异

比旋光度的数值可反映药物的纯度,限定杂质的含量。如黄体酮在乙醇中的比旋光度为+186°~+198°,若供试品的测定值不在此范围,说明纯度达不到要求。若药物本身没有旋光性,而杂质有,可通过限定药物溶液的旋光度来控制相应杂质的量。

(五)吸附和分配性质差异

利用药物和杂质在吸附和分配性质方面的差异将药物与杂质进行分离与检测的方法称为色谱法。色谱法分薄层色谱法、高效液相色谱法、气相色谱法等。高效液相色谱法分离效能高、专属性强、灵敏度高、操作简便、应用范围广,已实现仪器化,在杂质检查中日益增加,具体检查方法在定量分析中再介绍。薄层色谱法具有灵敏简便、快速、无需特殊设备的优点,并可同时检测多个斑点,获得更多杂质信息,在杂质检查中应用较广,《中国药典》中常用杂质对照法、主成分自身对照法。

1. 杂质对照法

适用于已知杂质并能够得到杂质对照品的情况。根据杂质限量,取一定浓度已知杂质的对照品和供试品溶液,分别点在同一硅胶薄层板上,检查供试品中所含该杂质的斑点颜色,不得超过相应的杂质对照品斑点。如异烟肼中游离肼的检查,见图4-3。

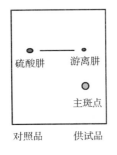
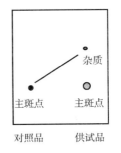

图4-3 杂质对照法　　图4-4 主成分自身对照法

2. 主成分自身对照法

适用于杂质的结构不能确定或无杂质对照品的情况(仅限于二者的颜色相近或相同的情况)。将供试品溶液按限量要求稀释到一定浓度作为对照溶液,与供试品溶液分别加在同一薄层板上,展开和定位后,检查供试品溶液所显杂质斑点,不能深于对照品所显主斑点颜色。如图4-4所示。

(六)对光选择性吸收的差异

利用杂质与药物对光选择性吸收的差异检查杂质情况。常用的方法有紫外-可见分光光度法、比色法、红外分光光度法及原子吸收分光光度法。其中以紫外-可见分光光度法应用较多。主要有以下几种方法。

1. 检查杂质吸收度法

在某波长处，药物无吸光度而杂质有吸收度。此波长处测定的吸收度与规定测得的吸收度比较，不得超过某一限值。如肾上腺素中检查肾上腺酮杂质，肾上腺酮在310nm处有最大吸收，而肾上腺素在此波长处无吸收。《中国药典》（2020年版）规定：取本品加盐酸（9→2000）制成每1mL中含2.0mg的溶液，在310nm波长处测定吸光度，不得超过0.05，已知肾上腺酮在该波长处的百分吸收系数为453，通过计算可知控制酮体的限量为0.06%。

2. 检查杂质与药物吸收度比值法

有的杂质的紫外吸收光谱与药物的紫外吸收光谱在某波长处有重叠，可改变药物在某两个波长处的吸收度比值，也可通过控制供试品溶液的吸收度比值来控制杂质的量。如碘解磷定注射液中分解产物的检查。碘解磷定的水溶液不稳定，在酸、碱条件下或遇光均有分解产物产生。碘解磷定在盐酸（9→1000）中在294nm波长处有最大吸收，在262nm波长处有最小吸收，两波长的吸收度比值经测定为3.39。分解产物在294nm波长处无吸收，在262nm波长处有吸收，当含分解产物时，供试液在262nm波长处的吸收度值增大，可使吸收度比值减小。因此，规定取本品含量测定项下的溶液，在294nm与262nm波长处测定吸收度，其比值不得小于3.1，以此控制本品中分解产物的量。

3. 检查药物的吸光度法

若药物在紫外区有明显吸收，而杂质吸收很弱或没有吸收，可以通过测定供试品吸光度的范围，控制药物的纯度。如头孢噻吩钠中吸光度的检查：取本品，加水溶解并定量稀释制成每1mL中含20μg的溶液，照紫外-可见分光光度法（通则0401），在237nm波长处测定，其吸光度为0.65～0.72。实验证实237nm的吸收特征是噻吩乙酰基产生的，产品在精制过程中如未有效地除去噻吩乙酸，则会导致吸光度上升，若有部分产品降解，则吸光度下降。因此规定供试品吸光度的上下限度，可在一定程度上控制产品的纯度。

二、利用药物与杂质在化学性质上的差异进行检查

（一）酸碱性的差异

利用药物与杂质之间酸碱性质的差异进行检查。例如，苯巴比妥在合成时可能引入杂质苯基丙二酰脲及其他酸性杂质，利用它们的酸性强于苯巴比妥，将苯巴比妥供试品加水煮沸，放冷，滤过，弃去苯巴比妥后，取滤液加甲基橙指示液，不得显红色，借以检查苯丙二酰脲及其他酸性物质是否混入苯巴比妥中。

（二）氧化还原性质的差异

利用药物与杂质在氧化还原性质上的差异进行检查。例如，葡萄糖酸亚铁中含有少量高铁盐，高铁离子具有氧化性，《中国药典》采用置换碘量法测定其含量，规定不得超过一定量。又如乳酸、葡萄糖酸钙、糊精等采用碱性酒石酸铜试液检查其中的还原糖。

（三）杂质与一定的试剂产生沉淀

利用药物中存在的杂质与一定的试剂产生沉淀来检查药物中存在的杂质。例如，从咖啡中提取咖啡因时，很可能引入其他生物碱，为了检查咖啡因中是否混有其他生物碱，可根据咖啡因对碘化汞钾试液不产生沉淀反应，而其他生物碱产生沉淀反应的性质差异进行检查。

（四）杂质与一定的试剂产生颜色

利用药物中存在的杂质与一定的试剂产生颜色来检查药物中存在的杂质，根据限量要求，

可规定一定条件下不得产生某种颜色,或对呈现的颜色用目视比色或用分光光度法测定其吸收度。

（五）杂质与一定的试剂产生气体

某些药物中的氨化合物或铵盐在碱性条件下加热,如有铵盐存在,则可分解放出氨,它遇碱性碘化汞钾试液显色,而药物本身不显色。又如药物中若有微量硫化物存在,利用其在酸性条件下生成硫化氢气体放出,遇湿的乙酸铅试纸形成棕色的硫斑来检查杂质。

【项目四 小结】

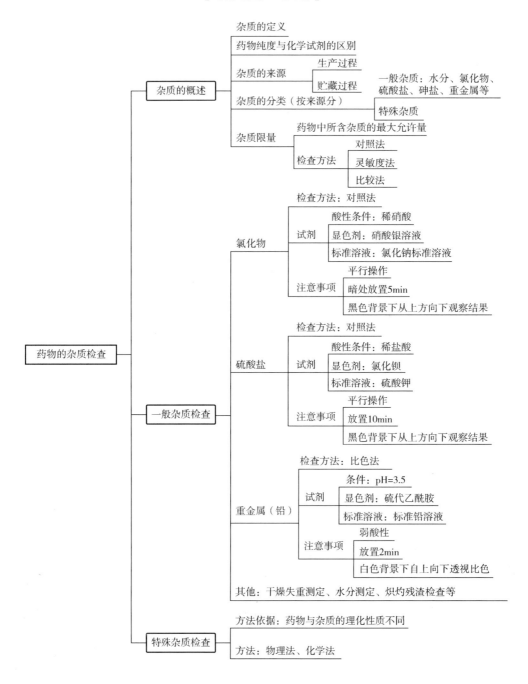

【项目四 检测】

一、单项选择题

1. 药物杂质限量是指（　　）。
   A. 药物中所含杂质的最小允许量
   B. 药物中所含杂质的最大允许量
   C. 药物中所含杂质的最佳允许量
   D. 药物的杂质含量

2. 检查某药物杂质限量时，称取供试品 W(g)，量取标准溶液 V(mL)，其浓度为 c(g/mL)，则该药的杂质限量（%）是（　　）。
   A. $\dfrac{VW}{c}\times 100\%$
   B. $\dfrac{cW}{V}\times 100\%$
   C. $\dfrac{Vc}{W}\times 100\%$
   D. $\dfrac{W}{cV}\times 100\%$

3. 药物中的重金属是指（　　）。
   A. Pb^{2+}
   B. 影响药物安全性和稳定性的金属离子
   C. 原子量大的金属离子
   D. 在规定条件下与硫代乙酰胺或硫化钠作用显色的金属杂质

4. 古蔡氏检砷法测砷时，砷化氢气体与下列哪种物质作用生成砷斑（　　）。
   A. 氯化汞
   B. 溴化汞
   C. 碘化汞
   D. 硫化汞

5. 砷盐检查法中，在检砷装置导气管中塞入乙酸铅棉花的作用是（　　）。
   A. 吸收砷化氢
   B. 吸收溴化氢
   C. 吸收硫化氢
   D. 吸收氯化氢

6. 《中国药典》规定的一般杂质检查中不包括的项目（　　）。
   A. 硫酸盐检查
   B. 氯化物检查
   C. 溶出度检查
   D. 重金属检查

7. 重金属检查中，加入硫代乙酰胺时溶液控制最佳的pH值是（　　）。
   A. 1.5
   B. 3.5
   C. 7.5
   D. 11.5

8. 硫氰酸盐法是检查药品中的（　　）。
   A. 氯化物
   B. 铁盐
   C. 重金属
   D. 砷盐
   E. 硫酸盐

9. 检查药品中的铁盐杂质，所用的显色试剂是（　　）。
   A. $AgNO_3$
   B. H_2S
   C. 硫氰酸铵
   D. $BaCl_2$
   E. 氯化亚锡

10. 对药物中的硫酸盐进行检查时，所用的试剂是（　　）。
    A. $AgNO_3$
    B. H_2S
    C. 硫代乙酰胺
    D. $BaCl_2$
    E. 以上均不对

11. 对药物中的氯化物进行检查时，所用的试剂是（　　）。
   A. $BaCl_2$
   B. H_2S
   C. $AgNO_3$
   D. 硫代乙酰胺
   E. 乙酸钠

12. 在碱性条件下检查重金属，所用的显色剂是（　　）。
   A. H_2S
   B. Na_2S
   C. $AgNO_3$
   D. 硫氰酸铵
   E. $BaCl_2$

13. 肾上腺素中肾上腺酮的检查是利用（　　）。
   A. 旋光性的差异
   B. 对光吸收性质的差异
   C. 溶解行为的差异
   D. 颜色的差异
   E. 吸附或分配性质的差异

14. 《中国药典》检查残留有机溶剂采用的方法为（　　）。
   A. TLC 法
   B. HPLC 法
   C. UV 法
   D. GC 法
   E. 以上方法均不对

15. 下列哪一项不属于特殊杂质检查法（　　）。
   A. 葡萄糖中氯化物的检查
   B. 肾上腺素中酮体的检查
   C. ASA 中 SA 的检查
   D. 甾体类药物的"其他甾体"的检查
   E. 异烟肼中游离肼的检查

二、多项选择题

1. 检查重金属的方法有（　　）。
   A. 古蔡氏法
   B. 硫代乙酰胺
   C. 硫化钠法
   D. 微孔滤膜法
   E. 硫氰酸盐法

2. 关于古蔡氏法的叙述，错误的有（　　）。
   A. 反应生成的砷化氢遇溴化汞，产生黄色至棕色的砷斑
   B. 加碘化钾可使五价砷还原为三价砷
   C. 金属锌与碱作用可生成新生态的氢
   D. 加酸性氯化亚锡可防止碘还原为碘离子
   E. 在反应中氯化亚锡不会同锌发生作用

3. 关于硫代乙酰胺法错误的叙述是（　　）。
   A. 是检查氯化物的方法
   B. 是检查重金属的方法
   C. 反应结果是以黑色为背景
   D. 在弱酸性条件下水解，产生硫化氢
   E. 反应时 pH 值应为 7~8

4. 下列属于一般杂质的是（　　）。
   A. 氯化物
   B. 重金属
   C. 硫化物
   D. 2-甲基-5-硝基咪唑
   E. 硫酸盐

5. 药品的杂质会（　　）。
   A. 危害健康
   B. 影响药物的疗效

C. 影响药物的生物利用度   D. 影响药物的稳定性

三、填空题

1. 药物中存在的杂质主要有两个来源，一是____引入，二是____过程中产生。

2. 古蔡氏检砷法的原理为金属锌与酸作用产生____，与药物中微量砷盐反应生成具挥发性的____，遇溴化汞试纸，产生黄色至棕色的____，与一定量标准砷溶液所产生的砷斑比较，判断药物中砷盐的含量。

3. 氯化物检查是根据氯化物在____介质中与____作用，生成____浑浊，与一定量标准____溶液在____条件和操作下生成的浑浊液比较浊度大小。

4.《中国药典》规定检查药物中重金属时以____为代表。多数药物是在酸性条件下检查重金属，其溶液的pH值应在____，所用的显色剂为____。

四、名词解释

1. 一般杂质   2. 特殊杂质

3. 恒重   4. 杂质限量

5. 药物纯度

五、配伍题

[1~2题]

A. 古蔡法   B. 硫代乙酰胺法

C. 硫氰酸盐法   D. 重氮化-偶合比色法

E. 酸性染料比色法

1. 铁盐检查法（　　）

2. 重金属检查法（　　）

[3~5题]

A. 在pH=3.5的乙酸缓冲液中与H_2S作用

B. 在盐酸酸性液中与硫氰酸铵作用

C. 在pH=4~6的溶液中与Fe^{3+}作用

D. 在盐酸酸性液中与氯化钡作用

E. 在硝酸试液中与硝酸银作用

3. 硫酸盐检查法（　　）

4. 铁盐检查法（　　）

5. 重金属检查法（　　）

六、计算题

1. 取葡萄糖4.0g，加水30mL溶解后，加乙酸盐缓冲溶液（pH=3.5）2.6mL，依法检查重金属，含重金属不得超过百万分之五，问应取标准铅溶液的量为多少？（每1mL相当于Pb 10μg/mL）

2. 检查某药物中的砷盐，取标准砷溶液2mL（每1mL相当于1μg的As）制备标准砷斑，砷盐的限量为0.0001%，应取供试品的量为多少？

七、简答题

1. 药物重金属检查法中，重金属以什么代表？有哪几种显色剂？检查的方法共有哪几种？

2. 肾上腺素中的特殊杂质是什么？《中国药典》采用什么方法对其进行检查？

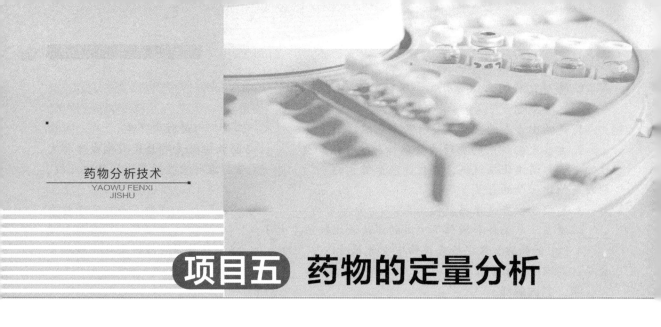

项目五 药物的定量分析

【学习目标】

一、能力目标
1. 熟练应用常见定量分析技术对药物进行定量分析。
2. 能选择合适的公式对药物进行含量计算,并对计算结果进行判断。

二、知识目标
1. 掌握化学分析法、紫外-可见分光光度法、高效液相色谱法等在定量分析中的基本原理。
2. 熟悉原料药、制剂的含量计算公式。

药物成分的含量不符合国家药品标准的为劣药。药品管理法第四十九条规定:禁止生产、销售劣药。在药品生产过程中要严格控制药物成分的含量,达到国家药品标准,保证人民群众的用药安全、有效。如何测定药物成分的含量?含量测定方法有哪些?原料药与制剂的含量测定方法及计算是否相同?项目五将学习定量分析方法及其计算。

任务一 水杨酸的含量测定

一、标准查阅

水杨酸为白色细微的针状结晶或白色结晶性粉末;无臭或几乎无臭;水溶液显酸性反应,存在于自然界的柳树皮、白珠树叶及甜桦树中,用于阿司匹林等药物的合成。其质量标准收载在《中国药典》二部,通过查找《中国药典》(2020年版)二部正文122页得知其含量测定方法如下:

取本品约0.3g,精密称定,加中性稀乙醇(对酚酞指示液显中性)25mL溶解后,加酚酞指示液3滴,用氢氧化钠滴定液(0.1mol/L)滴定。每1mL氢氧化钠滴定液(0.1mol/L)相当于13.81mg的$C_7H_6O_3$。本品含$C_7H_6O_3$不得少于99.5%。

二、测定前准备

（一）试剂的准备

1. 稀乙醇

查找《中国药典》四部通则 8002 得知，稀乙醇的配制方法为：取乙醇 529mL，加水稀释至 1000mL，即得。

2. 酚酞指示剂

查找《中国药典》四部通则 8005 得知，酚酞指示剂的配制方法为：取酚酞 1g，加乙醇 100mL 使溶解，即得。

3. 氢氧化钠滴定液（0.1mol/L）

查找《中国药典》四部通则 8006 得知，氢氧化钠滴定液的配制方法如下：

【配制】取氢氧化钠适量，加水振摇使溶解成饱和溶液，冷却后，置聚乙烯塑料瓶中，静置数日，澄清后备用。

取澄清的氢氧化钠饱和溶液 5.6mL，加新沸过的冷水使成 1000mL，摇匀。

【标定】氢氧化钠滴定液（0.1mol/L）：取在 105℃干燥至恒重的基准邻苯二甲酸氢钾约 0.6g，精密称定，加新沸过的冷水 50mL，振摇，使其尽量溶解；加酚酞指示液 2 滴，用本液滴定；在接近终点时，应使邻苯二甲酸氢钾完全溶解，滴定至溶液显粉红色。每 1mL 氢氧化钠滴定液（0.1mol/L）相当于 204.2mg 的邻苯二甲酸氢钾。根据本液的消耗量与邻苯二甲酸氢钾的取用量，算出本液的浓度，即得。

> **课堂互动**
> 1. 水杨酸含量测定的原理是什么？
> 2. 水杨酸含量怎样计算？

> **滴定操作要点与口诀**
>
> 要点：
> 检漏→润洗→装液→赶气泡→读数→滴定→终点判断
>
> 口诀：
> 水液洗器切分明，查漏赶气再调零，
> 待测液中加示剂，左手控速右手摇，
> 先快后慢速自控，瓶下垫纸眼观色，
> 读数要与切面平，小数点后两位准。

氢氧化钠的浓度 $c = \dfrac{m}{MV}$

（二）仪器的准备

所需器材有电子天平（准确至 0.1mg）、称量纸、四氟滴定管（或碱式滴定管）、滴定台、锥形瓶（3 个）、量筒（50mL、25mL）、聚乙烯塑料瓶等。

三、测定操作过程

水杨酸含量测定的操作过程即为滴定过程：精密称定水杨酸约 0.3g，置锥形瓶中，加中性稀乙醇 25mL，加酚酞指示剂 3 滴，用氢氧化钠滴定液滴定至粉红色。根据水杨酸取用量和氢氧化钠溶液消耗量计算出水杨酸的百分含量。为了减少偶然误差，平行操作三次。

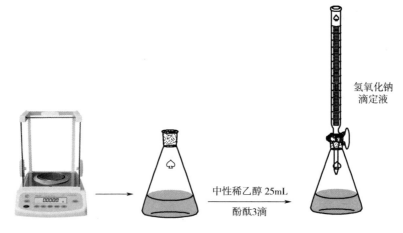

四、测定数据处理与结论

（一）数据处理

项目	数据		
	1	2	3
邻苯二甲酸氢钾/g			
滴定液 $V_初$/mL			
滴定液 $V_终$/mL			
消耗滴定液的 V/mL			
氢氧化钠滴定液浓度 c/（mol/L）			
$c_{平均}$/（mol/L）			
水杨酸 m/g			
滴定液 $V_初$/mL			
滴定液 $V_终$/mL			
消耗滴定液的 V/mL			
水杨酸的含量/%			
水杨酸含量的平均值/%			
平均偏差/%			
相对平均偏差（≤0.2%）/%			

$$百分含量 = \frac{VTF \times 10^{-3}}{m} \times 100\%$$

（二）结论

测定的实际含量是否符合《中国药典》规定。

（三）注意事项

（1）滴定管使用前应检漏，并在清洗干净后用滴定液充分润洗。

（2）新沸过的冷水：整个实验用水为新沸过的冷水，排除水中酸性气体（CO_2）干扰。

（3）中性稀乙醇：乙醇对酚酞指示剂

课堂互动

1. 直接用稀乙醇溶解水杨酸，滴定后水杨酸的含量是偏低还是偏高，为什么？

2. 氢氧化钠滴定液用上周标定后剩余的滴定，结果会怎样？

可能显酸性,可消耗氢氧化钠而使测定结果偏高,所以,稀乙醇在使用之前先用氢氧化钠溶液中至对酚酞指示剂显中性(稀乙醇中加酚酞 1~2 滴后用氢氧化钠溶液中和至粉红色即为中性)。亦可采用常规的"空白试验校正"法扣除溶剂的影响。

(4) 数据记录与处理按有效数字及其运算完成,注意单位统一。

【应用实例】某同学测定水杨酸含量数据如下,计算其含量。

项目	数据		
	1	2	3
邻苯二甲酸氢钾/g	0.6213	0.6013	0.6125
滴定液 $V_初$/mL	0.00	0.00	0.00
滴定液 $V_终$/mL	30.32	29.25	29.85
消耗滴定液的体积 V/mL	30.32	29.25	29.85
氢氧化钠滴定液浓度 c/(mol/L)	0.1003	0.1007	0.1005
$c_{平均}$/(mol/L)	0.1005		
相对平均偏差(≤0.2%)/%	0.13		
水杨酸 m/g	0.3045	0.3006	0.3004
滴定液 $V_初$/mL	0.00	0.00	0.00
滴定液 $V_终$/mL	21.95	21.63	21.58
消耗滴定液的体积 V/mL	21.95	21.63	21.58
水杨酸的含量/%	100.0	99.9	99.7
水杨酸含量的平均值/%	99.9		
平均偏差/%	0.1		
相对平均偏差(≤0.2%)/%	0.1		

数据处理过程:

氢氧化钠滴定液的浓度 $c = \dfrac{m}{MV} = \dfrac{0.6213}{204.2 \times 30.32 \times 10^{-3}} = 0.1003$(mol/L)

百分含量 $= \dfrac{VTF \times 10^{-3}}{m} \times 100\% = \dfrac{21.95 \times 13.81 \times \dfrac{0.1005}{0.1} \times 10^{-3}}{0.3045} \times 100\% = 100.0\%$

从表中算的数据所得,水杨酸的含量为 99.9%,符合规定。

任务二 对乙酰氨基酚的含量测定

一、标准查阅

对乙酰氨基酚为抗感冒药的主要成分,用于治疗普通感冒或流行性感冒引起的发热;也可用于缓解轻至中度疼痛,如头痛、关节痛、偏头痛、牙痛、肌肉痛等,其质量标准收载在《中国药典》二部,通过查找《中国药典》(2020 年版)二部正文 386 页得知其含量测定方法如下:

【含量测定】 照紫外-可见分光光度法（通则0401）测定。

供试品溶液：取本品约 40mg，精密称定，置 250mL 量瓶中，加 0.4%氢氧化钠溶液 50mL 溶解后，用水稀释至刻度，摇匀，精密量取 5mL，置 100mL 量瓶中，加 0.4%氢氧化钠溶液 10mL，用水稀释至刻度，摇匀。

测定法：取供试品溶液，在 257nm 波长处测定吸光度，按 $C_8H_9NO_2$ 的百分吸收系数（$E_{1cm}^{1\%}$）为 715 计算。

二、测定前准备

（一）试剂的准备

0.4%氢氧化钠溶液：称取 0.4g 氢氧化钠固体，配成 100mL，即得。

（二）仪器的准备

紫外-可见分光光度计（UV759），石英比色皿（一对），容量瓶（250mL 2 个，100mL 2 个）。

附：UV759 操作规程

1. 连接仪器电源线。
2. 打开仪器电源开关，仪器进入初始化状态。
3. 按相应数字键选择所需功能项（选 1 光度测量）。
4. [GOTO WL]键设置波长（257）nm，再按[ENTER]键确认。
5. 仪器校正：F1 键转换键后按[AUTOZERO]键使 T：100%，A：0.0000。
6. 打开样品室 1（R）位放对照品，3（S2）位放待测液。
7. 盖上样品室，按 F3 键选 1（R）位对准光路，然后按[AUTOZERO]键使 A：0.0000。
8. 按 F3 键后按数字 3 键转换到 3（S2）位显示待测液的 A。

三、测定操作过程

（1）配供试品溶液：取本品约 40mg，精密称定，置 250mL 量瓶中，加 0.4%氢氧化钠溶液 50mL 溶解后，用水稀释至刻度，摇匀，精密量取 5mL，置 100mL 量瓶中，加 0.4%氢氧化钠溶液 10mL，用水稀释至刻度，摇匀。

（2）配空白溶液：取 0.4%氢氧化钠溶液 10mL，置 100mL 量瓶中，用水稀释至刻度，摇匀。

（3）测定吸光度：取供试品溶液，在 257nm 波长处测定吸光度。

（4）计算含量。

比色皿使用口诀

手触毛面光面透，溶液装量不过 Q（4/5）
光面外液镜纸擦，参比放 1 勿混淆。

四、测定数据处理与结论

（一）数据处理

项目	数据		
	1	2	3
对乙酰氨基酚 m/g			
测得的吸光度 A			
吸光度 A 的平均值			
对乙酰氨基酚的含量/%			

$$百分含量 = \frac{\dfrac{A}{E_{1cm}^{1\%}} \times \dfrac{1}{100} \times VD}{m} \times 100\%$$

（二）注意事项

（1）除另有规定外，应以配制供试品溶液的同批溶剂为空白对照，消除试剂误差。

（2）257nm处为紫外光区，必须采用1cm的石英吸收池。

（3）供试品溶液的吸光度读数在0.3~0.7之间误差较小。

> **课堂互动**
> 1. 参比溶液是什么？
> 2. 若某位同学不小心在称取对乙酰氨基酚供试品时单位换算错了，称了0.4056g，在测吸光度时太大，请问有什么补救的方法？

【应用实例】 某同学测定对乙酰氨基酚含量实验如下：

供试品溶液：精密称定本品0.0407g，置250mL量瓶中，加0.4%氢氧化钠溶液50mL溶解后，用水稀释至刻度，摇匀，精密量取5mL，置100mL量瓶中，加0.4%氢氧化钠溶液10mL，用水稀释至刻度，摇匀。

测定法：取供试品溶液，在257nm波长处测定吸光度为0.583，按$C_8H_9NO_2$的百分吸收系数（$E_{1cm}^{1\%}$）为715计算。

$$\begin{aligned}
百分含量 &= \frac{\dfrac{A}{E_{1cm}^{1\%}} \times \dfrac{1}{100} \times VD}{m} \times 100\% \\
&= \frac{\dfrac{0.583}{715} \times \dfrac{1}{100} \times 250 \times \dfrac{100}{5}}{0.0407} \times 100\% = 100.2\%
\end{aligned}$$

任务三　含量测定方法归纳

一、滴定分析法

（一）滴定分析方法

滴定分析法是化学分析法的一种，将一种已知准确浓度的试剂溶液（称为滴定液或标准液）滴加到待测物质的溶液中，直到化学反应按反应计量关系反应完全为止，然后根据所消耗滴定液的浓度和体积求出待测组分含量的一种分析方法，也称"容量分析法"。滴定分析根据滴定液与待测组分间的化学反应类型不同又包括酸碱滴定法、氧化还原滴定法、沉淀滴定法、配位滴定法等。

1.酸碱滴定法

酸碱滴定法（也称中和法），是以酸、碱中和反应为基础的容量分析法。该法一般以酸（碱）性滴定液滴定待测物质，以指示液或仪器指示滴定终点，根据酸（碱）滴定液的浓度和消耗的体积，计算出待测物质的含量。

酸碱滴定法在药品的含量测定方面的应用十分广泛，根据滴定方式的不同，酸碱滴定法可分为如下两种操作方式：

（1）直接滴定法。强酸、弱酸（$cK_a \geq 10^{-8}$）、混合酸、多元酸及强酸弱碱盐（$K_b < 10^{-7}$）等都可用碱滴定液直接滴定；强碱、弱碱（$cK_b \geq 10^{-8}$）、强碱弱酸盐（$K_a < 10^{-7}$）都可用酸滴定液直接滴定。具体操作如下：精密称取供试品适量，置于锥形瓶中，加入适当的溶剂（水或中性有机溶剂）适量使其溶解，加指示液数滴，用酸（碱）滴定液滴定至规定的突变颜色为滴定终点，如溶剂和指示液消耗滴定液，应做空白试验加以校正。

（2）剩余滴定法。本法适用于难溶于水的酸性或碱性药物或有其他原因不宜采用直接滴定法测定的药物。具体操作如下：精密称量供试品适量，置于锥形瓶中，加入适当的溶剂（水或中性有机溶剂）适量使其溶解，准确加入定量过量的酸（碱）滴定液，待反应发生完全后，加指示液数滴，再用碱（酸）滴定液滴定剩余的酸或碱至规定的突变颜色即为滴定终点，从而间接测定药物的含量。

2. 氧化还原滴定法

氧化还原滴定法是以氧化还原反应为基础的一种容量分析方法。氧化还原滴定法根据所应用的滴定液的不同分为高锰酸钾法、重铬酸钾法、碘量法、铈量法、溴量法和亚硝酸钠法等。

碘量法应用较为广泛，可用于测定强还原性物质和强氧化性物质，如维生素C、安乃近、葡萄糖等。使用碘量法的注意事项：反应溶液酸度的控制、指示剂加入的时机、防止碘挥发、被空气氧化、淀粉指示剂或硫代硫酸钠的配制等。

亚硝酸钠法适用于含有芳伯氨基或水解后能生成芳伯氨基的化合物。

3. 沉淀滴定法

沉淀滴定法是一种以沉淀反应为基础的滴定分析法。由于沉淀滴定需要满足一定的条件，而能满足滴定的沉淀反应又有限，因此，通常只有银量法作为沉淀滴定法应用较为广泛。

沉淀滴定法适用于测定能与银离子反应生成难溶性化合物的药物，包括无机卤化物以及含有SCN^-的药物等。如沉淀滴定法用于氯化钾、氯化钠及其制剂、碘酊中碘化钾的含量测定以及巴比妥类药物的含量测定。

4. 配位滴定法

配位滴定法，又称络合滴定法，是以配位反应为基础的滴定分析法。配位剂中应用最多的是乙二胺四乙酸（EDTA），并用金属指示剂指示滴定终点。金属指示剂本身是一种有机染料显色剂，在一定条件下，它能与金属离子发生配位反应生成有色配合物，当滴定到达终点时，稍过量的配位剂EDTA与有色配合物MIn反应使指示剂In游离出来，显示指示剂自身的颜色，从而指示滴定终点。本法通常适用于金属离子的含量测定。

知识链接

容量分析法

《中国药典》（2020年版）在原料药的含量测定中减少了容量分析法，而更多采用高效液相色谱法，但由于容量分析法测定原料药准确度高、方便操作、易于掌握等优点，依然在药典中有收录。

（二）滴定分析有关计算

滴定分析法具有仪器设备简单、操作简便快捷、成本低的优点，其精密度好、准确度较高。虽然其专属性不及仪器分析法，但在中外药典中仍广泛应用，是化学原料药的含量测定首选方法。

药物的定量分析的结果是判断药品优劣的重要依据之一，其含量的计算方法因原料药与制剂含量表示方法也各异，原料药的含量用百分含量表示，制剂的含量则用标示量的百分含量表示。

1. 原料药百分含量的计算

原料药百分含量的计算：

$$百分含量 = \frac{m_x}{m} \times 100\%$$

式中，m_x 为实测值；m 为供试品的质量。

（1）直接滴定法

$$百分含量 = \frac{(V-V_0) \times TF \times 10^{-3}}{m} \times 100\% \tag{5-1}$$

式中，V 为供试品消耗滴定液的体积，mL；V_0 为空白试验消耗滴定液的体积，mL；T 为滴定度，mg/mL；F 为滴定液浓度校正因子，$F = \dfrac{滴定液实际浓度}{滴定液理论浓度}$；$m$ 为供试品取样量，g。

【应用实例1】苯甲酸含量测定：取本品，精密称定为0.2506g，加中性稀乙醇（对酚酞指示液显中性）25mL溶解后，加酚酞指示液3滴，用氢氧化钠滴定液（0.1006mol/L）20.41mL。每1mL氢氧化钠滴定液（0.1mol/L）相当于12.21mg的苯甲酸（$C_7H_6O_2$），计算苯甲酸的含量。

解：

$$百分含量 = \frac{(V-V_0) \times TF \times 10^{-3}}{m} \times 100\%$$

$$= \frac{20.41 \times 12.21 \times \frac{0.1006}{0.1} \times 10^{-3}}{0.2506} \times 100\% = 100.0\%$$

（2）剩余滴定法

大部分剩余滴定法多进行空白试验，当此方法涉及空白校正时，其含量计算公式如下：

$$百分含量 = \frac{(V_0-V) \times TF \times 10^{-3}}{m} \times 100\% \tag{5-2}$$

式中，V_0 为空白试验时加入的滴定液的体积，mL；V 为药品测定时消耗的滴定液体积，mL；F 为滴定液的浓度校正因子；T 为滴定液的滴定度，mg/mL；m 为供试品取样量，g。

【应用实例2】司可巴比妥钠的含量测定：取本品，精密称定为0.1134g，置250mL碘瓶中，加水10mL，振摇使之溶解，精密加入溴滴定液（0.05mol/L）25mL，再加盐酸5mL，立即密塞并振摇1min，在暗处静置15min后，注意微开瓶塞，加碘化钾试液10mL，立即密塞，摇匀后，用硫代硫酸钠滴定液（0.1mol/L）滴定，至近终点时，加淀粉指示液，继续滴定至蓝色消失，消耗硫代硫酸钠滴定液（0.1mol/L）13.55mL，并将滴定的结果用空白试验校正。空白试验消耗硫代硫酸钠滴定液（0.1mol/L）22.15mL，每1mL溴滴定液（0.05mol/L）相当于13.01mg的 $C_{12}H_{17}N_2NaO_3$。试计算司可巴比妥钠的含量。

解：

$$百分含量 = \frac{(V_0 - V) \times TF \times 10^{-3}}{m} \times 100\%$$

$$= \frac{(22.15 - 13.55) \times 13.01 \times 10^{-3}}{0.1134} \times 100\% = 98.66\%$$

2. 制剂标示量的百分含量的计算

制剂标示量的百分含量的计算：

$$标示量的百分含量 = \frac{每片（每支）实测量}{标示量} \times 100\%$$

$$标示量的百分含量 = \frac{m_x}{S} \times 100\%$$

式中，m_x 为每片（每支）实测量；S 为标示量。

片剂标示量的百分含量的计算：

$$标示量的百分含量 = \frac{每片实测的含量}{标示量} \times 100\% = \frac{供试品中测得量 \times 平均片重（g）}{供试品重（g） \times 标示量} \times 100\%$$

注射剂标示量的百分含量的计算：

$$标示量的百分含量 = \frac{每支实测的含量}{标示量} \times 100\%$$

$$= \frac{供试品中测得 \times 每支容量（mL）}{供试品样量（mL） \times 标示量} \times 100\%$$

（1）片剂

① 直接滴定法：

$$标示量的百分含量 = \frac{(V - V_0) \times TF \times 10^{-3} \times \overline{W}}{mS} \times 100\% \tag{5-3}$$

式中，$\overline{W}$ 为平均片重，g；S 为片剂的标示量，g；其余符号意义同前。

【应用实例3】甲苯磺丁脲片剂（标示量 0.5g）的含量测定：取甲苯磺丁脲 10 片，精密称定为 5.948g，研细，精密称取片粉 0.5996g，加中性乙醇 25mL，微热，使其溶解，放冷，加酚酞指示剂 3 滴，用氢氧化钠滴定液（0.1008mol/L）滴定至粉红色，消耗量 18.47mL。每 1mL 氢氧化钠滴定液（0.1mol/L）相当于 27.04mg 的 $C_{12}H_{18}N_2O_3S$（甲苯磺丁脲）。《中国药典》现行版规定本品含甲苯磺丁脲应为标示量的 95.0%～105.0%。试计算本品的标示量的百分含量，并判断是否符合规定。

解：本法为直接滴定法。

$$标示量的百分含量 = \frac{V \times TF \times 10^{-3} \times \overline{W}}{mS} \times 100\%$$

$$= \frac{18.47 \times 27.04 \times \dfrac{0.1008}{0.1} \times 10^{-3} \times \dfrac{5.948}{10}}{0.5996 \times 0.5} \times 100\% = 99.9\%$$

由于 95.0% < 99.9% < 105.0%，故本品含量符合规定。

② 剩余滴定法：

$$标示量的百分含量 = \frac{(V_{B0} - V_B) \times F_B T_A \times 10^{-3} \times \overline{W}}{mS} \times 100\% \tag{5-4}$$

式中，V_{B0} 为空白试验时加入的滴定液 B 的体积，mL；V_B 为药品测定时消耗的滴定液 B 的体积，mL；F_B 为滴定液 B 的浓度校正因子；T_A 为滴定液 A 的滴定度，mg/mL；m 为供试品取样量，g；$\overline{W}$ 为平均片重，g；S 为片剂的标示量，g。

（2）注射剂
① 直接滴定法：

$$标示量的百分含量 = \frac{VTF \times 10^{-3} \times 每支容量}{mS} \times 100\% \qquad (5-5)$$

式中，m 为供试品的取样量，mL；S 为标示量，即每支注射剂的标示量，g；每支容量指每支注射剂的容积，mL；其余符号意义同前。

② 剩余滴定法：

$$标示量的百分含量 = \frac{(V_{B0} - V_B) \times F_B T_A \times 10^{-3} \times 每支容量}{mS} \times 100\% \qquad (5-6)$$

式中符号意义同前。

二、紫外-可见分光光度法

分光光度法在药品质量的分析检验中应用最为广泛。该法是通过测定待测物质在特定波长处或一定波长范围内的吸光度或发光强度，对待测物质进行定性和定量分析的方法。该法主要包括紫外-可见分光光度法、红外分光光度法、原子吸收分光光度法、荧光分析法和火焰光度法等。本节主要介绍在含量测定中应用广泛的紫外-可见分光光度法。

紫外-可见分光光度法是在 190~800nm 波长范围内测定物质的吸光度，用于鉴别、杂质检查和定量测定的方法。当光穿过被测物质溶液时，物质对光的吸收程度随光的波长不同而变化。因此，通过测定物质在不同波长处的吸光度，并绘制其吸光度与波长的关系图即得被测物质的吸收光谱。从吸收光谱中，可以确定最大吸收波长和最小吸收波，物质的吸收光谱具有与其结构相关的特征性。用于定量时，在最大吸收波长处测量一定浓度样品溶液的吸光度，并与一定浓度的对照溶液的吸光度进行比较或采用吸收系数法求算出样品溶液的浓度。

（一）基本原理

单色光辐射穿过对光有吸收作用的待测物质溶液时，在一定的浓度范围内该物质所吸收的辐射光的量与该物质的浓度和液层的厚度（即光路长度）成正比（朗伯-比尔定律），其关系如下式：

$$A = \lg \frac{1}{T} = EcL \qquad (5-7)$$

式中，A 为吸光度；T 为透光率；E 为吸收系数，在药品检验中常采用 $E_{1cm}^{1\%}$，其物理意义为当溶液浓度为 1%（g/100mL），液层厚度为 1cm 时在一定条件（波长、溶剂、温度）下的吸光度值；c 为溶液浓度，即 100mL 溶液中所含被测物质的质量（按干燥品或无水物计算），g/100mL；L 为液层厚度，cm。

朗伯-比尔定律是紫外-可见分光光度法用于药物定量测定的依据。物质对光的选择性吸收波长，以及相应的吸收系数是该物质的物理常数，它们是药物定性分析的依据。

（二）应用及注意事项

对于分子结构中含有共轭体系、芳香环等发色基团的有机化合物，均可在紫外区（200~

400nm）或可见光区（400～760nm）产生选择性吸收。很多药物虽然对可见光没有吸收，但在一定条件下加入显色试剂或经过适当处理显色后，能在可见光区产生吸收。

紫外-可见分光光度法在用于药物的含量测定时通常有以下四种方法。

1. 对照品比较法

按各品种项下的方法，分别配制供试品溶液和对照品溶液，对照品溶液中所含被测成分的量应为供试品溶液中被测成分规定量的100%±10%，所用溶剂也应完全一致，在规定的波长处测定供试品溶液和对照品溶液的吸光度后，按下式计算供试品中被测溶液的浓度：

$$c_X = (A_X / A_R) \times c_R \tag{5-8}$$

式中，c_X 为供试品溶液的浓度；A_X 为供试品溶液的吸光度；c_R 为对照品溶液的浓度；A_R 为对照品溶液的吸光度。

2. 吸收系数法

按各品种项下的方法配制供试品溶液，在规定的波长处测定其吸光度，再以该品种在规定条件下的吸收系数计算含量。用本法测定时，吸收系数通常应大于100，并注意仪器的校正和检定。

3. 计算分光光度法

计算分光光度法有多种，使用时应按各品种项下规定的方法进行。当吸光度处在吸收曲线的陡然上升或下降的部位测定时，波长的微小变化可能对测定结果造成显著影响，故对照品和供试品的测试条件应尽可能一致。计算分光光度法一般不宜用于含量测定。

4. 比色法

供试品本身在紫外-可见光区没有强吸收，或在紫外光区虽有吸收但为了避免干扰或提高灵敏度，可加入适当的显色剂，使反应产物的最大吸收移至可见光区，这种测定方法称为比色法。

用比色法测定时，由于显色时影响显色深浅的因素较多，应取供试品与对照品或标准品同时操作。除另有规定外，比色法所用的空白系指用同体积的溶剂代替对照品或供试品溶液，然后依次加入等量的相应试剂，并用同样方法处理。在规定的波长处测定对照品和供试品溶液的吸光度后，按上述对照品比较法计算供试品浓度。

当吸光度和浓度关系不呈良好线性时，应取数份梯度量的对照品溶液，用溶剂补充至同一体积，显色后测定各份溶液的吸光度，然后以吸光度与相应的浓度绘制标准曲线，再根据供试品的吸光度在标准曲线上查得其相应的浓度，并求出其含量。

（三）紫外-可见分光光度法含量测定的计算

1. 原料药百分含量的计算

（1）对照品比较法

$$百分含量 = \frac{c_R \times \dfrac{A_X}{A_R} \times VD}{m} \times 100\% \tag{5-9}$$

式中，A_X 为供试品溶液的吸光度；c_R 为对照品溶液的浓度，g/mL；A_R 为对照品溶液的吸光度；m 为称取的供试品质量，g；D 为供试品的稀释倍数；V 为供试品初次配制的体积，mL。

【应用实例4】水杨酸镁的含量测定：照紫外-可见分光光度法（通则0401）测定。

供试品溶液：取本品0.05152g，置250mL量瓶中，加水稀释至刻度，摇匀，精密量取10mL，置100mL量瓶中加水稀释至刻度，摇匀，即得。加水溶解并定量稀释制成每1mL中含无水水杨酸镁约 20μg 的溶液。

对照品溶液：取水杨酸镁对照品 0.04998g，同法操作制成对照品溶液。

测定法：取供试品溶液和对照品溶液，在 296nm 的波长处分别测定吸光度为 0.530 和 0.516，计算其含量。

解：

$$\text{百分含量} = \frac{c_R \times \frac{A_X}{A_R} \times VD}{m} \times 100\%$$

$$= \frac{\frac{0.04998}{250} \times \frac{10}{100} \times \frac{0.530}{0.516} \times 250 \times \frac{100}{10}}{0.05152} \times 100\% = 99.6\%$$

（2）吸收系数法

$$\text{百分含量} = \frac{\frac{A}{E_{1cm}^{1\%}} \times \frac{1}{100} \times VD}{m} \times 100\% \tag{5-10}$$

式中，A 为测定的吸光度；$E_{1cm}^{1\%}$ 为供试品的百分吸收系数；V 为供试品初次配制的体积，mL；D 为供试品的稀释倍数；m 为供试品的质量，g。

【应用实例5】炔孕酮的含量测定：照紫外-可见分光光度法（通则0401）测定。

供试品溶液：精密称取炔孕酮 0.1027g，加无水乙醇溶解并定量转移至 100mL 量瓶中，用无水乙醇稀释至刻度，摇匀，精密量取 1mL 置另一 100mL 量瓶中，用无水乙醇稀释至刻度，摇匀（制成每 1mL 含 10μg 的溶液）。

测定法：取供试品溶液，在 240nm 波长处测定吸收度为 0.510。按 $C_{21}H_{28}O_2$ 的百分吸收系数（$E_{1cm}^{1\%}$）为 520，计算炔孕酮的含量。

解：

$$\text{百分含量} = \frac{\frac{A}{E_{1cm}^{1\%}} \times \frac{1}{100} \times VD}{m} \times 100\%$$

$$= \frac{\frac{0.510}{520} \times \frac{1}{100} \times 100 \times \frac{100}{1}}{0.1027} \times 100\% = 95.50\%$$

2. 片剂标示量的百分含量的计算

（1）对照品比较法

$$\text{标示量的百分含量} = \frac{c_R \times \frac{A_X}{A_R} \times VD\overline{W}}{mS} \times 100\% \tag{5-11}$$

【应用实例6】硫酸阿托品片（规格 0.3mg）的含量测定：照紫外-可见分光光度法（通则 0401）测定。

供试品溶液：取本品 20 片，精密称定 2.076g，研细，精密称取细粉 0.8762g，置 50mL 量瓶中，加水振摇使硫酸阿托品溶解并稀释至刻度，滤过，取续滤液。

对照品溶液：取硫酸阿托品对照品，精密称定为 0.0254g，置 25mL 量瓶中，加水溶解并稀释至刻度，摇匀，精密量取 5mL，置 100mL 量瓶中，加水稀释至刻度，摇匀。

测定法：精密量取供试品溶液与对照品溶液各 2mL，分别置预先精密加入三氯甲烷 10mL

的分液漏斗中，各加溴甲酚绿溶液（取溴甲酚绿 50mg 与邻苯二甲酸氢钾 1.021g，加 0.2mol/L 氢氧化钠溶液 6.0mL 使溶解，再加水稀释至 100mL，摇匀，必要时滤过）2.0mL，振摇提取 2min 后，静置使分层，分取澄清的三氯甲烷液，在 420nm 波长处分别测定吸光度，供试品溶液与对照品溶液吸光度分别为 0.517 和 0.496，计算，并将结果乘以 1.027，即得供试品中 $(C_{17}H_{23}NO_3)_2 \cdot H_2SO_4 \cdot H_2O$ 标示量的百分含量。

解：

$$标示量的百分含量 = \frac{\frac{A_X}{A_R} \times c_R V \times 1.027 \times \overline{W}}{mS} \times 100\%$$

$$= \frac{\frac{0.517}{0.496} \times \frac{0.0254}{25} \times \frac{5}{100} \times \frac{2}{100} \times 50 \times \frac{100}{2} \times 1.027 \times \frac{2.076}{20}}{0.8762 \times 0.3 \times 10^{-3}} \times 100\% = 107.4\%$$

1.027 为分子量换算因数，系每 1g 无水硫酸阿托品相当于硫酸阿托品 $(C_{17}H_{23}NO_3)_2 \cdot H_2SO_4 \cdot H_2O$ 的克数。

（2）吸收系数法

$$标示量的百分含量 = \frac{\frac{A}{E_{1cm}^{1\%}} \times \frac{1}{100} \times VD\overline{W}}{mS} \times 100\% \quad (5-12)$$

式中符号意义同前。

【应用实例7】 盐酸氯丙嗪片（规格 12.5mg）的含量测定：照紫外-可见分光光度法（通则 0401）测定。避光操作。

供试品溶液：取本品 10 片，除去包衣后，精密称定 2.3620g，研细，精密称取细粉 0.1822g，置 100mL 量瓶中，加盐酸溶液（9→1000）70mL，振摇使盐酸氯丙嗪溶解，用盐酸溶液（9→1000）稀释至刻度，摇匀，滤过，精密量取续滤液 5mL，置 100mL 量瓶中，用盐酸溶液（9→1000）稀释至刻度，摇匀。

测定法：取供试品溶液，在 254nm 波长处测定吸光度为 0.415。按盐酸氯丙嗪（$C_{17}H_{19}ClN_2S \cdot HCl$）的百分吸收系数（$E_{1cm}^{1\%}$）为 915 计算。

解：

$$标示量的百分含量 = \frac{\frac{A}{E_{1cm}^{1\%}} \times \frac{1}{100} \times VD\overline{W}}{mS} \times 100\%$$

$$= \frac{\frac{0.415}{915} \times \frac{1}{100} \times 100 \times \frac{100}{5} \times \frac{2.362}{10}}{0.1822 \times 12.5 \times 10^{-3}} \times 100\% = 94.08\%$$

3. 注射剂标示量的百分含量的计算

（1）对照品比较法

$$标示量的百分含量 = \frac{c_R \times \frac{A_X}{A_R} \times D \times 每支容量}{mS} \times 100\% \quad (5-13)$$

【实用实例8】 氢溴酸山莨菪碱注射液（规格 1mL：10mg）含量测定：照紫外-可见分光光度法（通则 0401）测定。

供试品溶液：精密量取本品 1.50mL，置 200mL 量瓶中，用水定量稀释。

对照品溶液：取氢溴酸山莨菪碱对照品，精密称定 0.0711g，置 1000mL 量瓶中，加水溶解并定量稀释。

测定法：精密量取供试品溶液与对照品溶液各 3mL，分别置预先精密加三氯甲烷 15mL 的分液漏斗中，各加溴甲酚绿溶液（取溴甲酚绿 50mg 与邻苯二甲酸氢钾 1.021g，加 0.2mol/L 盐酸溶液 1.6mL 使溶解后，用水稀释至 100mL，摇匀，必要时滤过）6.0mL，摇匀，振摇 3min 后，静置使分层，分取澄清的三氯甲烷液，在 420nm 波长处分别测定吸光度，分别为 0.402 和 0.378，试计算氢溴酸山莨菪碱注射液的含量。

解：

$$标示量的百分含量 = \frac{c_R \times \frac{A_X}{A_R} \times D \times 每支容量}{mS} \times 100\%$$

$$= \frac{\frac{0.0711}{1000} \times \frac{0.402}{0.387} \times 200 \times 1}{1.50 \times 10 \times 10^{-3}} \times 100\% = 98.47\%$$

（2）吸收系数法

$$标示量的百分含量 = \frac{\frac{A}{E_{1cm}^{1\%}} \times \frac{1}{100} \times D \times 每支容量}{mS} \times 100\% \tag{5-14}$$

式中符号意义同前。

【应用实例9】 细胞色素 C 注射液（2mL∶15mg）含量测定：照紫外-可见分光光度法（通则 0401）测定。

供试品溶液：精密量取本品 1mL，置 50mL 量瓶中，用磷酸盐缓冲液（取磷酸二氢钾 1.38g 与磷酸氢二钠 31.2g，加水适量使溶解并制成 1000mL，调节 pH 值至 7.3）稀释至刻度，加连二亚硫酸钠约 15mg，摇匀。

测定法：取供试品溶液，在约 550nm 的波长处，以间隔 0.5nm 找出最大吸收波长，测定吸光度为 0.375，按细胞色素 C 的百分吸收系数（$E_{1cm}^{1\%}$）为 23.0 计算该注射液的含量。

解：

$$标示量的百分含量 = \frac{\frac{A}{E_{1cm}^{1\%}} \times \frac{1}{100} \times D \times 每支容量}{mS} \times 100\%$$

$$= \frac{\frac{0.375}{23.0} \times \frac{1}{100} \times 50 \times 2}{1 \times 15 \times 10^{-3}} \times 100\% = 108.7\%$$

> **知识链接**
>
> **制剂含量测定**
>
> 药物的制剂含量测定时更多地考虑测定方法的专属性，《中国药典》（2020年版）更多采取高效液相色谱法，一般用外标法。

三、色谱分析法

(一) 高效液相色谱法

高效液相色谱法已经成为药品检验中应用非常广泛的一种重要的仪器分析方法。

1. 测定原理

高效液相色谱法系采用高压输液泵将规定的流动相泵入装有填充剂的色谱柱，对供试品进行分离测定的色谱方法。注入的供试品由流动相带入色谱柱内，各组分在柱内被分离，并进入检测器检测，由积分仪或数据处理系统记录和处理色谱信号。

2. 测定方法

（1）内标法

按品种正文项下的规定，精密称（量）取对照品和内标物质，分别配成溶液，各精密量取适量，混合配成校正因子测定用的对照溶液。取一定量进样，记录色谱图。测量对照品和内标物质的峰面积或峰高，按下式计算校正因子：

$$校正因子(f) = \frac{A_S/c_S}{A_R/c_R} \tag{5-15}$$

式中，A_S 为内标物质的峰面积或峰高；A_R 为对照品的峰面积或峰高；c_S 为内标物质的浓度；c_R 为对照品的浓度。

再取各品种项下含有内标物质的供试品溶液，进样，记录色谱图，测量供试品中待测成分和内标物质的峰面积或峰高，按下式计算供试品的含量：

$$含量(c_X) = f \times \frac{A_X}{A_S/c_S} \tag{5-16}$$

式中，A_X 为供试品中成分（或其杂质）峰面积或峰高；c_X 为供试品中成分（或其杂质）的浓度；A_S 为内标物质的峰面积或峰高；c_S 为内标物质的浓度；f 为校正因子。

采用内标法可避免因供试品前处理及进样体积误差对测定结果的影响。

（2）外标法

按各品种项下的规定，精密称（量）取对照品和供试品，配制成溶液，分别精密量取一定量，进样，记录色谱图，测量对照品溶液和供试品溶液中待测物质的峰面积（或峰高），按下式计算含量：

$$含量(c_X) = c_R \times \frac{A_X}{A_R} \tag{5-17}$$

式中各符号意义同上。

（3）加校正因子的主成分自身对照法

测定杂质含量时，可采用加校正因子的主成分自身对照法。在建立方法时，按各品种项下的规定，精密称（量）取杂质对照品和待测成分对照品各适量，配制测定杂质校正因子的溶液，进样，记录色谱图，按上述（1）法计算杂质的校正因子。

也可精密称（量）取主成分对照品和杂质对照品各适量，分别配制成不同浓度的溶液，进样，记录色谱图，绘制主成分浓度和杂质浓度对其峰面积的回归曲线，以主成分回归直线斜率与杂质回归直线斜率的比计算校正因子。

校正因子可直接载入各品种项下，用于校正杂质的实测峰面积。需作校正计算的杂质，通常以主成分为参比,采用相对保留时间定位,其数值一并载入各品种项下。

测定杂质含量时,按各品种项下规定的杂质限度,将供试品溶液稀释成与杂质限度相当的溶液,作为对照溶液;进样,记录色谱图,必要时,调节纵坐标范围(以噪声水平可接受为限)使对照溶液的主成分色谱峰的峰高约达满量程的 10%~25%。除另有规定外,通常含量低于 0.5%的杂质,峰面积的相对标准偏差(RSD)应小于 10%;含量在 0.5%~2%的杂质,峰面积的 RSD 应小于 5%;含量大于 2%的杂质,峰面积的 RSD 应小于 2%。然后,取供试品溶液和对照溶液适量,分别进样,除另有规定外,供试品溶液的记录时间应为主成分色谱峰保留时间的 2 倍,测量供试品溶液色谱图上各杂质的峰面积,分别乘以相应的校正因子后与对照溶液主成分的峰面积比较,计算各杂质含量。

(4)不加校正因子的主成分自身对照法

测定杂质含量时,若无法获得待测杂质的校正因子,或校正因子可以忽略,也可采用不加校正因子的主成分自身对照法。同上述(3)法配制对照溶液、进样调节纵坐标范围和计算峰面积的相对标准偏差后,取供试品溶液和对照品溶液适量,分别进样。除另有规定外,供试品溶液的记录时间应为主成分色谱峰保留时间的 2 倍,测量供试品溶液色谱图上各杂质的峰面积并与对照溶液主成分的峰面积比较,依法计算杂质含量。

(5)面积归一化法

按各品种项下的规定,配制供试品溶液,取一定量进样,记录色谱图。测量各峰的面积和色谱图上除溶剂峰以外的总色谱峰面积,计算各峰面积占总峰面积的百分率。用于杂质检查时,由于仪器响应的线性限制,峰面积归一化法一般不宜用于微量杂质的检查。

(二)气相色谱法

1. 测定原理

气相色谱法系采用气体为流动相(载气)流经装有填充剂的色谱柱进行分离测定的色谱方法。物质或其衍生物气化后,被载气带入色谱柱进行分离,各组分先后进入检测器,用数据处理系统记录色谱信号。

2. 测定方法

《中国药典》中收载的溶剂残留量的检查、乙醇测定、挥发性杂质检查、维生素 E 及其制剂的含量测定等规定使用气相色谱法。

(1)内标法、外标法、面积归一化法

内标法、外标法、面积归一化法的具体内容均同高效液相色谱法(通则 0512)项下相应的规定。

(2)标准溶液加入法

精密称(量)取某个杂质或待测成分对照品适量,配制成适当浓度的对照品溶液,取一定量,精密加入供试品溶液中,根据外标法或内标法测定杂质或主成分含量,再扣除加入的对照品溶液含量,即得供试品溶液中某个杂质和主成分含量。

也可按下述公式进行计算,加入对照品溶液前后校正因子应相同,即:

$$\frac{A_{is}}{A_x} = \frac{c_x + \Delta c_x}{c_x} \tag{5-18}$$

则待测组分的浓度 c_x 可通过如下公式进行计算:

$$c_x = \frac{\Delta c_x}{(A_{is}/A_x)-1} \tag{5-19}$$

式中，c_x 为供试品中待测组分 x 的浓度；A_x 为供试品中待测组分 x 的色谱峰面积；Δc_x 为所加入的已知浓度的待测组分对照品的浓度；A_{is} 为加入对照品后组分 x 的色谱峰面积。

由于气相色谱法的进样量一般仅数微升，为减小进样误差，尤其当采用手工进样时，由于留针时间和室温等对进样量也有影响，故以采用内标法定量为宜；当采用自动进样器时，由于进样重复性的提高，在保证分析误差的前提下，也可采用外标法定量。当采用顶空进样时，由于供试品和对照品处于不完全相同的基质中，故可采用标准溶液加入法，以消除基质效应的影响；当标准溶液加入法与其他定量方法结果不一致时，应以标准加入法结果为准。

四、分析方法的验证

药品质量标准分析方法验证的目的是证明采用的方法适合于相应检测要求。在建立药品质量标准时，分析方法需经验证；在药品生产工艺变更、制剂的组分变更、原分析方法进行修订时，质量标准分析方法也需进行验证。方法验证理由、过程和结果均应记载在药品质量标准起草说明或修订说明中。

需验证的分析项目有：鉴别试验、杂质检查、原料药或制剂中有效成分含量测定，以及制剂中其他成分（如防腐剂等）的测定。药品溶出度、释放度等检查中，其溶出量等的测试方法也应做必要验证。

分析方法验证的内容有：准确度、精密度（包括重复性、中间精密度和重现性）、专属性、检测限、定量限、线性、范围和耐用性等。视具体方法拟订验证的内容。

（一）准确度

准确度系指用该方法测定的结果与真实值或参考值接近的程度，一般用回收率（%）表示。准确度应在规定的范围内测试。

1. 含量测定方法的准确度

原料药可用已知纯度的对照品或供试品进行测定，或用本法所得结果与已知准确度的另一个方法测定的结果进行比较。

制剂可用含已知量被测物的各组分混合物进行测定。如不能得到制剂的全部组分，可向制剂中加入已知量的被测物进行测定，或用本法所得结果与已知准确度的另一个方法测定结果进行比较。

如该分析方法已经测试并求出了精密度、线性和专属性，在准确度也可推算出来的情况下，这一项可不必再做。

2. 杂质定量测定的准确度

可向原料药或制剂中加入已知量杂质进行测定。如不能得到杂质或降解产物，可用本法测定结果与另一成熟的方法进行比较，如《中国药典》标准方法或经过验证的方法。在不能测得杂质或降解产物的响应因子或不能测得对原料药的相对响应因子的情况下，可用原料药的响应因子。应明确表明单个杂质和杂质总量相当于主成分的质量比（%）或面积比（%）。

3. 数据要求

在规定范围内，至少用 9 个测定结果进行评价。例如，设计 3 个不同浓度，每个浓度分别制备 3 份供试品溶液，进行测定。应报告已知加入量的回收率（%），或测定结果平均值与真实值之差及其相对标准偏差或可信限。

(二)精密度

精密度系指在规定的测试条件下,同一个均匀供试品,经多次取样测定所得结果之间的接近程度。精密度一般用偏差、标准偏差或相对标准偏差表示。在相同条件下,由同一个分析人员测定所得结果的精密度称为重复性;在同一个实验室,不同时间由不同分析人员用不同设备测定结果之间的精密度,称为中间精密度;在不同实验室由不同分析人员测定结果之间的精密度,称为重现性。

含量测定和杂质的定量测定应考虑方法的精密度。

1.重复性

在规定范围内,至少用 9 个测定结果进行评价。例如,设计 3 个不同浓度,每个浓度分别制备 3 份供试品溶液,进行测定;或将相当于 100%浓度水平的供试品溶液用至少测定 6 次的结果进行评价。

2.中间精密度

为考察随机变动因素对精密度的影响,应设计方案进行中间精密度试验。变动因素为不同日期、不同分析人员、不同设备。

3.重现性

法定标准采用的分析方法应进行重现性试验。例如,建立《中国药典》中的分析方法时,通过协同检验得出重现性结果。协同检验的目的、过程和重现性结果均应记载在起草说明中。应注意重现性试验用的样品本身的质量均匀性和贮存运输中的环境影响因素,以免影响重现性结果。

4.数据要求

均应报告标准偏差、相对标准偏差和可信限。

(三)专属性

专属性系指在其他成分(如杂质、降解产物、辅料等)可能存在下,采用的方法能正确测定出被测物的特性。鉴别反应、杂质检查和含量测定方法,均应考察其专属性。如方法不够专属,应采用多个方法予以补充。

1.鉴别反应

应能与可能共存的物质或结构相似化合物区分。不含被测成分的供试品,以及结构相似或组分中的有关化合物,应均呈负反应。

2.含量测定和杂质测定

色谱法和其他分离方法,应附代表性图谱,以说明方法的专属性,并应标明各成分在图中的位置,色谱法中的分离度应符合要求。在杂质可获得的情况下,对于含量测定,试样中可加入杂质或辅料,考察测定结果是否受干扰,并可与未加杂质或辅料的试样比较测定结果。对于杂质测定,也可向试样中加入一定量的杂质,考察杂质之间能否得到分离。

在杂质或降解产物不能获得的情况下,可将含有杂质或降解产物的试样进行测定,与另一个经验证了的方法或《中国药典》的方法比较结果。用强光照射、高温、高湿、酸(碱)水解或氧化的方法进行加速破坏,以研究可能的降解产物和降解途径。含量测定方法应比对二法的结果,杂质检查应比对检出的杂质个数。必要时可采用光二极管阵列检测和质谱检测,进行峰纯度检查。

(四)检测限

检测限系指试样中被测物能被检测出的最低量。药品的鉴别试验和杂质检查方法,均应通过测试确定方法的检测限。常用的方法如下：

1. 非仪器分析目视法

用已知浓度的被测物，试验出能被可靠地检测出的最低浓度或量。

2. 信噪比法

用于能显示基线噪声的分析方法，即把已知低浓度试样测出的信号与空白样品测出的信号进行比较，算出能被可靠地检测出的最低浓度或量。一般以信噪比为3∶1或2∶1时相应浓度或注入仪器的量确定检测限。

3. 数据要求

应附测试图谱，说明测试过程和检测限结果。

（五）定量限

定量限系指试样中被测物能被定量测定的最低量，其测定结果应具有一定的准确度和精密度。杂质和降解产物用定量测定方法研究时，应确定方法的定量限。

常用信噪比法确定定量限。一般以信噪比为10∶1时相应浓度或注入仪器的量确定定量限。

（六）线性

线性系指在设计的范围内，测试结果与试样中被测物浓度直接呈正比关系的程度。应在规定的范围内测定线性关系。可用一贮备液经精密稀释或分别精密称样，制备一系列供试样品的方法进行测定，至少制备5份供试样品。以测得的响应信号作为被测物浓度的函数作图，观察是否呈线性，再用最小二乘法进行线性回归。必要时，响应信号可经数学转换，再进行线性回归计算。数据要求应列出回归方程、相关系数和线性图。

（七）范围

范围系指能达到一定精密度、准确度和线性，测试方法适用的高低限浓度或量的区间。范围应根据分析方法的具体应用和线性、准确度、精密度结果的要求确定。原料药和制剂含量测定，范围应为测试浓度的80%～120%；制剂含量均匀度检查，范围应为测试浓度的70%～130%，根据剂型特点，如气雾剂和喷雾剂，范围可适当放宽；溶出度或释放度中的溶出量测定，范围应为限度的±20%，如规定了限度范围，则应为下限的-20%至上限的+20%；杂质测定，范围应根据初步实测，拟订为规定限度的±20%。如果含量测定与杂质检查同时进行，用百分归一化法，则线性范围应为杂质规定限度的-20%至含量限度（或上限）的+20%。

（八）耐用性

耐用性系指在测定条件有小的变动时，测定结果不受影响的承受程度。为使方法可用于提供常规检验依据，开始研究分析方法时，就应考虑其耐用性。如果测试条件要求苛刻，则应在方法中写明。典型的变动因素有：被测溶液的稳定性，样品的提取次数、时间等。液相色谱法中典型的变动因素有流动相的组成和pH值、不同厂牌或不同批号的同类型色谱柱、柱温、流速等；气相色谱法变动因素有不同厂牌或批号的色谱柱、固定相、不同类型的担体、柱温、进样口和检测器温度等。经试验，应说明小的变动能否通过设计的系统适用性试验，以确保方法有效。

【项目五 小结】

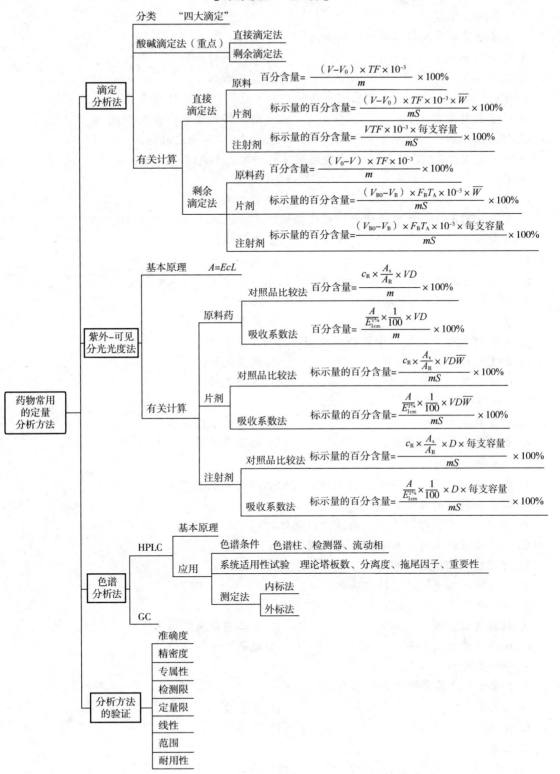

【项目五 检测】

一、单项选择题

1. 间接碘量法加入指示剂的时间是（　　）。
   A. 开始时加入　　　　　　　　　　　B. 近终点时加入
   C. 随时加入　　　　　　　　　　　　D. 最后加入

2. $NaNO_2$ 滴定法测定芳伯氨基化合物时，加入固体 KBr 的作用是（　　）。
   A. 使重氮盐稳定　　　　　　　　　　B. 防止偶氮氨基化合物形成
   C. 作为催化剂，加速重氮化反应速度　D. 使 $NaNO_2$ 滴定液稳定

3. 使高氯酸、盐酸、乙酸、苯甲酸的酸度相同的溶剂是（　　）。
   A. 乙醇　　　　　　　　　　　　　　B. 苯
   C. 水　　　　　　　　　　　　　　　D. 乙二胺

4. 采用 EDTA 法测定水的硬度，应选择的滴定方式为（　　）。
   A. 直接滴定　　　　　　　　　　　　B. 置换滴定
   C. 剩余滴定　　　　　　　　　　　　D. 间接滴定

5. 采用碘量法测定维生素 C 的含量，其指示剂应选（　　）。
   A. 甲基红　　　　　　　　　　　　　B. 结晶紫
   C. 淀粉　　　　　　　　　　　　　　D. 铬黑 T

6. 紫外-可见分光光度计中棱镜或光栅可作为（　　）。
   A. 滤光元件　　　　　　　　　　　　B. 聚焦元件
   C. 分光元件　　　　　　　　　　　　D. 感光元件

7. 药物制剂的含量以（　　）。
   A. 百分数表示　　　　　　　　　　　B. 制剂的浓度表示
   C. 制剂的重量或体积表示　　　　　　D. 标示量的百分数表示

二、多项选择题

1. 紫外-可见分光光度法中，用对照品比较法测定药物含量时（　　）。
   A. 需已知药物的吸收系数
   B. 供试品溶液和对照品溶液的浓度应接近
   C. 供试品溶液和对照品溶液应在相同的条件下测定
   D. 可以在任何波长处测定
   E. 是《中国药典》规定的方法之一

2. 剩余碘量法需用滴定液有（　　）。
   A. 铬酸钾滴定液　　　　　　　　　　B. 重铬酸钾滴定液
   C. 硫代硫酸钠滴定液　　　　　　　　D. 硫氰酸钾滴定液
   E. 碘滴定液

3. 非水碱量法最常使用的试剂有（　　）。
   A. 冰乙酸　　　　　　　　　　　　　B. 高氯酸
   C. 结晶紫　　　　　　　　　　　　　D. 甲醇钠
   E. 乙酸酐

4. 紫外-可见分光光度法应用于含量测定的方法为（　　）。
   A. 吸收系数法　　　　　　　　　　　B. 对照品对照法

C. 计算分光光度法 D. 内标法

E. 内标加校正因子法

三、计算题

1. 维生素 C 的含量测定：取本品 20 片（每片含维生素 C 100mg），精密称定为 2.7692g，研细，精密称取片粉 0.3802g，置 100mL 量瓶中，加新沸过的冷水 100mL 与稀乙酸 10mL 的混合液适量，振摇使维生素 C 溶解，并稀释到刻度，摇匀，经干燥滤纸迅速滤过，弃去初滤液，精密量取续滤液 50mL，加淀粉指示液 1mL，用 F 值为 0.9924 的（0.1mol/L）碘液滴定至溶液显蓝色持续 30s 不褪，消耗标准溶液 15.48mL，每 1mL（0.1mol/L）碘液相当于 8.806mg $C_6H_8O_5$。试求本品的标示量的百分含量。

2. 乙酸氢化可的松注射液的含量测定：取本品摇匀（标示量：125mg/5mL），精密量取 2mL，置 100mL 量瓶中，加无水乙醇稀释至刻度，摇匀，精密量取 2mL，置另一 100mL 量瓶中加无水乙醇稀释至刻度，再摇匀，照紫外-可见分光光度法，在 242nm 波长处，测定吸收度为 0.398，按本品的百分吸收系数 $E_{1cm}^{1\%}$ 为 395 计算，试求本品的标示量的百分含量。

3. 维生素 B_2 片含量测定：避光操作，取本品 20 片，精密称定为 0.2408g，研细，精密称取 0.0110g，置 1000mL 量瓶中，加冰乙酸 5mL 与水 100mL，置水浴上加热 1h，并时时振摇使维生素 B_2 溶解，加水稀释，放冷后，加 4%氢氧化钠溶液 30mL，并用水稀释至刻度，摇匀，滤过；取续滤液，照紫外-可见分光光度法，在 444nm 波长处测定吸光度为 0.312，按 $C_{17}H_{20}N_4O_6$ 的百分吸收系数（$E_{1cm}^{1\%}$）为 323 计算，计算维生素 B_2 片标示量的百分含量（标示量 10mg/片）。

4. 对乙酰氨基酚原料药含量测定：精密称取对乙酰氨基酚 0.0411g，置 250mL 量瓶中，加 0.4%氢氧化钠溶液 50mL，加水至刻度，摇匀，精密量取 5mL，置 100mL 量瓶中，加 0.4%氢氧化钠溶液 10mL，加水至刻度，摇匀。照紫外-可见分光光度法，在 257nm 波长处测得吸收度为 0.582，按 $C_8H_9NO_2$ 的百分吸收系数为 715，计算对乙酰氨基酚的百分含量。

5. 盐酸普鲁卡因注射剂（规格 1mL:50mg）含量测定：精密量取盐酸普鲁卡因注射液 2mL，加水 40mL，盐酸溶液（1→2）15mL，溴化钾 2g，照永停滴定法，用亚硝酸钠滴定液（0.1032mol/L）滴定，消耗亚硝酸钠滴定液（0.1032mol/L）3.50mL。每 1mL 亚硝酸钠滴定液（0.1mol/L）相当于 27.18mg 的 $C_{13}H_{20}N_2O_2 \cdot HCl$。试求本品的标示量的百分含量。

6. 精密称取阿司匹林 0.2745g，加中性乙醇 20mL 溶解，用氢氧化钠滴定液（0.1mol/L）迅速滴定至溶液显粉红色，再精密加入氢氧化钠滴定液（0.1mol/L）40.00mL，置水浴上加热 15min，并时时振摇，迅速放冷至室温，再用硫酸滴定液（0.0550mol/L）滴至粉红色刚刚消失，用去 23.60mL。空白试验消耗同一硫酸滴定液 37.86mL，已知每 1mL 氢氧化钠滴定液（0.1mol/L）相当于 18.02mg 的 $C_9H_8O_4$。计算阿司匹林的含量。

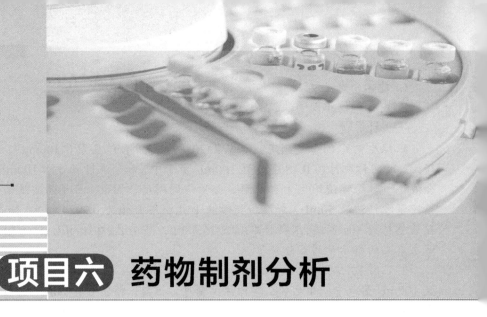

药物分析技术
YAOWU FENXI
JISHU

项目六 药物制剂分析

【学习目标】

一、能力目标

1. 会依据现行版《中国药典》的检验方法对片剂、注射剂等制剂进行常规项目检验、含量测定的基本操作。

2. 具备初步分析问题、解决问题的能力。

二、知识目标

1. 掌握片剂、注射剂等制剂的常规检查项目及方法。

2. 掌握片剂、注射剂中常用附加剂的干扰和排除及含量测定结果的计算方法。

任务一 维生素 B_1 片的常规检查

维生素 B_1 片是普通片剂,属药物制剂范畴。其质量分析内容如下。

【性状】本品为白色片。

【鉴别】取本品细粉适量,加水搅拌,滤过,滤液蒸干后,照维生素 B_1 鉴别(1)、(3)项下试验,显相同的反应。

【检查】有关物质 照高效液相色谱法(通则 0512)测定。

供试品溶液 取本品细粉适量,加流动相适量,振摇使维生素 B_1 溶解,用流动相稀释制成每 1mL 中含维生素 B_1 1mg 的溶液,滤过,取续滤液。

对照溶液 精密量取供试品溶液 1mL,置 100mL 量瓶中,用流动相稀释至刻度,摇匀。

色谱条件、系统适用性要求与测定法 见维生素 B_1 有关物质项下。

限度 供试品溶液色谱图中如有杂质峰,各杂质峰面积的和不得大于对照溶液主峰面积的 1.5 倍(1.5%)。

其他 应符合片剂项下有关的各项规定(通则 0101)。

【含量测定】照紫外-可见分光光度法(通则 0401)测定。

供试品溶液 取本品 20 片,精密称定,研细,精密称取适量(约相当于维生素 B_1 25mg),

置 100mL 量瓶中，加盐酸溶液（9→1000）约 70mL，振摇 15min 使维生素 B_1 溶解，用上述溶剂稀释至刻度，摇匀，用干燥滤纸滤过，精密量取续滤液 5mL，置另一 100mL 量瓶中，再加上述溶剂稀释至刻度，摇匀。

测定法 取供试品溶液，在 246nm 的波长处测定吸光度，按 $C_{12}H_{17}ClN_4OS \cdot HCl$ 的百分吸收系数（$E_{1cm}^{1\%}$）为 421 计算。本品含维生素 B_1（$C_{12}H_{17}ClN_4OS \cdot HCl$）应为标示量的 90.0%~110.0%。

为了更好地发挥药物的疗效，降低毒性，减少副作用，便于患者服用，便于贮藏与运输等，需将原料药和辅料等按照一定的生产工艺制备成适合应用的形式，即药物制剂。常见的药物制剂主要有：片剂、注射剂、胶囊剂、糖浆剂、颗粒剂、散剂、栓剂、滴眼剂等。

> **课堂互动**
>
> 1. 维生素 B_1 片与维生素 B_1 的质量分析有何异同？
> 2. 维生素 B_1 片除检查有关物质外，还要检查什么项目？

一、药物制剂分析特点

药物制剂分析是根据药物的性质特点，采用适当的理化法、光谱法、色谱法及生物学法等，对药物制剂的质量进行全面的分析测定，以检验制剂是否符合质量标准的过程。从原料药制成制剂，要经过一定的生产工艺，加入一定的附加成分，如赋形剂、稀释剂、稳定剂、抗氧化剂、防腐剂和着色剂等，由于附加成分的存在，可能会对主药分析产生影响。因此，制剂分析是药物分析中重要的组成部分。

与原料药分析检测一样，药物制剂分析的主要程序也分为性状、鉴别、检查和含量测定等方面。与之不同的是，药物制剂分析中除有效成分应符合规定外，还应符合制剂通则的相关要求。制剂通则系指按照药物剂型分类，针对剂型特点对各种剂型所规定的基本技术要求。制剂分析与原料药分析的区别表现在以下几方面。

（一）制剂分析的复杂性

由于制剂过程中辅料的加入，制剂分析比原料药分析复杂。制剂分析的复杂，一方面体现在拟定测定方案时，不仅要考虑主药的结构和性质，还要考虑附加成分对测定的影响，包括附加成分有无干扰、干扰程度如何、干扰如何消除等；另一方面体现在进行测定时，更要注意测定条件，如不严格按规程进行，干扰因素未排除干净，就将造成测定结果中存在较大误差，从而产生严重后果。

以阿司匹林为例，阿司匹林原料药采用直接滴定法测定含量，而阿司匹林片和肠溶片现行版《中国药典》采用高效液相色谱法。原因是阿司匹林片剂中加入了附加成分酒石酸或枸橼酸，且制剂生产过程中也可能有酸性水解产物（水杨酸、乙酸）产生，采用专属性强的高效液相色谱法测定含量排除干扰的效果更好，而且操作简便。

复方制剂中由于所含药物不止一种，确定分析方法时，不仅要考虑附加成分的干扰，还要考虑有效成分之间的相互干扰，因此其分析更为复杂。

（二）检验项目和要求不同

制剂分析鉴别项主要进行常规的化学性检验，一般不再进行专属性强的鉴别试验。检查项目亦不再去重复原料药已做过的部分，只是针对在制剂生产过程中或贮存过程中产生的杂质进行检查。例如，盐酸普鲁卡因干燥时性质稳定，而在制成注射液和贮存过程中，往往会水解生成对氨基苯甲酸。因此该品的注射液增加一项对氨基苯甲酸的检查。另外，药物制剂分析均应按制剂通则规定进行检查并应符合规定。

某些情况下,杂质限量的要求不同。如阿司匹林原料药中"游离水杨酸"含量不大于0.1%,而肠溶片中"游离水杨酸"含量不大于0.3%。

(三) 分析方法的侧重不同

制剂分析要求方法具有一定的专属性和灵敏度。原料药不含附加成分,分析测定时干扰少,在方法的选择上应侧重准确度高的方法,因此容量分析法用得比较多。制剂分析中,排除附加成分的干扰是其主要考虑的因素,在方法的选择上则应侧重专属性的方法,因此仪器分析法用得比较多。

总之,在进行药物制剂分析时,应综合考虑到剂型、附加剂的种类、药物的理化性质、含量多少等多方面因素,选择适宜的分析方法。

二、维生素 B_1 片的常规检查

片剂的常规检查应符合片剂项下有关的各项规定(通则0101),其常规检查项目主要为:重量差异、崩解时限、溶出度、含量均匀度。

(一) 重量差异检查

重量差异是指按规定的称量方法测得每片的重量与平均片重之间的差异程度。在片剂生产过程中,由于颗粒的均匀度、流动性及生产设备等原因可使片剂重量产生差异影响临床用药,故应规定该项目检查。

1. 检查法

取供试品20片,精密称定总重量,求得平均片重后,再分别精密称定每片的重量,计算每片重量与平均片重差异的百分数,即重量差异。《中国药典》对片剂的重量差异限度的规定见表6-1。

表 6-1 片剂的重量差异限度

平均重量	重量差异限度
0.3g 以下	±7.5%
0.3g 或 0.3g 以上	±5%

2. 结果判断

20片中超出重量差异限度的药片不得多于2片,并不得有1片超出限度1倍。

3. 检验记录与报告

检品编号:_____ 检品批号:_____ 第_____页

重量差异:(单位: g) 温度:____℃ 湿度:____%

天平型号(编号):_____

空称量瓶重: 标示片重:

样品+称量瓶重: 差异范围计算:

片(粒)重: ① ±____%含____~____。

平均片(粒)重: ② 加倍±____%含____~____。

每片(粒)精密称重:

1._____ 2._____ 3._____ 4._____

5._____	6._____	7._____	8._____
9._____	10._____	11._____	12._____
13._____	14._____	15._____	16._____
17._____	18._____	19._____	20._____

结果：____片(粒)中超出限度范围的有____片(粒)，其中有____片(粒)超出限度一倍。

结论　□符合规定　□不符合规定。

【应用实例】 维生素 C 片的重量差异检查

称量：称空称量瓶的重量（g）：12.4324

样品+空称量瓶重量（g）：13.6770

20 片重（g）：1.2446

平均片重（g）：0.06223

20 片的重量（g）：

0.0642、00341、0.0631、0.0588、0.0657、

0.0625、0.0581、0.0637、0.0593、0.0619、

0.0635、0.0631、0.0622、0.0606、0.0625、

0.0680、0.0599、0.0578、0.0632、0.0649

差异限度范围计算：

平均片重在 0.3g 以下，片剂重量差异限度为±7.5%

允许片重范围：$\bar{m}$×(1±7.5%)=0.0561～0.0682（g）

结果：20 片重超出限度范围的有 0 片，其中有 0 片超出限度一倍

结论：符合规定

4.注意事项

（1）《中国药典》中收载的片剂以口服普通片为主，另有含片、舌下片、口腔贴片、咀嚼片、分散片、可溶片、泡腾片、阴道片、阴道泡腾片、缓释片、控释片、肠溶片与口崩片等。

> **课堂互动**
>
> 请问哪些剂型需要检查重量差异？

（2）《中国药典》规定：糖衣片应检查片芯的重量差异并符合规定，包糖衣后不再检查重量差异；薄膜衣片应在包薄膜衣后检查重量差异并符合规定。

（3）凡规定检查含量均匀度的片剂，一般不再进行重量差异检查。

（4）操作过程中勿用手直接接触片剂，应戴手套或指套，用平头镊子拿取片剂。

（5）易吸潮的供试品需置于密闭的称量瓶中，尽快称量。

（二）崩解时限检查

崩解时限是指固体制剂在规定的介质中，以规定的方法进行检查，全部崩解溶散或成碎粒并通过筛网（不溶性包衣材料或破碎的胶囊壳除外）所需的时间限度。固体制剂经口服后在胃肠道中先崩解，药物才能被释放、吸收。如果不能崩解，药物就无法吸收，也就起不到治病的作用。所以固体制剂往往需要进行崩解时限检查。

1. 检查法

除另有规定外,照崩解时限检查法(通则0921)检查,应符合规定。

通则0921检查法:将吊篮通过上端的不锈钢轴悬挂于支架上,浸入1000mL烧杯中,并调节吊篮位置使其下降到低点时筛网距烧杯底部25mm,烧杯内盛有温度为37℃±1℃的水,调节水位高度使吊篮上升至高点时筛网在水面下15mm处,吊篮顶部不可浸没于溶液中。

除另有规定外,取供试品6片,分别置上述吊篮的玻璃管中,启动崩解仪进行检查,各片均应在15min内全部崩解。如有1片不能完全崩解,应另取6片复试,均应符合规定。

2. 结果判断

各片应在规定的时间内全部崩解。如有1片不能崩解,应另取6片复试,均应符合规定。

3. 检验记录与报告

崩解时限:

崩解仪型号(编号):_____ 介质:_____ 液温:_____℃

初试:取本品6片(粒),□加□不加挡板检查于____分钟内□能□不能全部崩解。

复试:另取本品6片(粒),□加□不加挡板检查于 分钟内□能□不能全部崩解。

结论:□符合规定 □不符合规定。(规定□加□不加挡板检查不得超过___分钟。)

科室负责人:_____ 复核人:_____ 检验人:_____

【应用实例】

崩解仪型号:SY-2D型片剂四用测定仪 介质:___水___ 液温:__37.0__℃

初试:取本品_6_片,□加☑不加挡板检查于_8_分钟内☑能□不能全部崩解。

复试:另取本品___,□加□不加挡板检查于__分钟内□能□不能全部崩解。

结论:☑符合规定 □不符合规定。
(规定□加☑不加挡板检查不得超过_15_分钟。)

> **课堂互动**
>
> 崩解时限检查学会了吗?能独立完成维生素C片等常用片剂的崩解时限检查吗?

4. 注意事项

中药浸膏片、半浸膏片和全粉片,按上述装置,每管加挡板1块,启动崩解仪进行检查,全粉片各片均应在30min内全部崩解;浸膏(半浸膏)片各片均应在1h内全部崩解。如果供试品黏附挡板,应另取6片,不加挡板按上述方法检查,应符合规定。如有1片不能完全崩解,应另取6片复试,均应符合规定。

薄膜衣片,按上述装置与方法检查,并可改在盐酸溶液(9→1000)中进行检查,化药薄膜衣片应在30min内全部崩解。中药薄膜衣片,则每管加挡板1块,各片均应在1h内全部崩解,如果供试品黏附挡板,应另取6片,不加挡板按上述方法检查,应符合规定。如有1片不能完全崩解,应另取6片复试,均应符合规定。

糖衣片,按上述装置与方法检查,化药糖衣片应在1h内全部崩解。中药糖衣片则每管加挡板1块,各片均应在1h内全部崩解,如果供试品黏附挡板,应另取6片,不加挡板按上述方法检查,应符合规定。如有1片不能完全崩解,应另取6片复试,均应符合规定。

肠溶片,按上述装置与方法,先在盐酸溶液(9→1000)中检查2h,每片均不得有裂缝、崩解或软化现象；然后将吊篮取出，用少量水洗涤后，每管加入挡板 1 块，再按上述方法在磷酸盐缓冲液（pH=6.8）中进行检查，1h 内应全部崩解。如果供试品黏附挡板，应另取 6 片，不加挡板按上述方法检查，应符合规定。如有 1 片不能完全崩解，应另取 6 片复试，均应符合规定。

结肠定位肠溶片，除另有规定外，按上述装置照各品种项下规定检查，各片在盐酸溶液（9→1000）及 pH=6.8 以下的磷酸盐缓冲液中均应不得有裂缝、崩解或软化现象，在 pH=7.5~8.0 的磷酸盐缓冲液中 1h 内应完全崩解。如有 1 片不能完全崩解，应另取 6 片复试，均应符合规定。

含片，除另有规定外，按上述装置和方法检查，各片均应在 10min 内全部崩解或溶化。如有 1 片不符合规定，应另取 6 片复试，均应符合规定。

舌下片，除另有规定外，按上述装置和方法检查，各片均应在 5min 内全部崩解并溶化。如有 1 片不能完全崩解或溶化，应另取 6 片复试，均应符合规定。

可溶片，除另有规定外，水温为 20℃±5℃，按上述装置和方法检查，各片均应在 3min 内全部崩解并溶化。如有 1 片不能完全崩解或溶化，应另取 6 片复试，均应符合规定。

泡腾片，取 1 片，置 250mL 烧杯（内有 200mL 温度为 20℃±5℃的水）中，即有许多气泡放出，当片剂或碎片周围的气体停止逸出时，片剂应溶解或分散在水中，无聚集的颗粒剩留。除另有规定外，同法检查 6 片，各片均应在 5min 内崩解。如有 1 片不能完全崩解，应另取 6 片复试，均应符合规定。具体要求如表 6-2 所示。

表 6-2 固体制剂的崩解时限

剂型	崩解介质（检查温度）	崩解时限要求
泡腾片	水（15~25℃）	5min 内完全崩解
片剂	水（37℃±1℃）	15min 内完全崩解
糖衣片	水（37℃±1℃）	1h 内完全崩解
薄膜衣片	盐酸溶液（9→1000）（37℃±1℃）	30min 内完全崩解
肠溶片	盐酸溶液（9→1000）（37℃±1℃）	①先在盐酸溶液中检查 2h，不得有裂缝、崩解、软化
	磷酸盐缓冲液（pH=6.8）（37℃±1℃）	②再在磷酸盐缓冲液中检查，1h 内完全崩解

任务二 溶出度检查

溶出度系指活性药物从片剂、胶囊剂或颗粒剂等普通制剂中在规定条件下溶出的速率和程度，在缓释制剂、控释制剂、肠溶制剂及透皮贴剂等制剂中也称释放度。固体制剂经口服后在胃肠道中需经历崩解、溶解、吸收等过程，才能产

课堂互动

1. 维生素 B_1 片检查溶出度吗？
2. 对乙酰氨基酚片检查崩解时限吗？

生药效。崩解是药物溶出的前提，但受到药物本身的溶解性、辅料及工艺条件的影响，崩解后药物的溶出速率会影响疗效，所以对于难溶性的固体制剂一般都需要进行溶出度检查。凡规定检查溶出度的制剂，不再进行崩解时限检查。

一、对乙酰氨基酚片溶出度检查

（一）检查方法

对乙酰氨基酚片质量标准收载在《中国药典》二部，通过查找《中国药典》（2020年版）二部正文387页得知其溶出度测定方法如下：

取本品，照溶出度与释放度测定法（通则0931第一法），以稀盐酸24mL加水至1000mL为溶出介质，转速为每分钟100转，依法操作，经30min时，取溶液滤过，精密量取续滤液适量，用0.04%氢氧化钠溶液稀释成每1mL中含对乙酰氨基酚5~10μg的溶液，照紫外-可见分光光度法（通则0401），在257nm波长处测定吸光度，按$C_8H_9NO_2$的吸收系数为715计算每片的溶出量。限度为标示量的80%，应符合规定。

《中国药典》（2020年版）四部通则135页，0931第一法：由于对乙酰氨基酚片为普通制剂，第一法为篮法，所以方法如下：

测定前，应对仪器装置进行必要的调试，使转篮底部距溶出杯的内底部25mm±2mm。分别量取溶出介质置各溶出杯内，实际量取的体积与规定体积的偏差应在±1%范围之内，待溶出介质温度恒定在37℃±0.5℃后，取供试品6片，分别投入6个干燥的转篮内，将转篮降入溶出杯中；注意避免供试品表面产生气泡，立即按各品种项下规定的转速启动仪器，计时；至规定的取样时间（实际取样时间与规定时间的差异不得过±2%），吸取溶出液适量（取样位置应在转篮顶端至液面的中点，距溶出杯内壁10mm处；需多次取样时，所量取溶出介质的体积之和应在溶出介质1%之内，如超过总体积的1%时，应及时补充相同体积的温度为37℃±0.5℃的溶出介质，或在计算时加以校正），立即用适当的微孔滤膜滤过，自取样至滤过应在30s内完成。取澄清滤液，照该品种项下规定的方法测定，计算每片的溶出量。

（二）所需试剂与仪器

试剂：

（1）稀盐酸：取盐酸234mL，加水稀释至1000mL，即得。本液含HCl应为9.5%~10.5%。[《中国药典》（2020年版）四部通则8002试液421页]

（2）0.04%氢氧化钠溶液：取氢氧化钠固体0.2g加水稀释成500mL，即得。

仪器：

自动溶出仪，容量瓶（1000mL），稀释用的容量瓶（6个，50mL或100mL），小烧杯（25mL，6个），移液枪，紫外-可见分光光度计，石英比色皿（一套）。

（三）具体操作步骤

（1）调试：测定前，应对仪器装置进行必要的调试，使转篮底部距溶出杯的内底部25mm±2mm。

（2）溶出介质：分别量取以稀盐酸24mL加水至1000mL的溶出介质置各溶出杯内，待溶出介质温度恒定在37℃±0.5℃。

（3）设参数：在等待温度恒定时，设置转数为每分钟100转，设置取样周期30min。

（4）投药溶出：溶出介质温度恒定在37℃时，取供试品6片，分别投入6个干燥的转篮内，将转篮降入溶出杯中；立即启动仪器（启动转数按钮），计时开始。

（5）设置取样位置：取样位置应在转篮顶端至液面的中点，距溶出杯内壁10mm处；准备好微孔过滤器。

（6）滤过：时间30min到，立即用微孔过滤器滤过，自取样至滤过应在30s内完成。

(7）稀释：精密量取续滤液适量，用 0.04%氢氧化钠溶液稀释成每 1mL 中含对乙酰氨基酚 5~10μg 的溶液，如标示量为 0.3g，可按（1→50）进行稀释。

（8）测吸光度：在 257nm 波长处测定吸光度：

吸光度						
溶出量/%						
平均溶出量/%						

（9）计算溶出量

$$溶出量 = \frac{A \times 1\% \times DV}{E_{1cm}^{1\%} W_{标} L} \times 100\%$$

（10）判断结果：符合下述条件之一者，可判为符合规定：

① 6 片中，每片的溶出量按标示量计算，均不低于规定限度（Q）。

② 6 片中，如有 1~2 片低于 Q 但不低于 Q–10%，且其平均溶出量不低于 Q。

③ 6 片中，有 1~2 片低于 Q，其中仅有 1 片低于<Q–10%，但不低于 Q–20%，且其平均溶出量不低于 Q 时，应另取 6 片复试；初、复试的 12 片中有 1~3 片低于 Q，其中仅 1 片（粒、袋）低于 Q–10%，但不低于 Q–20%，且其平均溶出量不低于 Q。

以上结果判断中所示的 10%、20%是指相对于标示量的百分数。

（四）注意事项

（1）对所用的溶出度测定仪，应预先检查其是否运转正常，并检查温度的控制、转速等是否精确、升降转篮是否灵活等。

（2）本实验选用转篮法，转篮的尺寸和结构应符合《中国药典》中的规定。

（3）溶出介质需要脱气（溶解的气体在试验过程中可能形成气泡，从而影响试验结果）。可采用的脱气方法有煮沸、超声、抽滤等。

（4）根据《中国药典》规定，应同时测定 6 片的溶出度。

（5）凡规定检查溶出度、释放度的片剂，一般不再进行崩解时限检查。

> **课堂互动**
>
> 溶出度检查学会了吗？能独立完成维生素 B_2 片的溶出度检查吗？

二、其他制剂溶出度检查法

（一）检查方法

《中国药典》（2020 年版）四部通则 0931 收载溶出度的测定方法有七种：第一法为转篮法，第二法为桨法，第三法为小杯法，第四法浆碟法，第五法转筒法，第六法流池法，第七法往复筒法。测定时第一法和第二法相似，具体如下。

1. 第一法和第二法

普通制剂　测定前，应对仪器装置进行必要的调试，使转篮或桨叶底部距溶出杯的内底部 25mm±2mm。分别量取溶出介质置各溶出杯内，实际量取的体积与规定体积的偏差应在±1%范围之内，待溶出介质温度恒定在 37℃±0.5℃后，取供试品 6 片（粒、袋），如为第一法，分别投入 6 个干燥的转篮内，将转篮降入溶出杯中；如为第二法，分别投入 6 个溶出杯内（当品种项下规定需要使用沉降篮时，可将胶囊剂先装入规定的沉降篮内；品种项下未规定使用沉降篮时，如胶囊剂浮于液面，可用一小段耐腐蚀的细金属丝轻绕于胶囊外壳，注意避免供试品表面产生气泡，立即按各品种项下规定的转速启动仪器，计时；至规定的取样时间（实际取样时间与规定时间的差异不得过±2%），吸取溶出液适量（取样位置应在转篮或桨叶顶端至液面的中点，距溶出杯内壁 10mm 处；需多次取样时，所量取溶出介质的体积之和应在溶出介质的 1%之内，超过总体积的 1%时，应及时补充相同体积的温度为 37℃±0.5℃的溶出介质，或在计算时加以校正），立即用适当的微孔滤膜滤过，自取样至滤过应在 30s 内完成。取澄清滤液，照该品种项下规定的方法测定，计算每片（粒、袋）的溶出量。

缓释制剂或控释制剂　照普通制剂方法操作，但至少采用三个取样时间点，在规定取样时间点，吸取溶液适量，及时补充相同体积的温度为 37℃±0.5℃的溶出介质，滤过，自取样至滤过应在 30s 内完成。照各品种项下规定的方法测定，计算每片（粒）的溶出量。

肠溶制剂　按方法 1 或方法 2 操作。

方法 1：酸中溶出量　除另有规定外，分别量取 0.1mol/L 盐酸溶液 750mL 置各溶出杯内，实际量取的体积与规定体积的偏差应在±1%范围之内，待溶出介质温度恒定在 37℃±0.5℃，取供试品 6 片（粒）分别投入转篮或溶出杯中（当品种项下规定需要使用沉降篮时，可将胶囊剂先装入规定的沉降篮内；品种项下未规定使用沉降篮时，如胶囊剂浮于液面，可用一小段耐腐蚀的细金属丝轻绕于胶囊外壳），注意避免供试品表面产生气泡，立即按各品种项下规定的转速启动仪器，2h 后在规定取样点吸取溶出液适量，滤过，自取样至滤过应在 30s 内完成。按各品种项下规定的方法测定并计算每片（粒）的酸中溶出量。

其他操作同第一法和第二法项下普通制剂。

缓冲液中溶出量　向上述酸液中加入温度为 37℃±0.5℃的 0.2mol/L 磷酸钠溶液 250mL（必要时用 2mol/L 盐酸溶液或 2mol/L 氢氧化钠溶液调节 pH 值至 6.8），继续运转 45min，或按各品种项下规定的时间，在规定取样点吸取溶出液适量，滤过，自取样至滤过应在 30s 内完成。按各品种项下规定的方法测定，计算每片（粒）的缓冲液中溶出量。

方法 2：酸中溶出量　除另有规定外，量取 0.1mol/L 盐酸溶液 900mL，注入每个溶出杯中，照方法 1 酸中溶出量项下进行测定。

缓冲液中溶出量　弃去上述各溶出杯中酸液，立即加入温度为 37℃±0.5℃的磷酸盐缓冲液（pH=6.8）（取 0.1mol/L 盐酸溶液和 0.2mol/L 磷酸钠溶液，按 3:1 混合均匀，必要时用 2mol/L 盐酸溶液或 2mol/L 氢氧化钠溶液调节 pH 值至 6.8）900mL，或将每片（粒）转移入另一盛有温度为 37℃±0.5℃的磷酸盐缓冲液（pH=6.8）900mL 的溶出杯中，照方法 1 缓冲液中溶出量项下进行测定。

2. 第三法

普通制剂　测定前，应对仪器装置进行必要的调试，使桨叶底部距溶出杯的内底部 15mm±2mm。分别量取溶出介质置各溶出杯内，介质的体积 150~250mL，实际量取的体积与规定体积的偏差应在±1%范围之内（当品种项下需要使用沉降装置时，可将胶囊剂先装入规定的沉降装置内；品种项下未规定使用沉降装置时，如胶囊剂浮于液面，可用一小段耐腐蚀的细金属丝轻绕于胶囊外壳）。以下操作同第二法。取样位置应在桨叶顶端至液面的中点，距溶出杯内壁 6mm 处。

缓释制剂或控释制剂　照第三法普通制剂方法操作，其余要求同第一法和第二法项下缓释制剂或控释制剂。

3. 第四法

透皮贴剂　分别量取溶出介质置各溶出杯内，实际量取的体积与规定体积的偏差应在±1%范围之内，待溶出介质预温至32℃±0.5℃；将透皮贴剂固定于两层碟片之间（方法1）或网碟上（方法2），溶出面朝上，尽可能使其保持平整。再将网碟水平放置于溶出杯下部，并使网碟与桨底旋转面平行，两者相距25mm±2mm，按品种正文规定的转速启动装置。在规定取样时间点，吸取溶出液适量，及时补充相同体积的温度为32℃±0.5℃的溶出介质。

其他操作同第一法和第二法项下缓释制剂或控释制剂。

4. 第五法

透皮贴剂　分别量取溶出介质置各溶出杯内，实际量取的体积与规定体积的偏差应在±1%范围之内，待溶出介质预温至32℃±0.5℃；除另有规定外，按下述进行准备，除去贴剂的保护套，将有黏性的一面置于一片铜纺上，铜纺的边比贴剂的边至少大1cm，将贴剂的铜纺覆盖面朝下放置于干净的表面，涂布适宜的胶黏剂于多余的铜纺边。如需要，可将胶黏剂涂布于贴剂背面。干燥1min，仔细将贴剂涂胶黏剂的面安装于转筒外部，使贴剂的长轴通过转筒的圆心。挤压铜纺面除去引入的气泡。将转筒安装在仪器中，试验过程中保持转筒底部距溶出杯内底部25mm±2mm，立即按品种正文规定的转速启动仪器。在规定取样时间点，吸取溶出液适量，及时补充相同体积的温度为32℃±0.5℃的溶出介质。同法测定其他透皮贴剂。

其他操作同第一法和第二法项下缓释制剂或控释制剂。

以上五种测定法中，当采用原位光纤实时测定时，辅料的干扰应可以忽略，或可以通过设定参比波长等方法消除；原位光纤实时测定主要适用于溶出曲线和缓释制剂溶出度的测定。

5. 第六法

普通制剂与缓、控释制剂　取玻璃珠置品种正文项下规定的流通池中。按品种正文项下规定，取1片（粒）样品放在玻璃珠上，或置于支架上。装好滤头并将所有部件用夹子固定好。加热使溶出介质温度保持在37℃±0.5℃或正文规定的温度，并以品种正文项下规定的溶出介质与流速经流通池底部连续泵入池内，流速的测定应准确至5%。至规定的每一次取样时间，取溶出液适量，按各品种正文项下规定的方法测定，计算溶出量。重复试验其他样品。

肠溶制剂　使用各品种正文项下规定的溶出介质；除另有规定外，同第一法项下的肠溶制剂。

6. 第七法

普通制剂量　取各品种项下规定体积的溶出介质置于各溶出杯中，待溶出介质温度恒定在37℃±0.5℃，取供试品6片（粒）置于6个往复筒中，注意避免供试品表面产生气泡，立即按各品种正文项下规定的试验参数（如筛网孔径和材质、往复筒进入溶出杯之后开始往复运动前的停留时间、往复筒由上一列溶出杯出来进入下一列溶出杯之前的停留时间、单排管或多排管等）进行试验，计时；在向上和向下的运动过程中，往复筒移动的距离为10cm±0.1cm；至各品种项下规定的取样时间，吸取规定体积的溶出液，立即用适当的微孔滤膜过滤，自取样至滤过应在30s内完成。照各品种项下规定的方法测定，计算每片（粒）的溶出量。

缓释制剂或控释制剂　照普通制剂的方法操作，但至少采用三个取样时间点，在各品种项下规定取样时间点，吸取规定体积的溶出液，滤过，自取样至滤过应在30s内完成。照各品种项下规定的方法测定，计算每片（粒）的溶出量。

肠溶制剂　除另有规定外，按第一法与第二法中肠溶制剂的要求进行，采用各品种项下规定的体积，一列用作酸中溶出量的试验，另一列用作缓冲液中溶出量的试验。照各品种项下规定的方法测定，计算每片（粒）的溶出量。

以上七种测定法中，除第七法往复筒法外，当采用原位光纤实时测定时，辅料的干扰应可以忽略，或可以通过设定参比波长等方法消除；原位光纤实时测定主要适用于溶出曲线和缓释制剂溶出度的测定。

（二）结果判断

普通制剂 符合下述条件之一者，可判为符合规定：

（1）6片（粒、袋）中，每片（粒、袋）的溶出量按标示量计算，均不低于规定限度（Q）。

（2）6片（粒、袋）中，有1~2片（粒、袋）低于Q，但不低于$Q-10\%$，且其平均溶出量不低于Q。

（3）6片（粒、袋）中，有1~2片（粒、袋）低于Q，其中仅有1片（粒、袋）低于$Q-10\%$，但不低于$Q-20\%$，且其平均溶出量不低于Q时，应另取6片（粒、袋）复试；初、复试的12片（粒、袋）中有1~3片（粒、袋）低于Q，其中仅1片（粒、袋）低于$Q-10\%$，但不低于$Q-20\%$，且其平均溶出量不低于Q。

以上结果判断中所示的10%、20%是指相对于标示量的百分数。

缓释制剂或控释制剂 除另有规定外，符合下述条件之一者，可判为符合规定：

（1）6片（粒）中，每片（粒）在每个时间点测得的溶出量按标示量计算，均未超出规定范围。

（2）6片（粒）中，在每个时间点测得的溶出量，有1~2片（粒）超出规定范围，但未超出规定范围的10%，且在每个时间点测得的平均溶出量未超出规定范围。

（3）6片（粒）中，在每个时间点测得的溶出量，有1~2片（粒）超出规定范围，其中仅有1片（粒）超出规定范围的10%，但未超出规定范围的20%，且其平均溶出量未超出规定范围，应另取6片（粒）复试；初、复试的12片（粒）中，在每个时间点测得的溶出量，有1~3片（粒）超出规定范围，其中仅有1片（粒）超出规定范围的10%，但未超出规定范围的20%，且其平均溶出量未超出规定范围。

以上结果判断中所示超出规定范围的10%、20%是指相对于标示量的百分数。其中超出规定范围10%是指：每个时间点测得的溶出量不低于低限的-10%，或不超过高限的+10%。每个时间点测得的溶出量应包括最终时间测得的溶出量。

肠溶制剂 除另有规定外，符合下述条件之一者，可判为符合规定：

酸中溶出量：

（1）6片（粒）中，每片（粒）的溶出量均不大于标示量的10%。

（2）6片（粒）中，有1~2片（粒）大于10%，但其平均溶出量不大于10%。

缓冲液中溶出量：

（1）6片（粒）中，每片（粒）的溶出量按标示量计算均不低于规定限度（Q）；除另有规定外，Q应为标示量的70%。

（2）6片（粒）中仅有1~2片（粒）低于Q，但不低于$Q-10\%$，且其平均溶出量不低于Q。

（3）6片（粒）中有1~2片（粒）低于Q，其中仅有1片（粒）低于$Q-10\%$，但不低于$Q-20\%$，且其平均溶出量不低于Q时，应另取6片（粒）复试；初、复试的12片（粒）中有1~3片（粒）低于Q，其中仅有1片（粒）低于$Q-10\%$，但不低于$Q-20\%$，且其平均溶出量不低于Q。

以上结果判断中所示的10%、20%是指相对于标示量的百分数。

透皮贴剂 除另有规定外，同缓释制剂或控释制剂。

（三）溶出条件和注意事项

（1）溶出度仪的适用性及性能确认试验　除仪器的各项力学性能应符合上述规定外，还应用溶出度标准片对仪器进行性能确认试验，按照标准片的说明书操作，试验结果应符合标准片的规定。

（2）溶出介质　应使用各品种项下规定的溶出介质，除另有规定外，室温下体积为900mL，并应新鲜配制和经脱气处理；如果溶出介质为缓冲液，当需要调节pH值时，一般调节pH值至规定pH值±0.05之内。

（3）应按照品种各论中规定的取样时间取样，自6杯中完成取样的时间应在1min内。

（4）除另有规定外，颗粒剂或干混悬剂的投样应在溶出介质表面分散投样，避免集中投样。

（5）如胶囊壳对分析有干扰，应取不少于6粒胶囊，除尽内容物后，置一个溶出杯内，按该品种项下规定的分析方法测定空胶囊的平均值，作必要的校正。如校正值大于标示量的25%，试验无效。如校正值不大于标示量的2%，可忽略不计。

三、片剂的其他检查——含量均匀度检查

《中国药典》四部通则0941记载了含量均匀度检查法。

本法用于检查单剂量的固体、半固体和非均相液体制剂含量符合标示量的程度。

除另有规定外，片剂、硬胶囊剂、颗粒剂或散剂等，每一个单剂标示量小于25mg或主药含量小于每一个单剂重量25%者；药物间或药物与辅料间采用混粉工艺制成的注射用无菌粉末；内充非均相溶液的软胶囊；单剂量包装的口服混悬液、透皮贴剂和栓剂等品种项下规定含量均匀度应符合要求的制剂，均应检查含量均匀度。复方制剂仅检查符合上述条件的组分，多种维生素或微量元素一般不检查含量均匀度。

凡检查含量均匀度的制剂，一般不再检查重（装）量差异；当全部主成分均进行含量均匀度检查时，复方制剂一般亦不再检查重（装）量差异。

检查方法：除另有规定外，取供试品10个，照各品种项下规定的方法，分别测定每一个单剂以标示量为100的相对含量X_i，求其均值$\bar{X}$和标准差S以及标示量与均值之差的绝对值A（$A=|100-\bar{X}|$）。

若$A+2.2S \leq L$，则供试品的含量均匀度符合规定；

若$A+S>L$，则不符合规定；

若$A+2.2S>L$，且$A+S \leq L$，则应另取供试品20个复试。

根据初、复试结果，计算30个单剂的均值$\bar{X}$、标准差S和标示量与均值之差的绝对值A。再按下述公式计算并判定。

当$A \leq 0.25L$时，若$A^2+S^2 \leq 0.25L^2$，则供试品的含量均匀度符合规定；若$A^2+S^2>0.25L^2$则不符合规定。

当$A>0.25L$时，若$A+1.7S \leq L$，则供试品的含量均匀度符合规定；若$A+1.7S>L$，则不符合规定。

上述公式中L为规定值。除另有规定外，$L=15.0$；单剂量包装的口服混悬液、内充非均相溶液的软胶囊、胶囊型或泡囊型粉雾剂，单剂量包装的眼用、耳用、鼻用混悬剂、固体或半固体制剂$L=20.0$；透皮贴剂、栓剂$L=25.0$。

如该品种项下规定含量均匀度的限度为±20%或其他数值时，$L=20.0$或其他相应的数值。

当各品种正文项下含量限度规定的上下限的平均值（T）大于100.0（%）时，若$\bar{X}<100.0$，则$A=100-\bar{X}$；若$100.0 \leq \bar{X} \leq T$，则$A=0$；若$\bar{X}>T$，则$A=\bar{X}-T$。同上法计算，判定结果，即得。当

$T<100.0$（%）时，应在各品种正文中规定 A 的计算方法。

在含量测定与含量均匀度检查所用检测方法不同，而且含量均匀度未能从响应值求出每一个单剂含量的情况下，可取供试品 10 个，照该品种含量均匀度项下规定的方法，分别测定，得仪器测得的响应值 Y_i（可为吸光度、峰面积等），求其均值 $\bar{Y}$。另由含量测定法测得以标示量为 100 的含量 X_A，由 X_A 除以响应值的均值 $\bar{Y}$，得比例系数 K（$K=X_A/\bar{Y}$）。将上述诸响应值 Y_i 与 K 相乘，求得每一个单剂以标示量为 100 的相对含量（%）X_i（$X_i=KY_i$），同上法求 $\bar{X}$ 和 S 以及 A，计算，判定结果，即得。如需复试，应另取供试品 20 个，按上述方法测定，计算 30 个单剂的均值 $\bar{Y}$、比例系数 K、相对含量（%）X_i、标准差 S 和 A，判定结果，即得。

任务三　维生素 B_1 片的含量测定

一、维生素 B_1 片含量测定

（一）测定方法

维生素 B_1 片质量标准收载在《中国药典》二部正文，通过查找《中国药典》（2020 年版）二部正文 1474 页得知其含量测定方法如下：

供试品溶液　取本品 20 片，精密称定，研细，精密称取适量（约相当于维生素 B_1 25mg），置 100mL 量瓶中，加盐酸溶液（9→1000）约 70mL，振摇 15min 使维生素 B_1 溶解，用上述溶剂稀释至刻度，摇匀，用干燥滤纸滤过，精密量取续滤液 5mL，置另一 100mL 量瓶中，再加上述溶剂稀释至刻度，摇匀。

测定法　取供试品溶液，在 246nm 波长处测定吸光度，按 $C_{12}H_{17}ClN_4OS \cdot HCl$ 的百分吸收系数（$E_{1cm}^{1\%}$）为 421 计算。本品含维生素 B_1（$C_{12}H_{17}ClN_4OS \cdot HCl$）应为标示量的 90.0%~110.0%。

（二）测定前的准备

试剂：盐酸溶液（9→1000），取盐酸 9mL 加水成 1000mL，即得。

仪器：紫外-可见分光光度计，容量瓶（100mL，2 个），过滤装置。

（三）操作过程

（1）用万分之一电子天平称取本品 20 片，记录其质量，计算平均片重。

（2）研细，再用万分之一电子天平称取粉末适量。

$$称取量 = \frac{主成分称取量}{标示量} \times 平均片重$$

例如：维生素 B_1 片的平均片重为 0.659g，标示量为 10mg，相当于维生素 B_1 25mg 的称取量为：

$$称取量 = \frac{25}{10} \times 0.659 = 1.6475（g）$$

约相当于维生素 B_1 25mg，即称取范围：1.6475×（1±10%）（g）。

（3）溶解，过滤，稀释。

> **课堂互动**
>
> 片剂的取样与原料药有何区别？

(4)测吸光度,计算其含量。

$$标示量的百分含量 = \frac{\frac{A}{E_{1cm}^{1\%}} \times \frac{1}{100} \times VD\overline{W}}{mS} \times 100\%$$

(四)数据处理与结果

项目	数据		
	1	2	3
20 片的总重/g			
平均片重/g			
供试品的质量 m/g			
吸光度 A			
吸光度 A 平均值			
维生素 B_1 片的标示量的百分含量/%			

(五)结论
是否符合规定?

课堂互动

片剂的含量测定学会了吗?能独立完成呋塞米片等常用片剂的含量测定吗?

二、附加剂对含量测定的影响

片剂除主要成分外,还有一些辅料,如淀粉、糖、硫酸钙、碳酸钙、硬脂酸镁、滑石粉等。当制剂中的辅料对测定无影响时,可采用与原料药含量测定相同的方法测定制剂的含量。但大多数的辅料对含量测定有影响,这时需选择恰当的方式将干扰成分排除再进行含量测定。片剂中常见的干扰成分及排除方法如下。

(一)糖类的干扰及排除

辅料中如含有淀粉、糊精、蔗糖、乳糖等成分,它们最终的水解产物为葡萄糖。葡萄糖为醛糖,可被强氧化剂氧化成葡萄糖酸,因此当用氧化还原滴定法测定片剂含量时,往往会使含量测定结果偏高。如硫酸亚铁的原料药用高锰酸钾法测定其含量,而硫酸亚铁片中的赋形剂糖类可与强氧化剂(如高锰酸钾)反应,考虑到辅料糖类对氧化还原滴定法有影响,故选择电极电位较低的硫酸铈作为滴定液,Ce^{4+} 不能氧化葡萄糖,故可消除糖类的干扰。

(二)硫酸钙与碳酸钙的干扰及排除

钙离子一般对配位滴定法测定含量时产生干扰,故一般通过加入掩蔽剂或分离除去,或改用其他方法进行测定。

(三)硬脂酸镁的干扰及排除

硬脂酸镁对含量测定的干扰主要有两方面。

(1)对配位滴定有干扰。Mg^{2+} 可与滴定剂 EDTA 反应,影响含量测定结果。排除方法:Mg^{2+} 与 EDTA 发生配位反应的最低 pH 值为 9.7,故可通过调节溶液的 pH 值来消除 Mg^{2+} 对 EDTA 滴定法的影响;也可选择合适的指示剂或用掩蔽剂消除干扰。

(2)对非水碱量法有干扰。硬脂酸镁是弱碱,能消耗高氯酸钾滴定液,会干扰滴定。若主药含量大,硬脂酸镁的含量小,则对测定的结果影响不大,可忽略其干扰。反之,若主药的含量少而硬脂酸镁的含量大时,则硬脂酸镁的存在可使含量测定的结果偏高。

排除方法:①若主药为脂溶性,用有机溶剂(如氯仿、丙酮等)提取主药后再测定,如硫酸奎宁原料药直接用非水溶液滴定法测定其含量，而硫酸奎宁片要先用有机溶剂氯仿提取后再用非水溶液滴定法进行测定。②加入无水草酸钙等，使之与镁离子形成沉淀后，过滤除去镁离子。③改用其他方法进行含量测定，如盐酸氯丙嗪、盐酸吗啡等，其原料药采用非水溶液滴定法测定含量，而片剂采用紫外-可见分光光度法进行含量测定。

（四）滑石粉等的干扰及排除

滑石粉、淀粉等赋形剂，因不溶于水而使溶液浑浊，对分光光度法、比浊法、旋光法等测定方法有影响。一般可根据主药的性质采用溶解滤过法或提取容量法将其除去，然后再测定。

三、测定结果的表示

制剂的含量测定结果表示方法往往与原料药的表示方法不同。原料药含量测定结果用百分含量来表示，结果越接近100%表示其纯度越高，质量越好。而制剂的含量测定结果往往用标示量的百分含量来表示，即含量占标示量的百分数。

$$标示量的百分含量 = \frac{实测每片的量（g/片）}{标示量（g/片）} \times 100\%$$

$$= \frac{实测的量（g）\times 平均片重（g/片）}{取样量（g）\times 标示量（g/片）} \times 100\%$$

总之，在拟定制剂分析方法时，除了设计主药的分析方法外，还要考虑附加成分有无干扰，干扰的程度如何，以及如何设法消除或防止这些干扰。

四、实例分析

【应用实例1】 盐酸氯丙嗪片剂的含量测定。

取标示量为25mg/片的盐酸氯丙嗪片20片，精密称定，总重量为2.4120g，研细，精密称量片粉0.2368g，置500mL量瓶中，加盐酸溶液（9→1000）溶解并稀释至刻度，摇匀，滤过，精密量取续滤液5.00mL，置100mL量瓶中，用盐酸溶液（9→1000）稀释至刻度，摇匀，在254nm波长处测得吸收度为0.435，按$E_{1cm}^{1\%}$为915计算，求其含量占标示量的百分数。

解析：

（1）盐酸氯丙嗪为有机碱性药物，原料药可采用非水溶液滴定法进行含量测定，但片剂一方面主药的含量低，另一方面片剂中辅料硬脂酸镁对非水溶液滴定法有干扰，故采用灵敏度更高的紫外-可见分光光度法来测定。

（2）在片剂的分析中，为了保证取药的合理性，一般取10片或20片，研细，再精密称取适量片粉进行分析，这样操作比只取1片直接测定更科学。

（3）片剂的辅料不能完全溶解，而使溶液浑浊，故对紫外-可见分光光度法产生干扰，测定前要进行过滤。为保证过滤前后药物的浓度一致，应弃去初滤液，取续滤液，且过滤使用的漏斗、滤纸、接收容器等也应该是干燥的。

（4）计算公式：

$$标示量的百分含量 = \frac{\dfrac{A}{E_{1cm}^{1\%}} \times \dfrac{1}{100} \times VD\overline{W}}{mS} \times 100\%$$

式中，A为吸光度；$E_{1cm}^{1\%}$为百分吸收系数；D为稀释度，即稀释倍数的倒数；m为取样量；$\overline{W}$为平均片重；S为标示量。

代入数据：

$$\text{标示量的百分含量} = \frac{\dfrac{A}{E_{1cm}^{1\%}} \times \dfrac{1}{100} \times VD\overline{W}}{mS} \times 100\%$$

$$= \frac{\dfrac{0.435}{915} \times \dfrac{1}{100} \times 500.0 \times \dfrac{100.0}{5.00} \times \dfrac{2.4120}{20}}{0.2368 \times 25 \times 10^{-3}} \times 100\% = 96.85\%$$

答：盐酸氯丙嗪片剂中含量占标示量的百分数为 96.85%。

【应用实例2】 硫酸亚铁片的含量测定。

取标示量为 50mg/片的硫酸亚铁片 20 片，精密称定为 2.0658g，研细，再精密称取适量片粉 1.0480g，置 100mL 量瓶中，加稀硫酸 30mL 与新沸过的冷水适量，振摇使硫酸亚铁溶解，用新沸过的冷水稀释至刻度，摇匀，用干燥滤纸迅速滤过，精密量取续滤液 50mL，加邻二氮菲指示液数滴，立即用硫酸铈滴定液（0.1050mol/L）滴定，消耗此硫酸铈滴定液（0.1050mol/L）8.56mL。试计算硫酸亚铁片含量占标示量的百分数。已知，1mL 硫酸铈滴定液（0.1mol/L）相当于 27.80mg $FeSO_4 \cdot 7H_2O$。

解析：
（1）硫酸亚铁原料药的含量测定用高锰酸钾滴定液，但是片剂中存在辅料糖类的干扰，故选择电极电位较小的硫酸铈滴定液作为氧化还原滴定的氧化剂，排除糖类对滴定的影响。
（2）使用新沸过的冷水溶解样品是为了避免水中的 O_2 氧化 Fe^{2+} 而干扰测定。
（3）滴定度中硫酸铈的浓度和实际滴定时所用的硫酸铈滴定液的浓度不同，故需要进行校正。
（4）计算公式：

$$\text{标示量的百分含量} = \frac{VTF \times 10^{-3} \times \overline{W}}{mS} \times 100\%$$

式中，V 为供试品消耗的滴定液的体积，mL；T 为滴定度，g/mL；F 为滴定液浓度校正因子，是实际滴定液的浓度与滴定度中浓度的比值，即 $F = c_{实际浓度}/c_{理论值}$；m 为取样量；$\overline{W}$ 为平均片重；S 为标示量。

代入数据：

$$\text{标示量的百分含量} = \frac{VTF \times 10^{-3} \times \overline{W}}{mS} \times 100\%$$

$$= \frac{8.56 \times 27.80 \times 10^{-3} \times \dfrac{0.1050}{0.1} \times \dfrac{2.0658}{20}}{1.0480 \times \dfrac{50}{100} \times 50 \times 10^{-3}} \times 100\% = 98.51\%$$

答：硫酸亚铁片含量占标示量的百分数为 98.51%。

任务四　葡萄糖注射液的检验

一、注射剂的分析

药物与适宜的溶剂或分散介质制成的供注入体内的溶液、乳状液或混悬液及供临用前配制或稀释成溶液或混悬液的粉末或浓溶液的无菌制剂称为注射剂。注射剂可分为注射液、注射用无菌粉末与注射用浓溶液。

(一) 外观性状

《中国药典》（2020年版）规定：溶液型注射液应澄清；除另行规定外，混悬型注射液中原料药物粒径应控制在15μm以下，含15～20μm（间有个别20～50μm）者，不应超过10%，若有可见沉淀，振摇时应容易分散均匀。乳状液型注射液，不得有相分离现象；静脉用乳状液型注射液中90%的乳滴的粒径应在1μm以下，除另行规定外，不得有大于5μm的乳滴。除另行规定外，输液应尽可能与血液等渗。

(二) 常规检查项目

注射剂的常规检查项目主要有装量及装量差异检查、可见异物检查、不溶性微粒检查、无菌检查，以及细菌内毒素或热原检查等项目，少数以植物油为溶剂的注射液有时还需检查植物油的碘价、酸价和皂化值。

1. 装量

保证单剂量注射液的注射用量不少于标示量，以达到临床用药剂量的要求。注射液及注射用浓溶液照下述方法检查，应符合规定。

检查法：供试品标示装量不大于2mL者，取供试品5支（瓶）；2mL以上至50mL者，取供试品3支（瓶）。开启时注意避免损失，将内容物分别用相应体积的干燥注射器及注射针头抽尽，然后缓慢连续地注入经标化的量入式量筒内（量筒的大小应使待测体积至少占其额定体积的40%，不排尽针头中的液体），在室温下检视。测定油溶液、乳状液或混悬液时，应先加温（如有必要）摇匀，再用干燥注射器及注射针头抽尽后，同前法操作，放冷（加温时），检视。每支（瓶）的装量均不得少于其标示量。

生物制品多剂量供试品　取供试品1支（瓶），按标示的剂量数和每剂的装量，分别用注射器抽出，按上述步骤测定单次剂量，应不低于标示装量。

标示装量为50mL以上的注射液及注射用浓溶液照最低装量检查法（通则0942）检查，应符合规定。

也可采用重量除以相对密度计算装量。准确量取供试品，精密称定，求出每1mL供试品的质量（即供试品的相对密度）；精密称定用干燥注射器及注射针头抽出或直接缓慢倾出供试品内容物的质量，再除以供试品相对密度，得出相应的装量。

预装式注射器和弹筒式装置的供试品　除另有规定外，标示装量不大于2mL者，取供试品5支（瓶）；2mL以上至50mL者，取供试品3支（瓶）。供试品与所配注射器、针头或活塞装配后将供试品缓慢连续注入容器（不排尽针头中的液体），按单剂量供试品要求进行装量检查，应不低于标示装量。

2. 装量差异

检查装量差异是为保证药物含量的均匀性，保证临床用药剂量的准确性。除另有规定外，注射用无菌粉末照下述方法检查，应符合规定。

检查法：取供试品5瓶（支），除去标签、铝盖，容器外壁用乙醇擦净，干燥，开启时注意避免玻璃等异物落入容器中，分别迅速精密称定。容器为玻璃瓶的注射用无菌粉末，首先小心开启内塞，使容器内外气压平衡，盖紧后精密称定；然后倾出内容物，容器用水或乙醇洗净，在适宜条件下干燥后，再分别精密称定每一容器的质量，求出每瓶（支）的装量与平均装量。每瓶（支）装量与平均装量相比较（如有标示装量，则与标示装量相比较），应符合下列规定，如有1瓶（支）不符合规定，应另取10瓶（支）复试，应符合规定。

《中国药典》（2020年版）对注射用无菌粉末装量差异限度要求见表6-3。

表6-3 注射用无菌粉末装量差异限度要求

标示装量或平均装量	装量差异限度
0.05g及0.05g以下	±15%
0.05g以上至0.15g	±10%
0.15g以上至0.50g	±7%
0.5g以上	±5%

凡规定检查含量均匀度的注射用无菌粉末，一般不再进行装量差异检查。

3.可见异物

可见异物存在于注射剂、眼用液体制剂和无菌原料药中，在规定条件下目视可以观测到的不溶性物质，其粒径或长度通常大50μm。

可见异物检查法有灯检法和光散射法。一般常用灯检法，也可采用光散射法。灯检法不适用的品种，如用深色透明容器包装或液体色泽较深的品种可选用光散射法；混悬型、乳状液型注射液和滴眼液不能使用光散射法。

（1）第一法（灯检法）

采用灯检法检查可见异物时，应在暗室中进行。检查装置为带有遮光板的日光灯光源；光照度可在1000～4000lx范围内调节。

检查法：按以下各类供试品的要求，取规定量供试品，除去容器标签，擦净容器外壁，必要时将药液转移至洁净透明的适宜容器内，将供试品置遮光板边缘处，在明视距离（指供试品至人眼的清晰观测距离，通常为25cm），手持容器颈部，轻轻旋转和翻转容器（但应避免产生气泡），使药液中可能存在的可见异物悬浮，分别在黑色和白色背景下目视检查，重复观察，总检查时限为20s。供试品装量每支（瓶）在10mL及10mL以下的，每次检查可手持2支（瓶）；50mL或50mL以上大容量注射液按直、横、倒三步法旋转检视。供试品溶液中有大量气泡产生影响观察时，需静置足够时间至气泡消失后检查。

注射液 除另有规定外，取供试品20支（瓶），按上述方法检查。

注射用无菌制剂 除另有规定外，取供试品5支（瓶），用适宜的溶剂和适当的方法使药粉完全溶解后，按上述方法检查。

无菌原料药 除另有规定外，按抽样要求称取各品种制剂项下的最大规格量5份，分别置洁净透明的适宜容器内，采用适宜的溶剂及适当的方法使药物全部溶解后，按上述方法检查。

结果判断：供试品中不得检出金属屑、玻璃屑、长度超过2mm的纤维、最大粒径超过2mm的块状物以及静置一定时间后轻轻旋转时肉眼可见的烟雾状微粒沉积物、无法计数的微粒群或摇不散的沉淀，以及在规定时间内较难计数的蛋白质絮状物等明显可见异物。

供试品中如检出点状物、2mm以下的短纤维和块状物等微细可见异物，生化药品或生物制品若检出半透的约小于1mm的细小蛋白质絮状物或蛋白质颗粒等微细可见异物，除另有规定外，应分别符合表6-4、表6-5中的规定。

表 6-4　生物制品注射液、滴眼剂结果判断

类别	细微可见异物限度	
	初始 20 支（瓶）	初、复试 40 支（瓶）
注射液	装量 50mL 及以下，每支（瓶）中微细可见异物不得超过 3 个 装量 50mL 以上，每支（瓶）中微细可见异物不得超过 5 个	2 支（瓶）以上超出，不符合规定
滴眼剂	如仅有 1 支（瓶）超出，符合规定 如检出 2 支（瓶）超出，复试 如检出 3 支（瓶）及以上超出，不符合规定	3 支（瓶）以上超出，不符合规定

表 6-5　非生物制品注射液、滴眼剂结果判断

类别		微细可见异物限度	
		初试 20 支（瓶）	初、复试 40 支（瓶）
注射液	静脉用	如 1 支（瓶）检出，复试 如 2 支（瓶）或以上检出，不符合规定	超过 1 支（瓶）检出，不符合规定
	非静脉用	如 1~2 支（瓶）检出，复试 如 2 支（瓶）以上检出，不符合规定	超过 2 支（瓶）检出，不符合规定
滴眼剂		如 1 支（瓶）检出，符合规定 如 2~3 支（瓶）检出，复试 如 3 支（瓶）以上检出，不符合规定	超过 3 支（瓶）检出，不符合规定

既可静脉用也可非静脉用的注射液，以及脑池内、硬膜外、椎管内用的注射液应执行静脉用注射液的标准，混悬液与乳状液仅对明显可见异物进行检查。

注射用无菌制剂 5 支（瓶）检查的供试品中如检出微细可见异物，每支（瓶）中检出微细可见异物的数量应符合表 6-6 的规定；如有 1 支（瓶）超出表 6-6 中限度规定，另取 10 支（瓶）同法复试，均应不超出表 6-6 中限度规定。

表 6-6　注射用无菌制剂结果判断

类别		每支（瓶）中微细可见异物限度
生物制品	复溶体积 50mL 及以下<3 个	≤3 个
	复溶体积 50mL 以上<5 个	≤5 个
非生物制品	冻干	≤3 个
	非冻干	≤5 个

无菌原料药 5 份检查的供试品中如检出微细可见异物，每份供试品中检出微细可见异物的数量应符合相应注射用无菌制剂的规定；如有 1 份超出限度规定，另取 10 份同法复试，均应不超出限度规定。

(2) 第二法（光散射法）

溶液型供试品　除另有规定外，取供试品 20 支（瓶），除去不透明标签，擦净容器外壁，置仪器检测装置上，从仪器提供的菜单中选择与供试品规格相应的测定参数，并根据供试品瓶体大小对参数进行适当调整后，启动仪器，将供试品检测 3 次并记录检测结果。凡仪器判定有 1 次不合格者，可用灯检法确认。用深色透明容器包装或液体色泽较深等灯检法检查困难的品种不用灯检法确认。

注射用无菌粉末　除另有规定外，取供试品 5 支（瓶），用适宜的溶剂及适当的方法使药物全部溶解后，按上述方法检查。

无菌原料粉末　除另有规定外,取各品种制剂项下的最大规格量5份,分别置洁净透明的适宜玻璃容器内,采用适宜的溶剂及适当的方法使药物全部溶解后,按上述方法检查。

结果判断:同灯检法。

4.不溶性微粒

本法系用以检查静脉用注射剂(溶液型注射液、注射用无菌粉末、注射用浓溶液)及供静脉注射用无菌原料药中不溶性微粒的大小及数量。

除另有规定外,用于静脉注射、静脉滴注、鞘内注射、椎管内注射的溶液型注射液、注射用无菌粉末及注射用浓溶液照不溶性微粒检查法(通则0903)检查,均应符合规定。本法包括光阻法和显微计数法,具体检查方法见通则0903。

5.无菌、细菌内毒素或热原

照无菌检查法(通则1101)检查,应符合规定。

除另有规定外,静脉用注射剂按各品种项下的规定,照细菌内毒素检查法(通则1143)或热原检查法(通则1142)检查,应符合规定。

(三)含量测定

1.附加剂对含量测定的影响

注射剂在生产过程中除主药外,还要加入附加剂,如抗氧剂、等渗溶液、助溶剂、溶剂水或溶液油、抑菌剂等。这些附加剂有时会对含量测定有影响,需予以排除。

(1)抗氧剂对含量测定的影响

为保证注射剂的稳定性,常加入亚硫酸钠、亚硫酸氢钠、焦亚硫酸钠和硫代硫酸钠等抗氧剂,这些物质对氧化还原滴定法进行主药含量测定时有干扰。排除此类干扰的方法主要有:

加入掩蔽剂(如甲醛、丙酮等)消除干扰:当注射剂中含有亚硫酸钠、亚硫酸氢钠、焦亚硫酸钠等抗氧剂时,若采用氧化还原滴定法(如碘量法、铈量法或亚硝酸钠滴定法等)测定注射剂中的主药含量,会产生干扰,这些抗氧剂也能和氧化性的滴定剂反应,使含量测定结果偏高,此时可加入甲醛或丙酮进行掩蔽,从而消除抗氧剂的干扰。如碘量法测定维生素C含量时,加入丙酮作为掩蔽剂;安乃近注射液的含量测定时加入甲醛作为掩蔽剂。

加酸使抗氧剂分解:亚硫酸钠、亚硫酸氢钠、焦亚硫酸钠、硫代硫酸钠等抗氧剂在强酸环境中分解,产生二氧化硫气体,经加热可全部逸出,消除干扰。如亚硝酸钠滴定法测定盐酸普鲁卡因胺注射液的含量,由于加入的抗氧剂能消耗滴定液,故可加入盐酸,迅速煮沸,使抗氧剂分解,立即冷却到室温,再依法进行滴定。

UV法测定时,利用主药和抗氧剂紫外吸收光谱差异进行测定:如测定盐酸氯丙嗪注射液的含量,《中国药典》现行版采用紫外-可见分光光度法进行含量测定,盐酸氯丙嗪的最大吸收波长为254nm,但在此波长处抗氧剂维生素C也有吸收,对含量测定有干扰;氯丙嗪的次最大吸收波长为306nm,在此波长处,维生素C无干扰,故选择次最大吸收波长306nm处测定吸光度。

(2)等渗溶液对含量测定的影响

注射液常加入氯化钠配成等渗溶液,会对银量法或离子交换法测定主药含量有影响,应设法予以排除。如复方乳酸钠注射液中含有氯化钠,先用强酸性阳离子树脂处理,并用氢氧化钠滴定,算出乳酸钠和氯化钠的总量,再用银量法测定氯化钠的量,两者相减,就能求出供试品中主药的含量。

用强酸性阳离子树脂处理：

$$R-SO_3H + CH_3CHOHCOONa \longrightarrow R-SO_3Na + CH_3CHOHCOOH$$

$$R-SO_3H + NaCl \longrightarrow R-SO_3Na + HCl$$

用氢氧化钠滴定：

$$CH_3CHOHCOOH + NaOH \longrightarrow CH_3CHOHCOONa + H_2O$$

$$HCl + NaOH \longrightarrow NaCl + H_2O$$

（3）助溶剂对含量测定的影响

在注射剂中常加入助溶剂增加主药的溶解度，使注射液更加稳定，助溶剂的存在可能对主药的含量测定有影响。如葡萄糖酸钙注射液中加入氢氧化钙等作助溶剂，干扰配位滴定。为了排除其干扰，常在制备过程中控制钙盐的量。《中国药典》现行版规定添加的钙盐（按 Ca 计算）不得超过葡萄糖酸钙中含钙量的 5.0%。

（4）溶剂油对含量测定的影响

脂溶性的药物需配制成油溶液，常用麻油、茶油或核桃油作为注射用的植物油，其中含有的甾醇及三萜类物质会影响含量测定。排除此类干扰的方法主要有：

用有机溶剂稀释：主药含量高，分析时取样量少的注射液，可用有机溶剂稀释法使油溶液对测定的影响减至最小。

若稀释法无法排除干扰，则需通过提取分离后再进行测定。

2.测定结果的表示

测定结果以标示量的百分含量标示。

$$标示量的百分含量 = \frac{每支实测的含量}{标示量} \times 100\% = \frac{供试品中测得 \times 每支容量（mL）}{供试品样量（mL）\times 标示量} \times 100\%$$

3.实例分析

【应用实例1】维生素 B_{12} 注射液（标示量为 0.1mg/mL）含量测定：精密量取本品 7.5mL，置 25mL 量瓶中，加蒸馏水稀释至刻度，摇匀，置 1cm 石英池中，蒸馏水为空白，在 361nm 处测定吸收度 $A=0.603$，按维生素 B_{12} 的 $E_{1cm}^{1\%}=207$ 计算，求其标示量的百分含量。

解：

（1）维生素 B_{12} 注射液的含量测定用紫外-可见分光光度法，该注射液中不存在辅料的干扰。

（2）使用注射液溶剂蒸馏水作参比溶液。

（3）计算公式：

$$标示量的百分含量 = \frac{\dfrac{A}{E_{1cm}^{1\%}} \times \dfrac{1}{100} \times D \times 每支容量}{mS} \times 100\%$$

$$= \frac{\dfrac{0.603}{207} \times \dfrac{1}{100} \times 25 \times 1}{7.5 \times 0.1 \times 10^{-3}} \times 100\% = 97.10\%$$

答：维生素 B_{12} 注射液标示量的百分含量为 97.10%。

二、50%葡萄糖注射液的含量测定

葡萄糖分子中含有手性碳原子，具有旋光性，其含量测定《中国药典》采用旋光度法。

（一）测定方法

葡萄糖注射液质量标准收载在《中国药典》二部正文，通过查找《中国药典》（2020年版）二部正文1516页得知其含量测定方法如下：

精密量取本品适量（约相当于葡萄糖10g），置100mL量瓶中，加氨试液0.2mL（10%或10%以下规格的本品可直接取样测定），用水稀释至刻度，摇匀，静置10min，在25℃时，依法测定旋光度（通则0621），与2.0852相乘，即得供试量中含有$C_6H_{12}O_6 \cdot H_2O$的质量（g）。本品为葡萄糖的灭菌水溶液，含葡萄糖（$C_6H_{12}O_6 \cdot H_2O$）应为标示量的95.0%～105.0%。

（二）测定前准备

试剂：氨试液，取浓氨溶液400mL，加水使成1000mL，即得。

仪器：自动旋光仪。

（三）操作步骤

（1）取5~10支50%葡萄糖注射液内容物，混匀，精密量取本品20mL置100mL量瓶中，加氨试液0.2mL，用水稀释至刻度，摇匀，静置10min。

（2）取出旋光计的测定管，先用蒸馏水作空白溶液对仪器进行清零校正，再用供试液冲洗数次，缓缓注入供试液适量。置于旋光计内，读取旋光度，连续测定5次，取平均值。

> **课堂互动**
> 注射液的取样与原料药有何区别？

（四）数据处理

项目	1	2	3	4	5
零点值					
零点平均值					
样品的旋光度					
样品的旋光度的平均值					
样品的浓度c/（g/100mL）					
标示量的百分含量/%					

$$标示量的百分含量 = \frac{c}{标示量（g/100mL）} \times 100\% = \frac{2.0852\alpha}{10} \times 100\%$$

（五）结论

是否符合规定？

> **课堂互动**
> 50%葡萄糖注射液的含量测定学会了吗？能独立完成医院常用的5%葡萄糖注射液的含量测定吗？

【应用实例2】王芳同学通过实验测得5%葡萄糖注射液的数据如下。

项目	1	2	3	4	5
零点值	0.000	0.000	0.000	0.000	0.000
零点平均值	0.000				
样品的旋光度	2.362	2.362	2.363	2.362	2.362
样品的旋光度的平均值	2.362				
样品的浓度 c/（g/100mL）	2.0852×2.362=4.93				
标示量的百分含量/%	4.93/5×100=98.5				

注：王芳所用测定管为1dm。

任务五 其他制剂分析

一、胶囊剂的分析

胶囊剂系指药物或加有辅料充填于空心胶囊或密封于软质囊材中的固体制剂。按照其溶解、释放特性，可将胶囊剂分为硬胶囊、软胶囊（胶丸）、缓释或控释胶囊、肠溶胶囊等，主要供口服。

（一）外观性状

应整洁，不得有黏结、变形、渗漏或囊壳破裂现象，并应无异臭。

（二）常规检查

1. 装量差异检查

检查法：除另有规定外，取供试品20粒（中药取10粒），分别精密称定质量，倾出内容物（不得损失囊壳），硬胶囊囊壳用小刷或其他适宜的用具拭净；软胶囊或内容物为半固体或液体的硬胶囊囊壳用乙醚等易挥发性溶剂洗净，置通风处使溶剂挥尽，再分别精密称定囊壳质量，求出每粒内容物的装量与平均装量。胶囊剂的装量差异限度要求见表6-7。

表6-7 胶囊剂的装量差异限度要求

平均装量或标示装量	装量差异限度
0.30g以下	±10%
0.30~0.30g以上	±7.5%（中药±10%）

结果判断：每粒装量与平均装量相比较（有标示装量的胶囊剂，每粒装量应与标示装量比较），超出装量差异限度的不得多于2粒，并不得有1粒超出限度1倍。

凡规定检查含量均匀度的胶囊剂，一般不再进行装量差异的检查。

2. 崩解时限

胶囊剂的崩解是药物溶出及被人体吸收的前提，而囊壳常因囊材的质量、久贮或与药物接触等原因，影响溶胀或崩解。

检查法：除另有规定外，照崩解时限检查法（通则0921）检查，均应符合规定。
凡规定检查溶出度或释放度的胶囊剂，一般不再进行崩解时限的检查。

3.其他项目检查

与片剂的检查项目相似，主要有溶出度检查、释放度检查、含量均匀度检查等项目。凡规定检查溶出度、释放度或含量均匀度的胶囊制剂，无需进行崩解时限检查。规定含量均匀度检查的胶囊剂，可不再进行装量差异检查。

（三）含量测定

不加辅料的胶囊剂，其含量测定基本上按原料药的含量测定方法进行测定；加入辅料的胶囊剂，其辅料与片剂辅料相似，可参考片剂含量测定方法选择适宜的测定方法。胶囊剂含量测定时的取样方法与上述装量差异检查的取样方法相同。含量测定结果也用含量占标示量的百分数表示。

二、颗粒剂的分析

颗粒剂系指原料药物与适宜的辅料混合制成具有一定粒度的干燥颗粒状制剂。颗粒剂可分为可溶颗粒（通称为颗粒）、混悬颗粒、泡腾颗粒、肠溶颗粒，根据释放特性不同还有缓释颗粒等。

混悬颗粒 系指难溶性原料药物与适宜辅料混合制成的颗粒剂。临用前加水或其他适宜的液体振摇即可分散成混悬液。除另有规定外，混悬颗粒剂应进行溶出度（通则0931）检查。

泡腾颗粒 系指含有碳酸氢钠和有机酸，遇水可放出大量气体而呈泡腾状的颗粒剂。泡腾颗粒中的原料药物应是易溶性的，加水产生气泡后应能溶解。有机酸一般用枸橼酸、酒石酸等。泡腾颗粒一般不得直接吞服。

肠溶颗粒 系指采用肠溶材料包裹颗粒或其他适宜方法制成的颗粒剂。肠溶颗粒耐胃酸而在肠液中释放活性成分或控制药物在肠道内定位释放，可防止药物在胃内分解失效，避免对胃的刺激。肠溶颗粒应进行释放度（通则0931）检查。肠溶颗粒不得咀嚼。

缓释颗粒 系指在规定的释放介质中缓慢地非恒速释放药物的颗粒剂。缓释颗粒应符合缓释制剂（指导原则9013）的有关要求，并应进行释放度（通则0931）检查。缓释颗粒不得咀嚼。

（一）外观形状

《中国药典》规定：颗粒剂应干燥，色泽一致，无吸潮、软化、结块、潮解等现象。

（二）常规检查

除另有规定外，颗粒剂应进行以下相应检查。

1.粒度

粒度测定是为确保颗粒剂粒径的均一性，不使颗粒因受潮结块或在运输和贮藏中粉碎而影响质量。

检查法：除另有规定外，照粒度和粒度分布测定法（通则0982第二法双筛分法）测定，不能通过一号筛与能通过五号筛的总和不得超过15%。

2.干燥失重

检查法：除另有规定外，化学药品和生物制品颗粒剂照干燥失重测定法（通则0831）测定，于105℃干燥（含糖颗粒应在80℃减压干燥）至恒重，减失重量不得超过2.0%。

3. 装量差异

单剂量包装的颗粒剂按下述方法检查，应符合规定。

检查法：取供试品10袋（瓶），除去包装，分别精密称定每袋（瓶）内容物的重量，求出每袋（瓶）内容物的装量与平均装量。颗粒剂的装量差异限度见表6-8。

表6-8 颗粒剂的装量差异限度要求

平均装量或标示装量	装量差异限度
1.0g 或 1.0g 以下	±10%
1.0g 以上至 1.5g	±8%
1.5g 以上至 6.0g	±7%
6.0g 以上	±5%

结果判断：每袋（瓶）装量与平均装量相比较[凡无含量测定的颗粒剂或有标示装量的颗粒剂，每袋（瓶）装量应与标示装量比较]，超出装量差异限度的颗粒剂不得多于2袋（瓶），并不得有1袋（瓶）超出装量差异限度1倍。

凡规定检查含量均匀度的颗粒剂，一般不再进行装量差异检查。

4. 其他项目检查

颗粒剂的溶出度、释放度、含量均匀度、微生物限度等检查方法可参照《中国药典》（四部通则）相关项目进行检查。必要时，包衣颗粒剂应检查残留溶剂。

（三）含量测定

颗粒剂中附加剂的干扰与排除以及含量测定方法可参照胶囊剂分析时所采用的方法。

三、散剂的分析

散剂系指药物或适宜的辅料经粉碎、均匀混合制成的干燥粉末状制剂，分为口服散剂和局部用散剂。

口服散剂一般溶于或分散于水、稀释液或者其他液体中服用，也可直接用水送服。

局部用散剂可供皮肤、口腔、咽喉、腔道等处应用；专供治疗、预防和润滑皮肤的散剂也可称为撒布剂或撒粉。

（一）外观形状

《中国药典》规定：散剂应干燥、疏松、混合均匀、色泽一致。

（二）常规检查

1. 粒度

除另有规定外，化学药局部用散剂和用于烧伤或严重创伤的中药局部用散剂及儿科用散剂，照下述方法检查，应符合规定。

检查法：除另有规定外，取供试品10g，精密称定，照粒度和粒度分布测定法（通则0982单筛分法）测定。化学药散剂通过七号筛（中药通过六号筛）的粉末重量不得少于95%。

2. 外观均匀度

检查意义：控制散剂在生产中混合不均匀，色泽不一致，影响药品的质量。

检查法：取供试品适量，置光滑纸上，平铺约 $5cm^2$，将其表面压平，在明亮处观察，应色泽均匀，无花纹与色斑。

3. 水分

中药散剂照水分测定法（通则 0832）测定，除另有规定外，不得过 9.0%。

4. 干燥失重

化学药和生物制品散剂，除另有规定外，取供试品，照干燥失重测定法（通则 0831）测定，在 105℃ 干燥至恒重，减失重量不得过 2.0%。

5. 装量差异

单剂量包装的散剂，照下述方法检查，应符合规定。

检查法：除另有规定外，取供试品 10 袋（瓶），分别精密称定每袋（瓶）内容物的重量，求出内容物的装量与平均装量。散剂的装量差异限度要求见表 6-9。

表 6-9　散剂的装量差异限度要求

平均装量或标示装量	装量差异限度（中药、化学药）	装量差异限度（生物制品）
0.1g 或 0.1g 以下	±15%	±15%
0.1g 以上至 0.5g	±10%	±10%
0.5g 以上至 1.5g	±8%	±7.5%
1.5g 以上至 6.0g	±7%	±5%
6.0g 以上	±5%	±3%

结果判断：每袋（瓶）装量与平均装量相比较[凡有标示装量的散剂，每袋（瓶）装量应与标示装量相比较]，按表中的规定，超出装量差异限度的散剂不得多于 2 袋（瓶），并不得有 1 袋（瓶）超出装量差异限度的 1 倍。

6. 其他项目检查

散剂的"干燥失重检查""微生物限度检查"等项目与颗粒剂相似。

（三）含量测定

散剂中附加剂的干扰与排除及含量测定方法可参照胶囊剂分析中所采用的方法。

四、栓剂的分析

栓剂系指原料药物与适宜基质制成供腔道给药的固体制剂。栓剂根据所使用的范围，可分为直肠栓、阴道栓和尿道栓。

（一）外观形状

《中国药典》规定：栓剂中原料药物与基质应混合均匀，其外形应完整光滑；应有适宜的硬度，以免在包装或贮存时变形。

（二）常规检查

1. 重量差异

检查法：取供试品 10 粒，精密称定总重量，求得平均粒重后，再分别精密称定每粒的重量。栓剂的重量差异限度见表 6-10。

表 6-10　栓剂的重量差异限度要求

平均粒重	重量差异限度
1.0g 及 1.0g 以下	±10%
1.0g 以上至 3.0g	±7.5%
3.0g 以上	±5%

判断结果：每粒重量与平均粒重相比较（有标示粒重的中药栓剂，每粒重量应与标示粒重比较），按表中的规定，超出重量差异限度的不得多于 1 粒，并不得超出限度 1 倍。

凡规定检查含量均匀度的栓剂，一般不再进行重量差异检查。

2. 融变时限

除另有规定外，照融变时限检查法（通则 0922）检查，应符合规定。

3. 微生物限度

除另有规定外，照非无菌产品微生物限度检查：微生物计数法（通则 1105）和控制菌检查法（通则 1106）及非无菌药品微生物限度标准（通则 1107）检查，应符合规定。

（三）含量测定

栓剂在生产过程中需加入亲水或亲油性基质，这些基质往往包裹住主药，对含量测定有干扰，应预选排除。排除方法主要有：①对热稳定的某些药物，可加入适当溶剂，水浴加热使基质液化后，直接滴定；②选用适宜的有机溶剂使基质溶解后再滴定；③加热使基质液化，选用适宜的溶剂溶解主药，然后放冷，使基质凝固，过滤后再进行测定；④供试品用与水不相溶的有机溶剂加热溶解，冷却后，用水或酸性溶液直接提取被测定的成分；⑤金属类药物，经灼烧后，主要变成金属氧化物，用重量法换算出其含量。

五、糖浆剂的分析

糖浆剂系指含有原料药物的浓蔗糖水溶液。

（一）外观形状

《中国药典》规定：除另有规定外，糖浆剂应澄清。在贮存期间不得有发霉、酸败、产生气体或其他变质现象，允许有少量摇之易散的沉淀。

（二）常规检查

糖浆剂除按各品种项下规定检查相对密度、pH 值等项目外，还应检查装量差异和微生物限度，见《中国药典》四部通则。

（三）含量测定

糖浆剂中除主药外，还有蔗糖、水以及其他适宜附加剂。蔗糖主要对氧化还原滴定法有干扰；而水对非水溶液酸碱滴定法有干扰。这些干扰可参照片剂和注射剂中此类干扰所采用的方法进行排除。

任务六 药物稳定试验

一、样品的留样考察

留样分为一般留样和重点留样。留样包括原辅料留样、成品留样、中间产品留样、包装材料留样等。

GMP 对留样作了具体规定，内容如下。

留样应当至少符合以下要求：

（1）应当按照操作规程对留样进行管理，需留样的样品由质管部填写取样证送有关车间，留足样品。

（2）留样应当能够代表被取样批次的物料或产品。

（3）成品的留样：

① 每批药品均应当有留样，如果一批药品分成数次进行包装，则每次包装至少应当保留一件最小市售包装的成品。

② 留样的包装形式应当与药品市售包装形式相同，原料药的留样无法采用市售包装形式的，可采用模拟包装。

③ 每批药品的留样数量一般至少应当能够确保按照注册批准的质量标准完成两次全检（无菌检查和热原检查等除外）。

④ 如果不影响留样的包装完整性，保存期间内至少应当每年对留样进行一次目检观察，如有异常，应当进行彻底调查并采取相应的处理措施。

⑤ 留样观察应当有记录。

⑥ 留样应当按照注册批准的贮存条件至少保存至药品有效期后一年。

⑦ 如企业终止药品生产或关闭的，应当将留样转交受权单位保存，并告知当地药品监督管理部门，以便在必要时可随时取得留样。

（4）物料的留样：

① 制剂生产用每批原辅料和与药品直接接触的包装材料均应当有留样。与药品直接接触的包装材料（如输液瓶），如成品已有留样，可不必单独留样。

② 物料的留样量应当至少满足鉴别的需要，原辅料、成品一般为三倍全检量，包材可根据大小，选择 1 个/批或 30cm/批。

③ 除稳定性较差的原辅料外，用于制剂生产的原辅料（不包括生产过程中使用的溶剂、气体或制药用水）和与药品直接接触的包装材料的留样应当至少保存至产品放行后两年。如果物料的有效期较短，则留样时间可相应缩短。

④ 物料的留样应当按照规定的条件贮存，必要时还应当适当包装密封。

二、药物稳定性试验

稳定性试验的目的是考察原料药物或制剂在温度、湿度、光线的影响下随时间变化的规律，为药品的生产、包装、贮存、运输条件提供科学依据，同时通过试验建立药品的有效期。

（一）稳定性试验基本要求

稳定性试验的基本要求是：

① 稳定性试验包括影响因素试验、加速试验与长期试验。影响因素试验用 1 批原料药物或 1 批制剂进行，如果试验结果不明确，则应加试 2 个批次样品，生物制品应直接使用 3 个批次。加速试验与长期试验要求用 3 批供试品进行。

② 原料药物供试品应是一定规模生产的。供试品量相当于制剂稳定性试验所要求的批量，原料药物合成工艺路线、方法、步骤应与大生产一致。药物制剂供试品应是放大试验的产品，其处方与工艺应与大生产一致。每批放大试验的规模，至少是中试规模。大体积包装的制剂，如静脉输液等，每批放大规模的数量通常应为各项试验所需总量的 10 倍。特殊品种、特殊剂型所需数量，根据情况另定。

③ 加速试验与长期试验所用供试品的包装应与拟上市产品一致。

④ 研究药物稳定性，要采用专属性强、准确、精密、灵敏的药物分析方法与有关物质（含降解产物及其他变化所生成的产物）的检查方法，并对方法进行验证，以保证药物稳定性试验结果的可靠性。在稳定性试验中，应重视降解产物的检查。

⑤ 若放大试验比规模生产的数量小，申报者应承诺在获得批准后，从放大试验转入规模生产时，对最初通过生产验证的 3 批规模生产的产品进行加速试验与长期稳定性试验。

⑥ 对包装在有通透性容器内的药物制剂应当考虑药物的湿敏感性或可能的溶剂损失。

⑦ 制剂质量的"显著变化"通常定义为：a. 含量与初始值相差 5%；或采用生物或免疫法测定时效价不符合规定。b. 降解产物超过标准限度要求。c. 外观、物理常数、功能试验（如颜色、相分离、再分散性、黏结、硬度、每揿剂量）等不符合标准要求。d. pH 值不符合规定。e.12 个制剂单位的溶出度不符合标准的规定。本指导原则分两部分，第一部分为原料药物，第二部分为药物制剂。

1. 原料药物

原料药物要进行以下试验：

（1）影响因素试验

此项试验是在比加速试验更激烈的条件下进行。其目的是探讨药物的固有稳定性、了解影响其稳定性的因素及可能的降解途径与降解产物，为制剂生产工艺、包装、贮存条件和建立降解产物分析方法提供科学依据。将供试品置适宜的开口容器中（如称量瓶或培养皿），分散放置，厚度不超过 3mm（疏松原料药可略厚）。当试验结果发现降解产物有明显的变化，应考虑其潜在的危害性，必要时应对降解产物进行定性或定量分析。

① 高温试验：供试品开口置适宜的恒温设备中，设置温度一般高于加速试验温度 10℃以上，考察时间点应基于原料药本身的稳定性及影响因素试验条件下稳定性的变化趋势设置。通常可设定为 0 天、5 天、10 天、30 天等取样，按稳定性重点考察项目进行检测。若供试品质量有明显变化，则适当降低温度试验。

② 高湿试验：供试品开口置恒湿密闭容器中，在 25℃分别于相对湿度 90%±5%条件下放置 10 天，于第 5 天和第 10 天取样，按稳定性重点考察项目要求检测，同时准确称量试验前后供试品的重量，以考察供试品的吸湿潮解性能。若吸湿增重 5%以上，则在相对湿度 75%±5%条件下，同法进行试验；若吸湿增重 5%以下，其他考察项目符合要求，则不再进行此项试验。恒湿条件可在密闭容器，如干燥器下部放置饱和盐溶液，根据不同相对湿度的要求，可以选择 NaCl 饱和溶液（相对湿度 75%±1%，15.5~60℃），KNO_3 饱和溶液（相对湿度 92.5%，25℃）。

③ 强光照射试验：供试品开口放在光照箱或其他适宜的光照装置内，可选择输出相似于

D65/ID65发射标准的光源，或同时暴露于冷白荧光灯和近紫外灯下，在照度为4500lx±500lx，且光源总照度应不低于 1.2×10^6 lx·h、近紫外灯能量不低于200W·h/m² 条件下，于适宜时间取样，按稳定性重点考察项目进行检测，特别要注意供试品的外观变化。

关于光照装置，建议采用定型设备"可调光照箱"，也可用光橱，在箱中安装相应光源使达到规定照度。箱中供试品台高度可以调节，箱上方安装抽风机以排除可能产生的热量，箱上配有照度计，可随时监测箱内照度，光照箱应不受自然光的干扰，并保持照度恒定，同时防止尘埃进入光照箱内。

此外，根据药物的性质，必要时可设计试验，原料药在溶液或混悬液状态时，或在较宽pH值范围探讨pH值与氧及其他条件应考察对药物稳定性的影响，并研究分解产物的分析方法。创新药物应对分解产物的性质进行必要的分析。冷冻保存的原料药物，应验证其在多次反复冻融条件下产品质量的变化情况。在加速或长期放置条件下已证明某些降解产物并不形成，则可不必再做降解产物检查。

（2）加速试验

此项试验是在加速条件下进行。其目的是通过加速药物的化学或物理变化，探讨药物的稳定性，为制剂设计、包装、运输、贮存提供必要的资料。供试品在温度40℃±2℃、相对湿度75%±5%的条件下放置6个月。所用设备应能控制温度±2℃、相对湿度±5%，并能对真实温度与湿度进行监测。在至少包括初始和末次等的3个时间点（如0个月、3个月、6个月）取样，按稳定性重点考察项目检测。如在25℃±2℃、相对湿度60%±5%条件下进行长期试验，当加速试验6个月中任何时间点的质量发生了显著变化，则应进行中间条件试验。中间条件为30℃±2℃、相对湿度65%±5%，建议的考察时间为12个月，应包括所有的稳定性重点考察项目，检测至少包括初始和末次等的4个时间点（如0个月、6个月、9个月、12个月）。

对温度特别敏感的药物，预计只能在冰箱中（5℃±3℃）保存，此种药物的加速试验，可在温度25℃±2℃、相对湿度60%±5%的条件下进行，时间为6个月。

对拟冷冻贮藏的药物，应对一批样品在5℃±3℃或25℃±2℃条件下放置适当的时间进行试验，以了解短期偏离标签贮藏条件（如运输或搬运时）对药物的影响。

（3）长期试验

长期试验是在接近药物的实际贮存条件下进行的，其目的是为制订药物的有效期提供依据。供试品在温度25℃±2℃、相对湿度60%±5%的条件下放置12个月，或在温度30℃±2℃、相对湿度65%±5%的条件下放置12个月，这是从我国南方与北方气候的差异考虑的，至于上述两种条件选择哪一种由研究者确定。每3个月取样一次，分别于0个月、3个月、6个月、9个月、12个月取样，按稳定性重点考察项目进行检测。12个月以后，仍需继续考察的，根据产品特性，分别于18个月、24个月、36个月等，取样进行检测。将结果与0个月比较，以确定药物的有效期。由于实验数据的分散性，一般应按95%可信限进行统计分析，得出合理的有效期。如果3批统计分析结果差别较小，则取其平均值为有效期，若差别较大则取其最短的为有效期。如果数据表明测定结果变化很小，说明药物是很稳定的，则不作统计分析。

对温度特别敏感的药物，长期试验可在温度5℃±3℃的条件下放置12个月，按上述时间要求进行检测，12个月以后，仍需按规定继续考察，制订在低温贮存条件下的有效期。

对拟冷冻贮藏的药物，长期试验可在温度-20℃±5℃的条件下至少放置12个月进行考察。

长期试验采用的温度为25℃±2℃、相对湿度为60%±10%，或温度30℃±2℃、相对湿度65%±5%，这是根据国际气候带制订的。国际气候带见表6-11。

表 6-11 国际气候表

气候带	计算数据			推算数据	
	温度[①]/℃	MKT[②]/℃	RH/%	温度/℃	RH/%
温带	20.0	20.0	42	21	45
地中海气候、亚热带	21.6	22.0	52	25	60
干热带	26.4	27.9	35	30	35
湿热带	26.7	27.4	76	30	70

① 记录温度。
② MKT 为平均动力学温度。

中国总体来说属亚热带，部分地区属湿热带，故长期试验采用温度为 25℃±2℃、相对湿度为 60%±5%，或温度 30℃±2℃、相对湿度 65%±5%，与美、日、欧国际协调委员会（ICH）采用的条件基本是一致的。

原料药物进行加速试验与长期试验所用包装应采用模拟小桶，但所用材料与封装条件应与大桶一致。

2. 药物制剂

药物制剂稳定性研究，首先应查阅原料药物稳定性有关资料，特别了解温度、湿度、光线对原料药物稳定性的影响，并在处方筛选与工艺设计过程中，根据主药与辅料性质，参考原料药物的试验方法，进行影响因素试验、加速试验与长期试验。

（1）影响因素试验

药物制剂进行此项试验的目的是考察制剂处方的合理性与生产工艺及包装条件。供试品用 1 批进行，将供试品如片剂、胶囊剂、注射剂（注射用无菌粉末如为西林瓶装，不能打开瓶盖，以保持严封的完整性），除去外包装，并根据试验目的和产品特性考虑是否除去内包装，置适宜的开口容器中，进行高温试验、高湿试验与强光照射试验，试验条件、方法、取样时间与原料药相同，重点考察项目见后文。对于需冷冻保存的中间产物或药物制剂，应验证其在多次反复冻融条件下产品质量的变化情况。

（2）加速试验

此项试验在加速条件下进行，其目的是通过加速药物制剂的化学或物理变化，探讨药物制剂的稳定性，为处方设计、工艺改进、质量研究、包装改进、运输、贮存提供必要的资料。供试品在温度 40℃±2℃、相对湿度 75%±5% 的条件下放置 6 个月。所用设备应能控制温度±2℃、相对湿度±5%，并能对真实温度与湿度进行监测。在至少包括初始和末次等的 3 个时间点（如 0 个月、3 个月、6 个月）取样，按稳定性考察项目检测。如在 25℃±2℃、相对湿度 60%±5% 条件下进行长期试验，当加速试验 6 个月中任何时间点的质量发生了显著变化，则应进行中间条件试验。中间条件为 30℃±2℃、相对湿度 65%±5%，建议的考察时间为 12 个月，应包括所有的稳定性重点考察项目，检测至少包括初始和末次等的 4 个时间点（如 0 个月、6 个月、9 个月、12 个月）。溶液剂、混悬剂、乳剂、注射液等含有水性介质的制剂可不要求相对湿度。试验所用设备与原料药物相同。

对温度特别敏感的药物制剂，预计只能在冰箱（5℃±3℃）内保存使用，此类药物制剂的加速试验可在温度 25℃±2℃、相对湿度 60%±5% 的条件下进行，时间为 6 个月。

对拟冷冻贮藏的制剂，应对一批样品在 5℃±3℃ 或 25℃±2℃ 条件下放置适当的时间进行试验,以了解短期偏离标签贮藏条件(如运输或搬运时)对制剂的影响。乳剂、混悬剂、软膏剂、乳膏剂、糊剂、凝胶剂、眼膏剂、栓剂、气雾剂、泡腾片及泡腾颗粒宜直接采用温度 30℃±2℃、相对湿度 65%±5%的条件进行试验,其他要求与上述相同。

对于包装在半透性容器中的药物制剂,例如低密度聚乙烯制备的输液袋、塑料安瓿、眼用制剂容器等,则应在温度 40℃±2℃、相对湿度 25%±5%的条件(可用 $CH_3COOK \cdot 1.5H_2O$ 饱和溶液)下进行试验。

(3)长期试验

长期试验在接近药品的实际贮存条件下进行,其目的是为制订药品的有效期提供依据。供试品在温度 25℃±2℃、相对湿度 60%±5%的条件下放置 12 个月,或在温度 30℃±2℃、相对湿度 65%±5%的条件下放置 12 个月。至于上述两种条件选择哪一种由研究者确定。每 3 个月取样一次,分别于 0 个月、3 个月、6 个月、9 个月、12 个月取样,按稳定性重点考察项目进行检测。12 个月以后,仍需继续考察的,分别于 18 个月、24 个月、36 个月取样进行检测。将结果与 0 个月比较以确定药品的有效期。由于实测数据的分散性,一般应按 95%可信限进行统计分析,得出合理的有效期。如 3 批统计分析结果差别较小,则取其平均值为有效期限。若差别较大,则取其最短的为有效期。数据表明很稳定的药品,不作统计分析。

对温度特别敏感的药品,长期试验可在温度 5℃±3℃的条件下放置 12 个月,按上述时间要求进行检测,12 个月以后,仍需按规定继续考察,制订在低温贮存条件下的有效期。

对拟冷冻贮藏的制剂,长期试验可在温度 -20℃±5℃的条件下至少放置 12 个月,货架期应根据长期试验放置条件下实际时间的数据而定。

对于包装在半透性容器中的药物制剂,则应在温度 25℃±2℃、相对湿度 40%±5%,或温度 30℃±2℃、相对湿度 35%±5%的条件下进行试验,至于上述两种条件选择哪一种由研究者确定。

对于所有制剂,应充分考虑运输路线、交通工具、距离、时间、条件(温度、湿度、振动情况等)、产品包装(外包装、内包装等)、产品放置和温度监控情况(监控器的数量、位置等)等对产品质量的影响。

此外,有些药物制剂还应考察临用时配制和使用过程中的稳定性。例如,应对配制或稀释后使用、在特殊环境(如高原低压、海洋高盐雾等环境)使用的制剂开展相应的稳定性研究,同时还应对药物的配伍稳定性进行研究,为说明书/标签上的配制、贮藏条件和配制或稀释后的使用期限提供依据。

(二)稳定性重点考察项目

原料药物及主要剂型的重点考察项目见表 6-12,表中未列入的考察项目及剂型,可根据剂型及品种的特点制订。对于缓控释制剂、肠溶制剂等应考察释放度等,微粒制剂应考察粒径或包封率或泄漏率等。

表 6-12 原料药物及制剂稳定性重点考察项目参考表

剂型	稳定性重点考察项目	剂型	稳定性重点考察项目
原料药	性状、熔点、含量、有关物质、吸湿性以及根据品种性质选定的考察项目	眼用制剂	如为溶液,应考察性状、可见异物、含量、pH 值、有关物质;如为混悬液,还应考察粒度、再分散性;洗眼剂还应考察无菌;眼丸剂应考察粒度与无菌

续表

剂型	稳定性重点考察项目	剂型	稳定性重点考察项目
片剂	性状、含量、有关物质、崩解时限或溶出度或释放度	丸剂	性状、含量、有关物质、溶散时限
胶囊剂	性状、含量、有关物质、崩解时限或溶出度或释放度、水分,软胶囊要检查内容物有无沉淀	糖浆剂	性状、含量、澄清度、相对密度、有关物质、pH值
注射剂	性状、含量、pH值、可见异物、不溶性微粒、有关物质,应考察无菌	口服溶液剂	性状、含量、澄清度、有关物质
栓剂	性状、含量、融变时限、有关物质	口服乳剂	性状、含量、分层现象、有关物质
软膏剂	性状、均匀性、含量、粒度、有关物质	口服混悬剂	性状、含量、沉降体积比、有关物质、再分散性
乳膏剂	性状、均匀性、含量、粒度、有关物质、分层现象	散剂	性状、含量、粒度、有关物质、外观均匀度
糊剂	性状、均匀性、含量、粒度、有关物质	气雾剂(非定量)	不同放置方位(正、倒、水平)有关物质、揿射速率、揿出总量、泄漏率
气雾剂(定量)	不同放置方位(正、倒、水平)有关物质、递送剂量均一性、泄漏率	颗粒剂	性状、含量、粒度、有关物质、溶化性或溶出度或释放度
喷雾剂	不同放置方位(正、水平)有关物质、每喷主药含量、递送剂量均一性(混悬型和乳液型定量鼻用喷雾剂)	贴剂(透皮贴剂)	性状、含量、有关物质、释放度、黏附力
吸入气雾剂	不同放置方位(正、倒、水平)有关物质、微细粒子剂量、递送剂量均一性、泄漏率	冲洗剂、洗剂、灌肠剂	性状、含量、有关物质、分层现象(乳状型),分散性(混悬型),冲洗剂应考察无菌
吸入喷雾剂	不同放置方位(正、水平)有关物质、微细粒子剂量、递送剂量均一性、pH值,应考察无菌	搽剂、涂剂、涂膜剂	性状、含量、有关物质、分层现象(乳状型),分散性(混悬型),涂膜剂还应考察成膜性
吸入粉雾剂	有关物质、微细粒子剂量、递送剂量均一性、水分	耳用制剂	性状、含量、有关物质,耳用散剂、喷雾剂与半固体制剂分别按相关剂型要求检查
吸入液体制剂	有关物质、微细粒子剂量、递送速率及递送总量、pH值、含量,应考察无菌	鼻用制剂	性状、pH值、含量、有关物质,鼻用散剂、喷雾剂与半固体制剂分别按相关剂型要求检查
凝胶剂	性状、均匀性、含量、有关物质、粒度,乳胶剂应检查分层现象		

【项目六 小结】

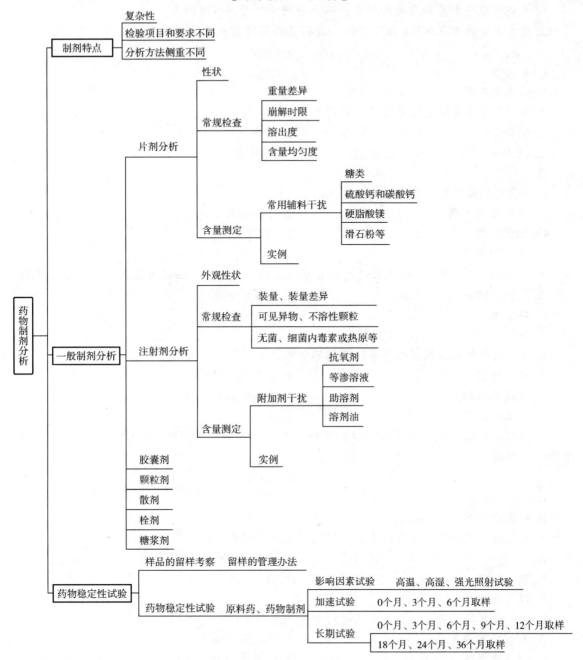

【项目六 检测】

一、单项选择题

1. 下列说法不正确的是（　　）。
A. 凡规定检查溶出度的制剂，不再进行崩解时限检查
B. 凡规定检查释放度的制剂，不再进行崩解时限检查
C. 凡规定检查融变时限的制剂，不再进行崩解时限检查

D. 凡规定检查重量差异的制剂，不再进行崩解时限检查

E. 凡规定检查含量均匀度的制剂，不再进行重量差异时限检查

2. 对于平均片重在0.30g以下片剂，我国药典规定其重量差异限度为（　　）。

A. ±3%　　　　　　　　　　　　B. ±5%

C. ±7.5%　　　　　　　　　　　D. ±10%

E. 以上均不对

3. 片剂重量差异限度检查法中应取药片（　　）片。

A. 6片　　　　　　　　　　　　B. 10片

C. 15片　　　　　　　　　　　 D. 20片

E. 2片

4. 含量均匀度检查主要针对（　　）。

A. 小剂量的片剂　　　　　　　　B. 大剂量的片剂

C. 所有片剂　　　　　　　　　　D. 难溶性药物片剂

E. 以上均不对

5. 《中国药典》规定，硫酸亚铁片的含量测定采用（　　）法以消除糖类赋形剂的干扰。

A. 高锰酸钾法　　　　　　　　　B. 亚硝酸钠法

C. 碘量法　　　　　　　　　　　D. 溴量法

E. 铈量法

6. 注射剂中加入抗氧剂有许多，下列答案不属于抗氧剂的为（　　）。

A. 亚硫酸钠　　　　　　　　　　B. 焦亚硫酸钠

C. 硫代硫酸钠　　　　　　　　　D. 连四硫酸钠

E. 亚硫酸氢钠

7. 《中国药典》规定，采用碘量法测定维生素C注射液的含量时，加入（　　）为掩蔽剂，消除抗氧剂的干扰。

A. 氯仿　　　　　　　　　　　　B. 丙酮

C. 乙醇　　　　　　　　　　　　D. 甲酸

E. 以上均不对

8. 片剂崩解时限的检查操作中，介质的温度应控制在（　　）。

A. 室温　　　　　　　　　　　　B. 37℃±0.5℃

C. 30℃　　　　　　　　　　　　D. 37℃±1℃

E. 以上均不对

9. 辅料糖类对采用（　　）方法进行含量测定有干扰。

A. 氧化还原滴定法　　　　　　　B. 酸碱滴定法

C. 配位滴定法　　　　　　　　　D. 非水溶液滴定法

E. 沉淀滴定法

10. 对配位滴定法产生干扰的是（　　）。

A. 葡萄糖　　　　　　　　　　　B. 氯化钠

C. 滑石粉　　　　　　　　　　　D. 硬脂酸镁

E. 硫代硫酸钠

11. 溶出度检查主要针对（　　）。

A. 小剂量的片剂　　　　　　　　B. 大剂量的片剂

C. 所有片剂　　　　　　　　　　D. 难溶性药物片剂

E. 以上均不对

12. 制剂分析含量测定结果按（　　　）表示。

A. 百分含量　　　　　　　　　　B. 相当于标示量的百分含量

C. 效价　　　　　　　　　　　　D. 浓度

E. 质量

13. 制订制剂分析方法时，需要注意的是（　　　）。

A. 赋形剂对药物的稀释作用　　　B. 赋形剂对药物的遮蔽作用

C. 辅料对药物的吸附作用　　　　D. 赋形剂对药物测定的干扰作用

14. 平均装量在 1.0～1.5g 单剂量包装的颗粒剂，装量差异限度为（　　　）。

A. ±10%　　　　　　　　　　　B. ±8%

C. ±7%　　　　　　　　　　　　D. ±5%

E. ±3%

15. 非水溶液滴定法中，硬脂酸镁的干扰可加入（　　　）进行排除。

A. 草酸　　　　　　　　　　　　B. HCl

C. 乙酸　　　　　　　　　　　　D. H_2SO_4

E. 硝酸

二、计算题

1. 取乙酸倍尼松片 10 片（标示量 0.005g/片），精密称定总重量为 0.715g，研细，称取细粉 0.306g，加无水乙醇稀释至 100mL 量瓶中，并定容至刻度。过滤，弃去初滤液，取续滤液 5mL 置另一 100mL 量瓶中，加无水乙醇至刻度，于 223nm±1nm 波长处测 A=0.413，按 $C_{22}H_{28}O_6$ 的 $E_{1cm}^{1\%}$=385。求片剂标示量的百分含量。

2. 精密量取呋喃苯胺注射液（标示量为 10mg/mL）2mL 置 100mL 量瓶中，用 0.1mol/L NaOH 稀释至刻度，摇匀，精密量取 5mL 置 100mL 量瓶中，用 0.1mol/L NaOH 稀释至刻度，摇匀。在 271nm 波长处测 A=0.576，按 $E_{1cm}^{1\%}$=595 计算标示量的百分含量。

3. 取标示量为 10mg/片的维生素 B_2 10 片，精密称定 0.1130g，研细，取细粉 0.0108g，置 1000mL 量瓶中，加冰乙酸 5mL 与水 100mL 置水浴上加热，使维生素 B_2 溶解，加水稀释至刻度，摇匀，过滤，弃去初滤液。取续滤液置 1cm 置比色池中，在 444nm 处测 A=0.316，按 $C_{17}H_{20}O_8N_4$ 的 $E_{1cm}^{1\%}$=323 计算标示量的百分含量。

4. 烟酸片（标示量 0.3 g/片）的含量测定：取本品 10 片，精密称定总重量为 3.5860g，研细，取细粉 0.3730g，加新沸的水 50mL，置水浴上加热，使其溶解，放冷至室温，加酚酞指示剂 3 滴，用 NaOH（0.1010mol/L）滴定，消耗 25.18mL，求标示量的百分含量。（已知 1mL 0.1mol/L NaOH 相当于 12.31mg 烟酸。）

三、问答题

1. 什么叫制剂分析？制剂分析与原料药分析相比较有哪些不同？
2. 片剂的溶出度可以用于评价片剂的什么质量？
3. 片剂中的糖类对哪些分析测定方法有干扰？如何进行消除？
4. 硬脂酸镁对哪些方面有干扰？如何进行消除？
5. 如何排除注射液中抗氧剂的干扰？

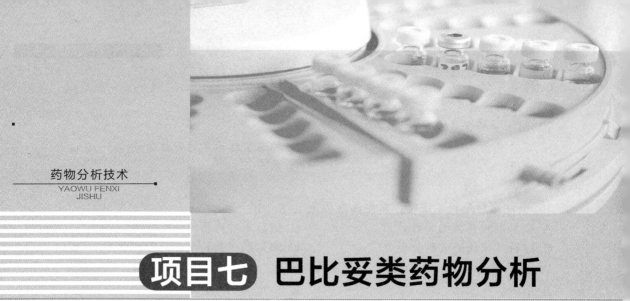

项目七 巴比妥类药物分析

【学习目标】

一、能力目标
1. 能够选择合适的试剂鉴别巴比妥类药物。
2. 能运用药品质量标准对巴比妥类药物进行检查、含量测定及结果计算。

二、知识目标
1. 熟悉巴比妥类药物的结构特征、理化性质与分析方法之间的联系。
2. 掌握苯巴比妥的鉴别试验、杂质检查、含量测定原理与方法。

巴比妥类药物为临床上广泛应用的镇静催眠药、抗惊厥药,其临床安全和合理用药有明确管制。《中国药典》(2020年版)收载的本类药物有苯巴比妥及其钠盐、异戊巴比妥及其钠盐、司可巴比妥钠、注射用硫喷妥钠等原料及制剂。本项目重点介绍苯巴比妥及其片剂的分析方法。

一、巴比妥类药物的基本结构与性质

(一)基本结构

巴比妥类药物均为巴比妥酸的衍生物,具有典型的环状丙二酰脲母核结构,其基本结构如下:

本类药物除硫喷妥钠为C2位硫取代的硫代巴比妥酸衍生物外,其余均为C5位双取代的巴比妥酸衍生物。巴比妥类药物的基本结构可分为两部分:一部分为母核巴比妥酸的环状丙二酰脲结构,此结构是巴比妥类药物的共同部分,决定了巴比妥类药物的共性,可用于与其他类药物相区别。另一部分是取代部分,即 R^1、R^2,根据取代基的不同,可以区分不同的巴比妥类药物。

巴比妥类药物通常为白色结晶性颗粒或粉末(注射用硫喷妥钠为淡黄色粉末),具有一定的熔点。该类药物一般微溶或极微溶于水，易溶于乙醇或乙醚等有机溶剂，在氢氧化钠或碳酸钠溶液中溶解；其钠盐则易溶于水，而不溶于有机溶剂。巴比妥类药物均具有环状丙二酰脲基本结构及取代官能团的性质，典型药物的结构如下：

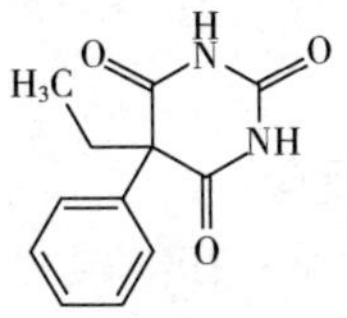

苯巴比妥 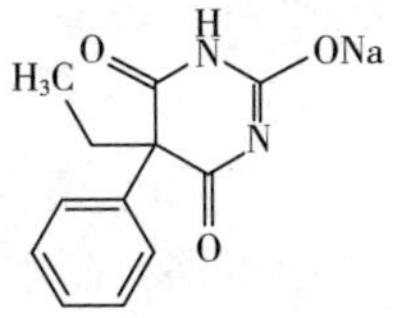　　　　　苯巴比妥钠 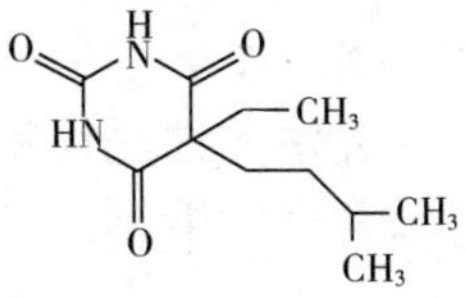　　　　　异戊巴比妥

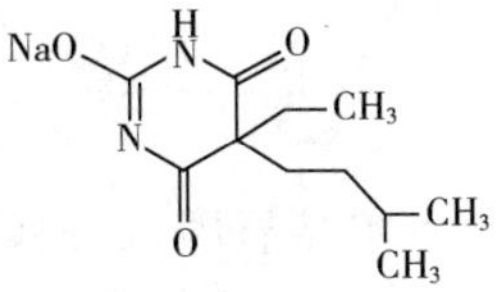

异戊巴比妥钠 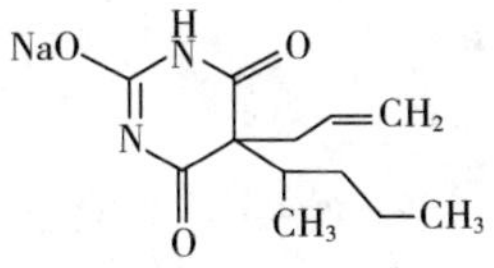　　　司可巴比妥钠 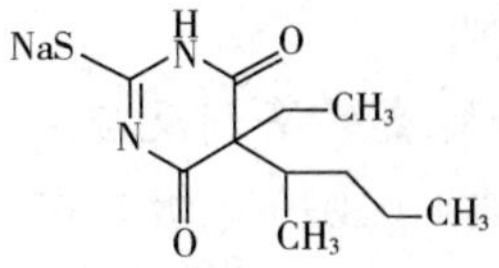　　　　硫喷妥钠

（二）理化性质

1. 弱酸性

环状丙二酰的1,3-二酰亚胺基团可发生酮式-烯醇式互变异构，在水溶液中电离显弱酸性（pK_a 为 7.3～8.4），因此巴比妥类药物可溶于氢氧化钠或碳酸钠溶液。

2. 钠盐性质

（1）水解性

巴比妥类钠盐接触水分后，母核开环，可水解失效，温度升高以及碱性条件可加速水解。

（2）焰色反应

在无色火焰中燃烧，火焰显鲜黄色。

（3）在过量稀酸中可析出白色结晶，测定其熔点可用于鉴别。

3. 与重金属离子的反应

结构中的—CONHCONHCO—可与金属离子，如 Ag^+、Cu^{2+}、Hg^{2+} 等，生成有色的物质，可用于鉴别。

4. 紫外吸收特性

巴比妥类药物仅在碱性条件下可电离产生共轭体系，并随着碱性强弱变化而产生不同的紫外吸收光谱；硫喷妥钠在酸性和碱性条件下均有紫外吸收。

5. 特殊取代基性质

某些药物中含有特殊的取代基团，可用于鉴别和含量测定。

（1）苯基

苯巴比妥中的苯取代基，可发生消化和缩合反应，用于鉴别。

（2）烯丙基

司可巴比妥钠结构中含有不饱和双键的烯丙基可与碘试液发生加成反应，使碘试液的棕黄色消失，用于鉴别；不饱和双键可与溴定量加成，可用于含量测定。

（3）硫元素

硫喷妥钠中的硫元素在氢氧化钠溶液中与乙酸铅反应生成白色沉淀，加热转化成黑色硫化铅沉淀，用于鉴别。

二、苯巴比妥原料药的分析

苯巴比妥为常用的镇静催眠和抗惊厥药物，化学名为5-乙基-5-苯基-2,4,6（1H,3H,5H）-嘧啶三酮。其质量分析如下。

（一）性状

本品为白色有光泽的结晶性粉末；无臭；饱和水溶液显酸性反应。

本品在乙醇或乙醚中溶解，在三氯甲烷中略溶，在水中极微溶解；在氢氧化钠或碳酸钠溶液中溶解。

本品的熔点（通则0612第一法）为174.5~178℃。

（二）鉴别

1. 丙二酰脲类的鉴别反应

《中国药典》（2020年版）在苯巴比妥药物鉴别项下注明"本品显丙二酰脲类的鉴别反应（通则0301）"。包括银盐反应和铜盐反应两个鉴别试验。

（1）银盐反应

① 鉴别原理：苯巴比妥可溶于碳酸钠溶液，与硝酸银试液反应，先生成可溶性的一银盐，在过量的硝酸银试液作用下继而生成不溶性的二银盐白色沉淀。注意溶液中应无过多的碳酸钠，否则生成碳酸银沉淀干扰反应。

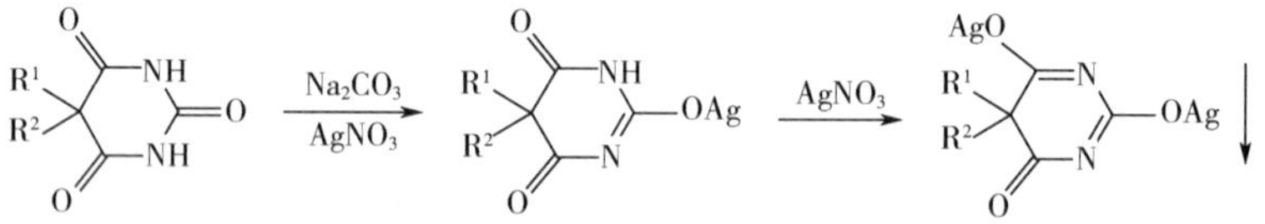

② 鉴别方法：取供试品约0.1g，加碳酸钠试液1mL与水10mL，振摇2min，滤过；滤液中逐滴加入硝酸银试液，即生成白色沉淀，振摇，沉淀即溶解；继续滴加过量的硝酸银试液，沉淀不再溶解。

（2）铜盐反应

① 鉴别原理：巴比妥类药物在吡啶溶液中与铜吡啶试液反应，生成稳定的金属复合物，复合物具有特征颜色。巴比妥类药物多为紫色或紫色沉淀，含硫巴比妥类药物（如硫喷妥钠）为绿色。可以用此反应来区别含硫巴比妥类药物。

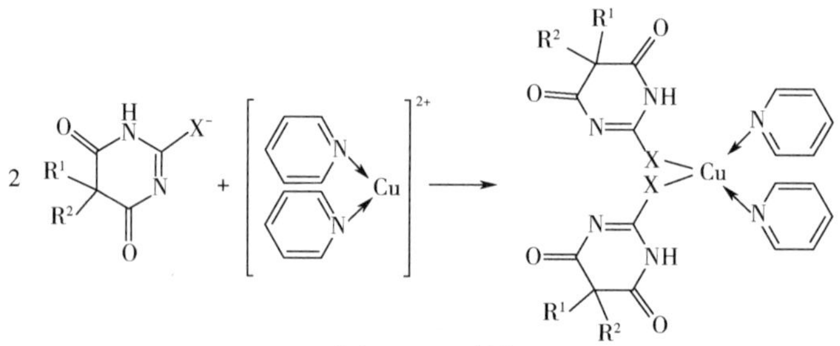

X=O，紫色；X=S，绿色

② 鉴别方法：取供试品约50mg，加吡啶溶液（1→10）5mL，溶解后，加铜吡啶试液1mL，即显紫色或生成紫色沉淀。

2. 苯环的鉴别反应

苯巴比妥C5位具有苯环取代基，可利用苯环的硝化反应和缩合反应进行鉴别。

（1）硝化反应

取本品约 10mg，加硫酸 2 滴与亚硝酸钠约 5mg，混合，即显橙黄色，随即转橙红色。

（2）缩合反应

取本品约 50mg，置试管中，加甲醛试液 1mL，加热煮沸，冷却，沿管壁缓缓加硫酸 0.5mL，使成两液层，置水浴中加热，接界面显玫瑰红色。

> **课堂互动**
>
> 现有三种药物粉末，可能为苯巴比妥钠、司可巴比妥钠、注射用硫喷妥钠，你觉得可以用什么简单的方法来进行区分？试验现象是怎样的？

3.红外光谱法

苯巴比妥及其钠盐结构中都有苯环及特征官能团，红外光谱具有特征吸收，《中国药典》（2020 年版）采用标准图谱对照法进行鉴别。即本品的红外光吸收图谱应与对照的图谱（光谱集 227 图）一致。

（三）检查

苯巴比妥需要检查的项目有酸度、乙醇溶液的澄清度、有关物质、中性或碱性物质、干燥失重、炽灼残渣等。

1.酸度

（1）原理

酸度的检查主要是控制反应中由于乙基化不完全引入的副产物苯基丙二酰脲，其 C5-H 受邻位羰基的吸电子作用影响，酸性增强，可使甲基橙指示剂呈红色。

（2）方法

取本品 0.20 g，水 10mL，煮沸搅拌 1min，放冷，滤过，取滤液 5mL，加甲基橙指示液 1 滴，不得显红色。

2.乙醇溶液的澄清度

（1）原理

本检查主要是控制乙醇中不溶解的杂质如苯巴比妥酸等，其溶解性小于苯巴比妥，通过加热可使苯巴比妥在乙醇中的溶解度增加。

（2）方法

取本品 1.0g，加乙醇 5mL，加热回流 3min，溶液应澄清。

3.有关物质

（1）原理

由于苯巴比妥在生产和贮存的过程中都可能引入杂质，《中国药典》（2020 年版）规定采用是高效液相色谱法检查苯巴比妥中"有关物质"，规定供试品溶液色谱图中如有杂质峰，单个杂质峰面积不得大于对照溶液主峰面积（0.5%），各杂质峰面积的和不得大于对照溶液主峰面积的 2 倍（1.0%）。

（2）方法

照高效液相色谱法（通则 0512）测定。

供试品溶液　取本品，加流动相溶解并稀释制成每 1mL 中约含 1mg 的溶液。

对照溶液　精密量取供试品溶液 1mL，置 200mL 量瓶中，用流动相稀释至刻度，摇匀。

色谱条件　以辛基硅烷键合硅胶为填充剂，以乙腈-水（25∶75）为流动相，检测波长为 220nm，进样体积 5μL。

系统适用性要求　理论板数按苯巴比妥峰计算不低于 2500，苯巴比妥峰与相邻杂质峰之间的分离度应符合要求。

测定法　精密量取供试品溶液与对照溶液，分别注入液相色谱仪，记录色谱图至主成分峰保留时间的3倍。

限度　供试品溶液色谱图中如有杂质峰，单个杂质峰面积不得大于对照溶液主峰面积（0.5%），各杂质峰面积的和不得大于对照溶液主峰面积的2倍（1.0%）。

4. 中性或碱性物质

（1）原理

本检查采用提取重量法来控制反应中间体、副产物及分解产生的酰胺、酰脲类等杂质的限量。该类杂质能溶于乙醚、不溶于氢氧化钠溶液，而苯巴比妥可溶于氢氧化钠溶液，利用此性质采用乙醚萃取杂质，干燥称重，确定其杂质是否超过限量。

（2）方法

取本品1.0g，置分液漏斗中，加氢氧化钠试液10mL溶解后，加水5mL与乙醚25mL，振摇1min，分取醚层，用水振摇洗涤3次，每次5mL，取醚液经干燥滤纸滤过，滤液置105℃恒重的蒸发皿中，蒸干，在105℃干燥1h，遗留残渣不得过3mg。

5. 干燥失重

取本品，在105℃干燥至恒重，减失重量不得过1.0%（通则0831）。

6. 炽灼残渣

炽灼残渣不得过0.1%（通则0841）。

（四）含量测定

1. 测定原理

环状丙二酰脲在碱性条件下具有与银盐定量结合的性质，《中国药典》（2020年版）采用银量法测定苯巴比妥的含量。

2. 测定方法

取本品约0.2g，精密称定，加甲醇40mL使溶解，再加新制的3%无水碳酸钠溶液15mL，照电位滴定法（通则0701），用硝酸银滴定液（0.1mol/L）滴定。每1mL硝酸银滴定液（0.1mol/L）相当于23.22mg的$C_{12}H_{12}N_2O_3$。

3. 含量计算

$$百分含量 = \frac{VTF \times 10^{-3}}{m} \times 100\%$$

式中，V为供试品消耗硝酸滴定液的体积，mL；T为滴定度，mg/mL；F为硝酸银滴定液的浓度校正因子；m为供试品的取样量，g。

课堂互动

银量法测定苯巴比妥原料药含量时，为什么要采用甲醇和新制的3%无水碳酸钠溶液作为介质，采用电位法指示滴定终点？

《中国药典》（2020年版）规定按干燥品计算，含$C_{12}H_{12}N_2O_3$不得少于98.5%。

三、苯巴比妥片的分析

《中国药典》（2020年版）收载的苯巴比妥制剂为苯巴比妥片，《中国药典》规定本品含苯巴比妥（$C_{12}H_{12}N_2O_3$）应为标示量的93.0%~107.0%。

(一）性状

本品为白色片。

(二）鉴别

（1）取本品的细粉适量（约相当于苯巴比妥0.1g），加无水乙醇10mL，充分振摇，滤过，滤液置水浴上蒸干，残渣照苯巴比妥项下的鉴别方法做硝化反应、丙二酰脲鉴别试验，应显相同的反应。

（2）在含量测定项下记录的色谱图中，供试品溶液主峰的保留时间应与对照品溶液主峰的保留时间一致。

(三）检查

1.有关物质

照高效液相色谱法（通则0512）测定。

供试品溶液　取本品细粉适量，加流动相溶解并稀释制成每1mL中约含苯巴比妥1mg的溶液，滤过，取续滤液。

对照溶液　精密量取供试品溶液1mL，置200mL量瓶中，用流动相稀释到刻度，摇匀。

色谱条件、系统适用性要求与测定法　同苯巴比妥有关物质项下。

限度　供试品溶液色谱图中如有杂质峰，单个杂质峰面积不得大于对照溶液主峰面积（0.5%），各杂质峰面积的和不得大于对照溶液主峰面积的2倍（1.0%）。

2.含量均匀度

取本品1片，置50mL（30mg规格）或25mL（15mg规格）量瓶中，加流动相适量，照含量测定项下的方法，自"超声20min"起，依法测定，应符合规定（通则0941）。

3.溶出度

照溶出度与释放度测定法（通则0931第二法）测定。

溶出条件　以水900mL为溶出介质，转速为每分钟50转，依法操作，经45min时取样。

供试品溶液　取溶出液滤过，精密量取续滤液适量，加硼酸氯化钾缓冲液（pH=9.6）定量稀释制成每1mL中约含5μg的溶液，摇匀。

对照品溶液　取苯巴比妥对照品，精密称定，加硼酸氯化钾缓冲液（pH=9.6）溶解并定量稀释制成每1mL中约含5μg的溶液。

测定法　取供试品溶液与对照品溶液，照紫外-可见分光光度法（通则0401），在240nm波长处分别测定吸光度，计算每片的溶出量。

限度　标示量的75%，应符合规定。

4.其他

应符合片剂项下有关的各项规定（通则0101）。

(四）含量测定

因苯巴比妥片剂中辅料等因素的影响，采用银量法测定干扰较大，结果不准确，《中国药典》（2020年版）采用高效液相色谱法（通则0512）测定其含量。

供试品溶液　取本品20片，精密称定，研细，精密称取适量（约相当于苯巴比妥30mg），置50mL量瓶中，加流动相适量，超声20min使苯巴比妥溶解，放冷，用流动相稀释至刻度，摇匀，滤过，精密量取续滤液1mL，置10mL量瓶中，用流动相稀释至刻度，摇匀。

对照品溶液　取苯巴比妥对照品适量，精密称定，加流动相溶解并定量稀释制成每1mL中约含苯巴比妥60μg的溶液。

色谱条件 以辛基硅烷键合硅胶为填充剂,以乙腈-水(30:70)为流动相,检测波长为220nm,进样体积10μL。

系统适用性要求 理论板数按苯巴比妥峰计算不低于2000,苯巴比妥峰与相邻色谱峰之间的分离度应符合要求。

测定法 精密量取供试品溶液与对照品溶液,分别注入液相色谱仪,记录色谱图。按外标法以峰面积计算。

$$标示量的百分含量 = \frac{c_R \times \frac{A_X}{A_R} \times VD\overline{W}}{mS} \times 100\%$$

式中,c_R 为对照品溶液浓度,mg/mL;A_X 为供试品峰面积;A_R 为对照品峰面积;V 为供试品初次配制的体积,mL;D 为供试品的稀释倍数;$\overline{W}$ 为20片供试品的平均片重,g;m 为供试品的取样量,g;S 为苯巴比妥片的标示量,mg。

【项目七 小结】

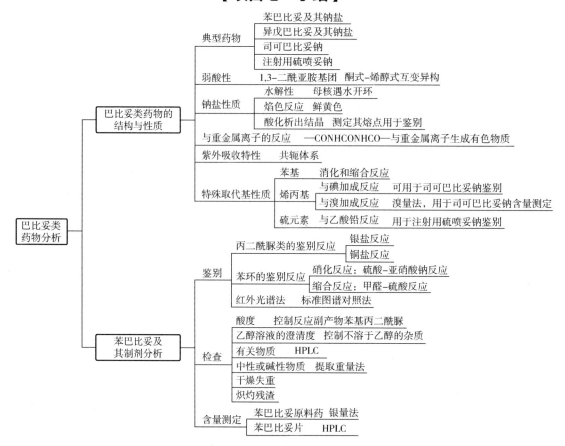

【项目七 检测】

一、单项单选题

1. 巴比妥类药物具有弱酸性是由于分子具有（　　）。

A. 羧基 B. 氨基
C. 二酰亚氨基 D. 嘧啶环
E. 苯环

2. 丙二酰脲类鉴别反应一般用于哪类药物的鉴别（   ）。
   A. 芳酸及酯类药物 B. 巴比妥类药物
   C. 磺胺类药物 D. 杂环类药物
   E. 生物碱类药物

3. 可与碘试液作用，使其棕黄色消失的是（   ）。
   A. 苯巴比妥 B. 苯巴比妥钠
   C. 异戊巴比妥 D. 司可巴比妥钠
   E. 硫喷妥钠

4. 在酸性和碱性条件下都有紫外吸收的是（   ）。
   A. 苯巴比妥 B. 苯巴比妥钠
   C. 异戊巴比妥 D. 司可巴比妥钠
   E. 硫喷妥钠

5. 可与乙酸铅试液反应生成黑色沉淀的巴比妥类药物是（   ）。
   A. 苯巴比妥 B. 苯巴比妥钠
   C. 异戊巴比妥 D. 司可巴比妥钠
   E. 硫喷妥钠

6. 巴比妥类药物共有的反应是（   ）。
   A. 与硝酸银试液的反应 B. 与亚硝酸钠试液的反应
   C. 与三氯化铁试液的反应 D. 与高锰酸钾溶液的反应
   E. 与碘试液的反应

7. 苯巴比妥与铜-吡啶试液反应的颜色是（   ）。
   A. 绿色 B. 紫色
   C. 红色 D. 橙黄色
   E. 黄色

8. 苯巴比妥类药物中，与铜-吡啶试液反应生成绿色配合物的是（   ）。
   A. 苯巴比妥 B. 苯巴比妥钠
   C. 异戊巴比妥 D. 司可巴比妥钠
   E. 硫喷妥钠

9. 可发生硫酸-亚硝酸钠反应的巴比妥类药物是（   ）。
   A. 异戊巴比妥 B. 异戊巴比妥钠
   C. 苯巴比妥 D. 司可巴比妥钠
   E. 硫喷妥钠

10. 能与甲醛-硫酸反应生成玫瑰红色环，颜色反应为亮黄色的是（   ）。
    A. 苯巴比妥 B. 司可巴比妥
    C. 异戊巴比妥 D. 硫喷妥钠
    E. 苯巴比妥钠

11. 检查苯巴比妥药物酸度的目的是（   ）。
    A. 控制丙二酰脲的限量 B. 控制巴比妥酸的限量

C. 控制中性或碱性物质的限量　　　D. 控制盐酸的残留量
E. 控制尿素的残留量

12. 《中国药典》（2020年版）中，苯巴比妥原料药含量的测定方法是（　　）。
A. 银量法　　　　　　　　　　　B. 碘量法
C. 非水溶液滴定法　　　　　　　D. 紫外-可见分光光度法
E. 高效液相色谱法

13. 银量法测定苯巴比妥含量时，《中国药典》（2020年版）采用指示终点的方法是（　　）。
A. 酸碱指示剂法　　　　　　　　B. 永停滴定法
C. K_2CrO_4 指示剂法　　　　　　D. 电位滴定法
E. 氧化还原指示剂法

二、多项选择题

1. 《中国药典》（2020年版）采用了下列哪些反应来鉴别巴比妥类药物（　　）。
A. 三氯化铁反应　　　　　　　　B. 银盐反应
C. 铜盐反应　　　　　　　　　　D. 重氮化-偶合反应
E. 氧化反应

2. 下列反应中可以区别含硫和不含硫巴比妥类药物的是（　　）。
A. 与硝酸银试液反应　　　　　　B. 与铜-吡啶试液反应
C. 与甲醛-硫酸试液反应　　　　　D. 与乙酸铅试液反应
E. 与硫酸-亚硝酸钠试液反应

3. 与铜-吡啶试液反应生成紫色配合物的有（　　）。
A. 苯巴比妥　　　　　　　　　　B. 苯巴比妥钠
C. 异戊巴比妥钠　　　　　　　　D. 司可巴比妥钠
E. 硫喷妥钠

三、配伍题

药物与鉴别反应：
A. 与甲醛-硫酸试液反应　　　　　B. 与溴水作用，使之褪色
C. 与乙酸铅试液反应　　　　　　D. 与硫酸-亚硝酸钠试液反应
E. 与三氯化铁反应

1. 司可巴比妥钠（　　）
2. 硫喷妥钠（　　）
3. 苯巴比妥（　　）

四、简答题

如何简便快速地区别苯巴比妥、司可巴比妥钠、硫喷妥钠三种药物？

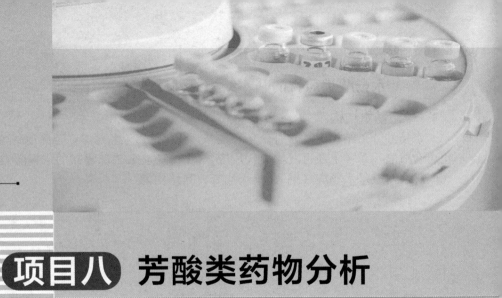

药物分析技术
YAOWU FENXI
JISHU

项目八 芳酸类药物分析

【学习目标】

一、能力目标

1. 会依据现行版《中国药典》的检验方法对芳酸类药物特别是阿司匹林进行鉴别、检查、含量测定的基本操作。

2. 具备初步分析问题、解决问题的能力。

二、知识目标

1. 熟悉阿司匹林、苯甲酸、布洛芬典型芳酸类药物的结构和理化性质。

2. 掌握阿司匹林典型的鉴别反应、杂质检查方法。

芳酸类药物主要包括水杨酸类及其酯类、苯甲酸类及其酯类以及其他芳酸类药物。本类药物的结构上具有苯环和羧基，羧基可呈游离状态、成盐或成酯。本章重点介绍阿司匹林及其片剂的分析方法。

任务一 阿司匹林及其制剂分析

阿司匹林是一个古老的药物，它衍生于柳树皮中发现的化学物质。早在2400多年前，柳树皮就被用来治病。相传，希波克拉底曾用它来治头痛和发热。1763年，牛津大学的爱德华·斯通首次从柳树皮中提炼出了阿司匹林的有效成分水杨酸。

1853年，化学家查尔斯·格哈特将水杨酸钠以乙酰氯处理，首次合成出乙酰水杨酸，也就是现在的阿司匹林。1897年，德国医药公司拜耳开始研究乙酰水杨酸的医疗用途，并在两年后，以阿司匹林（Aspirin）为商品名，将此销售至全球。从此，阿司匹林跃升成为使用最广泛的药物之一。每年的消费量约40000t。阿司匹林位列于世界卫生组织基本药物标准清单之中，是基础公卫体系必备药物之一。

阿司匹林及其制剂属于水杨酸类药物，首先我们了解一下水杨酸类药物的基本结构与性质。

一、水杨酸类药物的基本结构与性质

(一) 基本结构

水杨酸分子结构中既含有苯环和羧基，又含有邻位酚羟基，游离羧基可合成盐或酯，羟基也可合成酯，苯环上还可发生取代反应。《中国药典》二部收载的水杨酸类药物有水杨酸、阿司匹林、对氨基水杨酸（钠）、贝诺酯等。其结构为：

水杨酸　　阿司匹林　　对氨基水杨酸（钠）　　贝诺酯

(二) 理化性质

1. 溶解性

水杨酸类药物均为固体，具有一定的熔点。除对氨基水杨酸易溶于水外，其他药物在水中微溶或几乎不溶，能溶于乙醇、乙醚和三氯甲烷等有机溶剂。溶解行为可作为供试品溶液配制或含量测定时滴定介质选择的依据。

2. 酸性

该类药物苯环上具有羧基及酚羟基，所以具有酸性，属于中等强度的酸或弱酸，其酸性受苯环、羧基及取代基的影响，取代基为卤素、硝基、羟基时能降低苯环电子云密度，使羧基中羟基氧原子的电子云密度降低，从而增加氧氢键极性，较易离解出质子，使酸性较苯甲酸强；反之，取代基为甲基、氨基时能增加苯环电子云密度，从而降低氧氢键的极性，使酸性较苯甲酸弱。因此水杨酸的酸性（$pK_a=2.95$）比苯甲酸（$pK_a=4.26$）强得多。阿司匹林的酸性（$pK_a=3.49$）比水杨酸弱，但比苯甲酸强。这一性质可用于本类药物的鉴别和含量测定。

3. 水解性

含有酯键的本类药物在通常情况下其水解速度较慢。有酸或碱存在和加热时，可加速水解反应的进行。在酸性介质中，水解和酯化反应可达到平衡，因此，不可能全部水解。在碱性介质中，由于碱能中和反应中生成的酸，使平衡破坏，因此在过量碱存在的条件下，水解可以进行完全。利用水解得到酸和醇的性质，可鉴别相应的药物。利用水解反应，本类药物亦可用水解后剩余滴定法测定含量。由于本类药物易水解，在生产和贮藏过程中容易引入水解产物，故对其原料和制剂通常应检查水解产生的杂质，如阿司匹林应检查游离水杨酸。

4. 官能团反应

含酚羟基的水杨酸类药物可与三氯化铁作用形成有色的配位化合物，故可用三氯化铁反应鉴别；含芳伯氨基的对氨基水杨酸钠、水解产生芳伯氨基的贝诺酯，均可用重氮化-偶合反应鉴别，亚硝酸钠滴定法测定含量。

5. 光谱特征

水杨酸类药物分子结构中含有苯环和特征官能团，具有紫外和红外特征吸收，可用于含量测定和定性鉴别。

课堂互动

讨论一下阿司匹林的结构与性质

二、阿司匹林的分析

阿司匹林是临床上常用的解热镇痛药，为水杨酸和醋酸所成的酯。其在水中微溶，在乙醇中易溶，遇到湿气即缓缓水解。阿司匹林结构中有羧基，具有酸性，可采用酸碱滴定法测定含量。具体质量分析如下。

（一）性状

本品为白色结晶或结晶性粉末；无臭或微带乙酸臭；遇湿气即缓缓水解。

本品在乙醇中易溶，在三氯甲烷或乙醚中溶解，在水或无水乙醚中微溶；在氢氧化钠溶液或碳酸钠溶液中溶解，但同时分解。

（二）鉴别

1. 三氯化铁反应

此反应为芳环上酚羟基反应。

（1）鉴别原理

阿司匹林分子结构中均为游离酚羟基，不能直接与三氯化铁试液发生显色反应。但加入氢氧化钠试液加热使其水解，产生具有酚羟基的水杨酸后，便可与三氯化铁试液作用，显紫堇色。

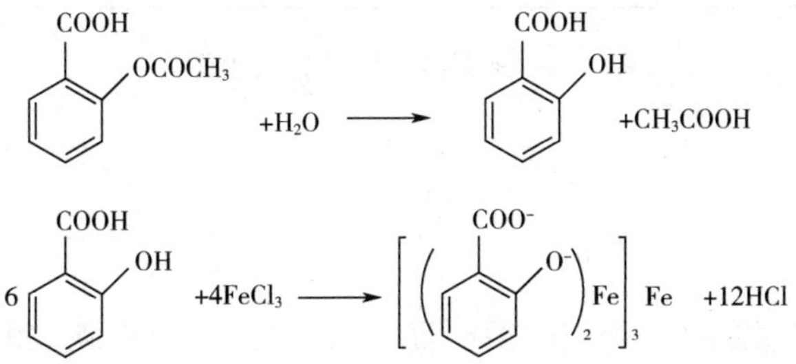

（2）鉴别方法

取本品约 0.1g，加水 10mL，煮沸，放冷，加三氯化铁试液 1 滴，即显紫堇色。

2. 水解反应

（1）鉴别原理

此反应为阿司匹林酯键的反应。阿司匹林分子结构中具有酯键，与碳酸钠试液共热，水解生成水杨酸钠和乙酸钠，放冷后用稀硫酸酸化，析出白色的水杨酸沉淀并产生乙酸的臭气，可供鉴别。

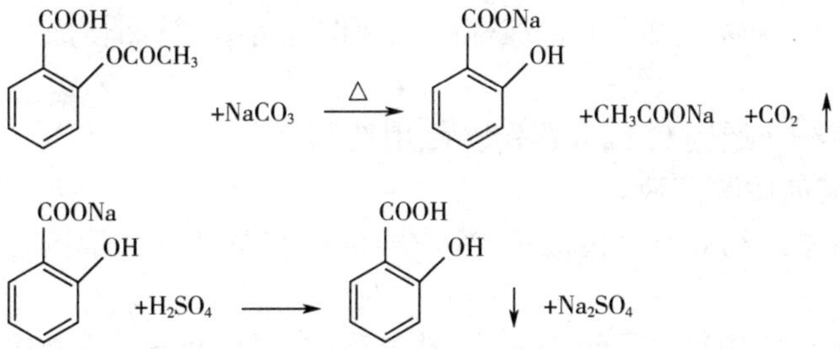

$CH_3COONa + H_2SO_4 \longrightarrow CH_3COOH + Na_2SO_4$

（2）鉴别方法

取本品约 0.5g，加碳酸钠试液 10mL，煮沸 2min 后，放冷，加过量的稀硫酸，即析出白色沉淀，并发生乙酸的臭气。

3. 红外光吸收光谱鉴别

《中国药典》采用标准图谱对照法。即本品的红外光吸收图谱应与对照图谱（光谱集 5 图）一致。阿司匹林红外光吸收图谱见图 8-1。

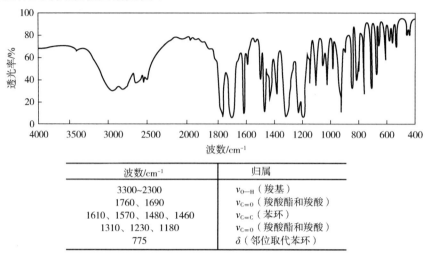

波数/cm^{-1}	归属
3300~2300	v_{O-H}（羧基）
1760、1690	$v_{C=O}$（羧酸酯和羧酸）
1610、1570、1480、1460	$v_{C=C}$（苯环）
1310、1230、1180	v_{C-O}（羧酸酯和羧酸）
775	δ（邻位取代苯环）

图 8-1 阿司匹林红外光吸收图谱

（三）检查

1. 溶液的澄清度

（1）原理

该方法的原理是利用药物与杂质在溶解行为上的差异，检查碳酸钠试液中的不溶物。阿司匹林分子结构中含有羧基，可溶于碳酸钠试液，而杂质苯酚、乙酸苯酯、水杨酸苯酯及乙酰水杨酸苯酯等不溶于碳酸钠试液。因此，可利用溶解行为的差异，由一定量阿司匹林在碳酸钠试液中的溶液应澄清来控制原料药中无羧基的特殊杂质的量。

（2）方法

取本品 0.50g，加入约 45℃的碳酸钠试液 10mL 中溶解后，溶液应澄清。

2. 游离水杨酸

（1）原理

该项检查是控制阿司匹林中的游离水杨酸的量。水杨酸对人体有毒性，而且易被空气氧化成一系列有色的醌型化合物（如淡黄、红棕甚至深棕色等），从而使成品变色。

（2）方法

照高效液相色谱法（通则 0512）测定。临用新制。

溶剂　1%冰乙酸的甲醇溶液。

供试品溶液　取本品约 0.1g，精密称定，置 10mL 量瓶中，加溶剂适量，振摇使溶解并稀释至刻度，摇匀。

对照品溶液　取水杨酸对照品约 10mg，精密称定，置 100mL 量瓶中，加溶剂适量使溶解并稀释至刻度，摇匀，精密量取 5mL，置 50mL 量瓶中，用溶剂稀释至刻度，摇匀。

色谱条件　以十八烷基硅烷键合硅胶为填充剂，以乙腈-四氢呋喃-冰乙酸-水（20∶5∶5∶70）为流动相，检测波长为 303nm，进样体积 10μL。

系统适用性要求 理论塔板数按水杨酸峰计算不低于5000。阿司匹林峰与水杨酸峰的分离度应符合要求。

测定法 精密量取供试品溶液、对照品溶液，分别注入液相色谱仪，记录色谱图。

限度 供试品溶液色谱图中如有与水杨酸峰保留时间一致的色谱峰，按外标法以峰面积计算，不得过0.1%。

（3）注意事项

通常制剂不再检查原料药项下的有关杂质，但阿司匹林在制剂生产过程中易水解生成水杨酸，因此，《中国药典》规定阿司匹林片（限量0.3%）、阿司匹林肠溶片（限量1.5%）、阿司匹林肠溶胶囊（限量1.0%）、泡腾片（限量3.0%）及栓剂（限量3.0%）均采用高效液相色谱法控制游离水杨酸的量。

3. 易炭化物

（1）原理

易炭化物系指药物中遇硫酸易炭化或氧化而呈色的微量有机杂质。该项检查是控制阿司匹林中能被硫酸炭化呈色的低分子有机杂质的量。

（2）方法

取本品0.5g，依法检查（通则0842），与对照液（取比色用氯化钴液0.25mL、比色用重铬酸钾液0.25mL、比色用硫酸铜液0.40mL，加水使成5mL）比较，不得更深。

4. 有关物质

由于阿司匹林在生产和贮存的过程中都可能引入杂质，为了更好地控制药物纯度，《中国药典》规定检查阿司匹林中"有关物质"应用的是高效液相色谱法，规定供试品溶液色谱图中如有杂质峰，除水杨酸峰外，其他各杂质峰面积的和不得大于对照溶液主峰面积（0.5%）。供试品溶液色谱图中小于灵敏度溶液主峰面积的色谱峰忽略不计。

检查方法 照高效液相色谱法（通则0512）测定。

溶剂 1%冰乙酸的甲醇溶液。

供试品溶液 取本品约0.1g，置10mL量瓶中，加溶剂适量，振摇使溶解并稀释至刻度，摇匀。

对照溶液 精密量取供试品溶液1mL，置200mL量瓶中，用溶剂溶解并稀释至刻度，摇匀。

水杨酸对照品溶液 见游离水杨酸项下对照品溶液。

灵敏度溶液 精密量取对照溶液1mL，置10mL量瓶中，用溶剂稀释至刻度，摇匀。

色谱条件 以十八烷基硅烷键合硅胶为填充剂，以乙腈-四氢呋喃-冰乙酸-水（20∶5∶5∶70）为流动相A，乙腈为流动相B，按下表进行梯度洗脱，检测波长为276nm，进样体积10μL。

时间/min	流动相A/%	流动相B/%
0	100	0
60	20	80

系统适用性要求 阿司匹林峰的保留时间约为8min，阿司匹林峰与水杨酸峰的分离度应符合要求，灵敏度溶液色谱图中主成分峰高的信噪比应大于10。

测定法 精密量取供试品溶液、对照品溶液、灵敏度溶液及水杨酸对照品溶液，分别注入液相色谱仪，记录色谱图。

限度 供试品溶液色谱图中如有杂质峰,除水杨酸峰外,其他各杂质峰面积的和不得大于对照溶液主峰面积(0.5%),小于灵敏度溶液主峰面积的色谱峰忽略不计。

5. 干燥失重

取本品,置五氧化二磷为干燥剂的干燥器中,在60℃减压干燥至恒重,减失重量不得过0.5%(通则0831)。

6. 炽灼残渣

不得过0.1%(通则0841)。

7. 重金属

取本品1.0g,加乙醇23mL溶解后,加乙酸盐缓冲液(pH=3.5)2mL,依法检查(通则0821第一法),含重金属不得过百万分之十。

(四)含量测定

1. 测定原理

阿司匹林结构中具有游离羧基,酸性比较强,原料药采用直接酸碱滴定法测定含量。

2. 测定方法

取本品约0.4g,精密称定,加中性乙醇(对酚酞指示液显中性)20mL溶解后,加酚酞指示液3滴,用氢氧化钠滴定液(0.1mol/L)滴定。每1mL氢氧化钠滴定液(0.1mol/L)相当于18.02mg的$C_9H_8O_4$。按干燥品计算,含$C_9H_8O_4$不得少于99.5%。

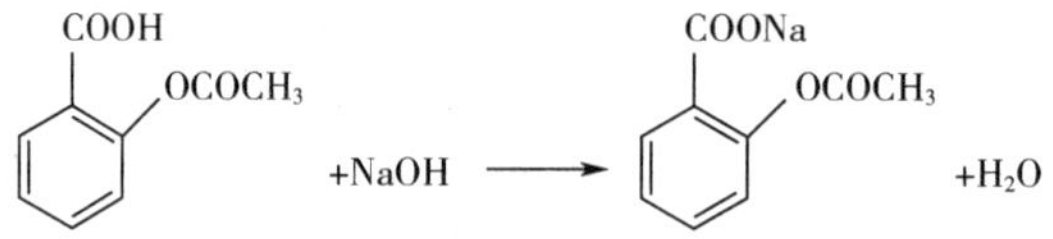

$$\text{百分含量} = \frac{VTF \times 10^{-3}}{m} \times 100\%$$

式中,V为滴定液的消耗体积,mL;T为滴定度,由于每1mL氢氧化钠滴定液(0.1mol/L)相当于18.02mg的阿司匹林,所以滴定度(T)为18.02mg/mL;m为供试品的称样量,g;10^{-3}为质量换算因子(1mg等于10^{-3}g);F为滴定液浓度校正因子,等于滴定度的实际浓度除以理论浓度。

3. 注意事项

(1)阿司匹林在水中溶解度较小,同时为防止药物中酯键水解,导致测定结果偏高,故使用中性乙醇作为反应介质。

(2)当反应达到化学计量点时,生成强碱弱酸盐,偏碱性,所以应选用在碱性区域内变色的酚酞作为指示剂。

(3)为尽量减少阿司匹林的水解,滴定过程要做到快速滴定、剧烈振摇,以缩短滴定时间和避免局部碱液过浓。

(4)供试品中游离水杨酸超过规定限量时,不可采用直接滴定法测定含量。

课堂互动

某同学在测定阿司匹林含量时,直接用95%的乙醇溶解阿司匹林,未用碱调至中性(对酚酞指示液显中性),请问测得的结果会怎样?

三、阿司匹林肠溶片的分析

本品含阿司匹林应为标示量的 93.0%~107.0%。

（一）性状

本品为肠溶包衣片，除去包衣后显白色。

（二）鉴别

（1）取本品的细粉适量（约相当于阿司匹林 0.1g），加水 10mL，煮沸，放冷，加三氯化铁试液 1 滴，即显紫堇色。

（2）在含量测定项下记录的色谱图中，供试品溶液主峰的保留时间应与对照品溶液主峰的保留时间一致。

（三）检查

1. 游离水杨酸

照高效液相色谱法（通则 0512）测定。临用新制。

溶剂　1%冰乙酸的甲醇溶液。

供试品溶液　取本品细粉适量（约相当于阿司匹林 0.1g），精密称定，置 100mL 量瓶中，加溶剂振摇使阿司匹林溶解并稀释至刻度，摇匀，滤膜滤过，取续滤液。

> **课堂互动**
> 原料药已检查游离水杨酸杂质，为什么制剂（阿司匹林片剂、胶囊剂、栓剂）还要检查？

对照品溶液　取水杨酸对照品约 15mg，精密称定，置 50mL 量瓶中，加溶剂溶解并稀释至刻度，摇匀，精密量取 5mL，置 100mL 量瓶中，用溶剂稀释至刻度，摇匀。

溶剂、色谱条件、系统适用性要求与测定法　见阿司匹林游离水杨酸项下。

限度　供试品溶液色谱图中如有与水杨酸峰保留时间一致的色谱峰，按外标法以峰面积计算，不得过阿司匹林标示量的 1.5%。

2. 溶出度

照溶出度与释放度测定法（通则 0931 第一法）测定。

（1）酸中溶出量

溶出条件　以 0.1mol/L 盐酸溶液 600mL（25mg、40mg、50mg 规格）或 750mL（100mg、300mg 规格）为溶出介质，转速为每分钟 100 转，依法操作，经 2h，取样。

供试品溶液　取溶液 10mL，滤过，取续滤液。

对照品溶液　取阿司匹林对照品，精密称定，加 1%冰乙酸的甲醇溶液溶解并稀释制成每 1mL 中含 4.25μg（25mg 规格）、7μg（40mg 规格）、8.25μg（50mg 规格）、13μg（100mg 规格）、40μg（300mg 规格）的溶液。

溶剂、色谱条件、系统适用性要求　见含量测定项下。

测定法　照含量测定项下的方法测定，计算每片中阿司匹林的溶出量。

限度　小于阿司匹林标示量的 10%，应符合规定。

（2）缓冲液中溶出量

溶出条件　在酸中溶出量项下 2h 取样后，在溶出杯中，立即加入 37℃的 0.2mol/L 磷酸钠溶液 200mL（25mg、40mg、50mg 规格）或 250mL（100mg、300mg 规格），混匀，用 2mol/L 盐酸溶液或 2mol/L 氢氧化钠溶液调节溶液的 pH 值至 6.8±0.05，继续溶出，经

45min 时取样。

供试品溶液　取溶出液 10mL，滤过，取续滤液。

阿司匹林对照品溶液　取阿司匹林对照品适量，精密称定，加溶剂溶解并定量稀释制成每 1mL 中约含 22μg（25mg 规格）、35μg（40mg 规格）、44μg（50mg 规格）、72μg（100mg 规格）、0.2g（300mg 规格）的溶液。

水杨酸对照品溶液　取水杨酸对照品适量，精密称定，加溶剂溶解并定量稀释制成每 1mL 中约含 1.7μg（25mg 规格）、2.6μg（40mg 规格）、3.4μg（50mg 规格）、5.5μg（100mg 规格）、16μg（300mg 规格）的溶液。

溶剂、色谱条件、系统适用性要求　见含量测定项下。

测定法　精密量取供试品溶液、阿司匹林对照品溶液与水杨酸对照品溶液，分别注入液相色谱仪，记录色谱图。按外标法以峰面积分别计算每片中阿司匹林和水杨酸的含量，将水杨酸含量乘以 1.304 后，与阿司匹林含量相加即得每片缓冲液中释放量。

限度　标示量的 70%，应符合规定。

3.其他

应符合片剂项下有关的各项规定（通则 0101）。

（四）含量测定

照高效液相色谱法（通则 0512）测定。

溶剂　见游离水杨酸项下。

供试品溶液　取本品 20 片，精密称定，充分研细，精密称取适量（约相当于阿司匹林 10mg），置 100mL 量瓶中，加溶剂强烈振摇使阿司匹林溶解并稀释至刻度，摇匀，滤膜滤过，取续滤液。

对照品溶液　取阿司匹林对照品适量，精密称定，加溶剂溶解并定量稀释制成每 1mL 中含 0.1mg 的溶液。

色谱条件　见游离水杨酸项下，检测波长为 276nm。

系统适用性要求　理论板数按阿司匹林峰计算不低于 3000。阿司匹林峰与水杨酸峰之间的分离度应符合要求。

测定法　精密量取供试品溶液、对照品溶液，分别注入液相色谱仪，记录色谱图。按外标法以峰面积计算。

任务二　苯甲酸及其制剂分析

一、苯甲酸类药物的基本结构与性质

（一）基本结构

本类药物分子结构中均具有苯环和羧基，《中国药典》（2020 年版）二部收载的苯甲酸类药物主要有苯甲酸及其钠盐、布美他尼、丙磺舒等，其典型药物的结构式如下：

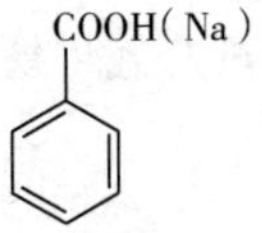

项目八　芳酸类药物分析

苯甲酸（钠） 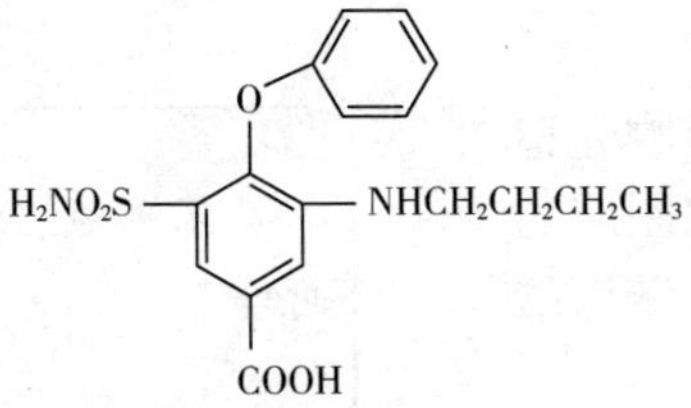　　布美他尼 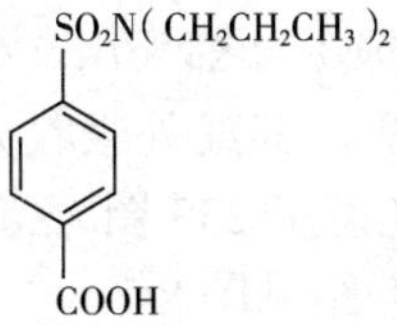　　丙磺舒

（二）理化性质

1. 溶解性

本类药物除苯甲酸钠溶于水外，其他药物在水中微溶或几乎不溶；苯甲酸、羟苯乙酯易溶于乙醇、乙醚等有机溶剂；丙磺舒、甲芬那酸在乙醇、乙醚、氯仿等有机溶剂中略溶、微溶或难溶，但均溶于氢氧化钠溶液。

2. 酸性

本类药物分子结构中含有苯环和羧基，且羧基与苯环直接相连，因此具有较强的酸性。故可利用其酸性，用酸碱滴定法测定含量。

3. 与三氯化铁反应

苯甲酸盐、丙磺舒的中性溶液与三氯化铁反应，可生成赭色沉淀，可用于鉴别。

4. 分解性

某些药物因其特殊的结构，在一定条件下发生分解，分解产物发生特殊反应，可用于鉴别。如丙磺舒的硫酸盐反应。

5. 紫外和红外光谱特征

药物结构中的苯环及其取代基，具有特征的紫外和红外吸收光谱，可用于鉴别和含量测定。

二、苯甲酸的分析

（一）性状

本品为白色有丝光的鳞片或针状结晶或结晶性粉末；质轻；无臭或微臭；在热空气中微有挥发性；水溶液显酸性反应。

本品在乙醇、三氯甲烷或乙醚中易溶，在沸水中溶解，在水中微溶。

本品的熔点（通则 0612）为 121~124.5℃。

（二）鉴别

1. 与三氯化铁反应

鉴别原理　苯甲酸的碱性水溶液或苯甲酸钠的中性溶液，与三氯化铁试液生成碱性苯甲酸铁盐的赭色沉淀。其反应式为：

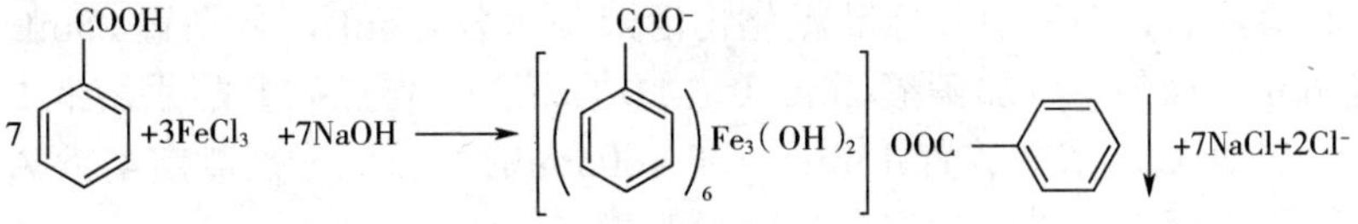

$$7\,C_6H_5COOH + 3FeCl_3 + 7NaOH \longrightarrow [(C_6H_5COO)_6Fe_3(OH)_2]OOC-C_6H_5\downarrow + 7NaCl + 2Cl^-$$

鉴别方法　取本品约 0.2g，加 0.4% 氢氧化钠溶液 15mL，振摇，滤过，滤液中加三氯化铁试液 2 滴，即生成赭色沉淀。

2.红外吸收光谱

《中国药典》二部采用红外吸收光谱法鉴别苯甲酸,其红外吸收光谱图应与对照图谱(光谱集 233 图)一致。苯甲酸的红外吸收谱图见图 8-2。

> **课堂互动**
>
> 苯甲酸、水杨酸与三氯化铁反应的原理相同吗?

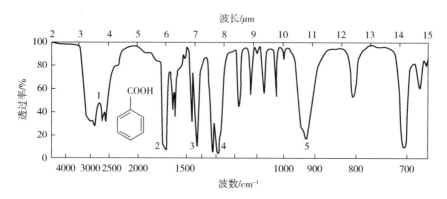

图 8-2 苯甲酸的红外吸收光谱图
1—O—H 的拉伸振动;2—C═O 的拉伸振动;
3,5—O—H 的弯曲振动;4—C═O 的弯曲振动

(三)检查

1.乙醇溶液的澄清度与颜色

取本品 5.0g,加乙醇溶解并稀释至 100mL,溶液应澄清无色。

2.卤化物和卤素

照紫外-可见分光光度法(通则 0401)测定,本实验所用的玻璃仪器使用前必须用 500g/L 的硝酸溶液浸泡过夜,用水清洗后装满水,以保证无氯元素。

溶液 A 取本品 6.7g 置 100mL 量瓶中,加 1mol/L 氢氧化钠溶液 40mL 与乙醇 50mL 使溶解,用水稀释至刻度,摇匀。取上述溶液 10mL,加 2mol/L 氢氧化钠溶液 7.5mL 与镍铝合金 0.125g,置水浴上加热 10min,放冷,滤过,滤液置 25mL 量瓶中,滤液用乙醇洗涤 3 次,每次 2mL,洗液并入滤液,用水稀释至刻度。

溶液 B 空白溶液,制备方法同溶液 A。

标准氯化物溶液 精密量取 1.32g/L 氯化钠溶液 1mL 置 100mL 量瓶,用水稀释至刻度,临用新制。

硫酸铁铵溶液 取硫酸铁铵 30g,加硝酸 40mL,振摇,用水稀释至 100mL,滤过,取续滤液,避光保存。

硫氰酸汞溶液 取硫氰酸汞 0.3g,加无水乙醇使溶解成 100mL。配制后在 7 日内使用。

测定法 取溶液 A、溶液 B、标准氯化物溶液与水各 10mL,分别置 25mL 量瓶中,各加硫酸铁铵溶液 5mL,摇匀,滴加硝酸 2mL(边加边振摇),再加硫氰酸汞溶液 5mL,振摇,用水稀释至刻度,在 20℃水浴中放置 15min,在 460nm 的波长处分别测定溶液 A(以溶液 B 为空白)和标准氯化物溶液(以水为空白)的吸光度。

限度 溶液 A 的吸光度不得大于标准氯化物溶液的吸光度(0.03%)。

3. 易氧化物

取水 100mL，加硫酸 1.5mL，煮沸后，滴加高锰酸钾滴定液（0.02mol/L）适量，至显出的粉红色持 30s 不消失，趁热加本品 1.0g，溶解后，加高锰酸钾滴定液（0.02mol/L）0.25mL，应显粉红色，并在 15s 内不消失。

4. 易炭化物

取本品 0.50g，加硫酸[含 H_2SO_4 94.5%~95.5%（质量分数）]5mL 振摇，放置 5min，与黄色 2 号标准比色液比较，不得更深。

5. 炽灼残渣

不得过 0.1%（通则 0841）。

6. 重金属

取本品 1.0g，加乙醇 22mL 溶解后，加乙酸盐缓冲液（pH=3.5）2mL 与水适量，使成 25mL，依法检查（通则 0821 第一法），含重金属不得过百万分之十。

（四）含量测定

1. 酸碱滴定法

苯甲酸分子结构中苯环直接与羧基相连，显酸性，可将其溶解在中性乙醇中，用氢氧化钠滴定液直接滴定。

2. 测定法

取苯甲酸约 0.25g，精密称定，加中性乙醇（对酚酞指示液显中性）25mL 溶解后，加酚酞指示液 3 滴，用氢氧化钠滴定液（0.1mL/L）滴定，每 1mL 氢氧化钠滴定液（0.1mo/L）相当于 12.21mg 的 $C_7H_6O_2$。

$$百分含量 = \frac{VTF \times 10^{-3}}{m} \times 100\%$$

式中，V 为滴定液的消耗体积，mL；T 为滴定度，由于每 1mL 氢氧化钠滴定液（0.1mol/L）相当于 12.21mg 的 $C_7H_6O_2$，所以滴定度（T）为 12.21mg/mL；m 为供试品的称样量，g；10^{-3} 为质量换算因子（1mg 等于 10^{-3}g）；F 为滴定液浓度校正因子，等于滴定度的实际浓度除以理论浓度。

任务三　布洛芬及其制剂分析

一、布洛芬类药物的基本结构与性质

（一）基本结构

本类药物为 2-苯基丙酸的衍生物，《中国药典》（2020 年版）二部收载的布洛芬类药物包括布洛芬、酮洛芬和非诺洛芬钙等，属非甾体类消炎镇痛药。典型药物布洛芬的结构式如下：

布洛芬

（二）理化性质

1. 酸性

本类药物为 2-苯基丙酸的衍生物，羧基通过亚甲基与苯环相连，具有酸性，但酸性与水杨酸及苯甲酸类比较相对较弱。在氢氧化钠或碳酸钠试液中易溶；溶于中性乙醇后，可用氢氧化钠滴定液直接滴定，测定其含量。

2. 光谱特征

布洛芬具有苯环和特征官能团，具有紫外和红外吸收光谱特征，可用于鉴别；也可用紫外吸收光谱法测定含量。

二、布洛芬原料药的分析

（一）性状

本品为白色结晶性粉末；稍有特异臭。

本品在乙醇、丙酮、三氯甲烷或乙醚中易溶，在水中几乎不溶；在氢氧化钠或碳酸钠试液中易溶。

本品的熔点（通则 0612 第一法）为 74.5~77.5℃。

（二）鉴别

1. 紫外-可见分光光度法

取本品，加 0.4%氢氧化钠溶液制成每 1mL 中含 0.25mg 的溶液，在 265nm 与 273nm 波长处有最大吸收，在 245nm 与 271nm 波长处有最小吸收，在 259nm 波长处有一肩峰。其吸收曲线见图 8-3。

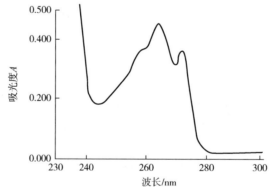

项目	最大吸收峰1	最大吸收峰2	最小吸收峰1	最小吸收峰2	肩峰
波长/nm	265	273	245	271	259

图 8-3 布洛芬的紫外光谱图

2.红外吸收光谱法

布洛芬的红外光吸收图谱应与对照的图谱（光谱集 943 图）一致，布洛芬的红外对照光谱如图 8-4 所示。

> **课堂互动**
> 布洛芬的鉴别采用什么方法？

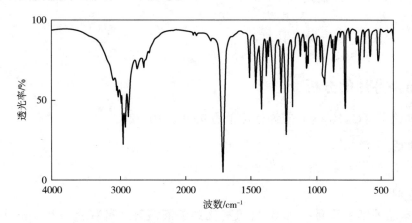

图 8-4　布洛芬的红外吸收图谱（KBr 压片法）

（三）检查

1.氯化物

取本品 1.0g，加水 50mL，振摇 5min，滤过，取续滤液 25mL，依法检查（通则 0801），与标准氯化钠溶液 5.0mL 制成的对照液比较，不得更浓（0.010%）。

2.有关物质

照薄层色谱法（通则 0502）试验。

供试品溶液　取本品，用三氯甲烷制成每 1mL 中含 100mg 的溶液。

对照溶液　精密量取适量，用三氯甲烷定量稀释制成每 1mL 中含 1mg 的溶液。

色谱条件　采用硅胶 G 薄层板，以正己烷-乙酸乙酯-冰乙酸（15∶5∶1）为展开剂。

测定法　吸取上述供试品溶液与对照溶液各 5μL，分别点于同一薄层板上，展开，晾干，喷以 1%高锰酸钾的稀硫酸溶液，在 120℃加热 20min，置紫外灯（365nm）下检视。

限度　供试品溶液如显杂质斑点，与对照溶液的主斑点比较，不得更深。

3.干燥失重

取本品，以五氧化二磷为干燥剂，在 60℃减压干燥至恒重，减失重量不得过 0.5%（通则 0831）。

4.炽灼残渣

不得过 0.1%（通则 0841）。

5.重金属

取本品 1.0g，加乙醇 22mL 溶解后，加乙酸盐缓冲液（pH=3.5）2mL 与水适量使成 25mL，依法（通则 0821 第一法）检查，含重金属不得过百万分之十。

（四）含量测定

酸碱滴定法　布洛芬结构中具有羧基，能发生中和反应。可采用酸碱滴定法测定含量。《中国药典》(2020年版) 二部对布洛芬原料药的测定均采用此法。

测定法 取本品约 0.5g，精密称定，加中性乙醇（对酚酞指示液显中性）50mL 溶解后，加酚酞指示液 3 滴，用氢氧化钠滴定液（0.1mol/L）滴定。每 1mL 氢氧化钠滴定液（0.1mol/L）相当于 20.63mg 的 $C_{13}H_{18}O_2$。按干燥品计算，$C_{13}H_{18}O_2$ 不得少于 98.5%。

> **课堂互动**
>
> 某同学采用酸碱滴定法测定布洛芬的含量，平行测定三份的平均值为 101.8%，请问其含量是否符合《中国药典》的规定？

三、布洛芬片的分析

本品含布洛芬（$C_{13}H_{18}O_2$）应为标示量的 95.0%~105.0%。

（一）性状

本品为糖衣片或薄膜衣片，除去包衣后显白色。

（二）鉴别

（1）取本品的细粉适量，加 0.4%氢氧化钠溶液溶解并稀释制成每 1mL 中约含布洛芬 0.25mg 的溶液，滤过，取续滤液，照布洛芬项下的鉴别（1）项试验，显相同的结果。

（2）取本品 5 片，研细，加丙酮 20mL 使布洛芬溶解，滤过，取滤液挥干，真空干燥后测定。本品的红外光吸收图谱应与对照的图谱（光谱集 943 图）一致。

（3）在含量测定项下记录的色谱图中，供试品溶液主峰的保留时间应与对照品溶液主峰的保留时间一致。

（三）检查

1.溶出度

照溶出度与释放度测定法（通则 0931 第一法）测定。

溶出条件 以磷酸盐缓冲液（pH=7.2）900mL 为溶出介质，转速为每分钟 100 转，依法操作，经 30min 取样。

供试品溶液 取溶液 10mL，滤过，精密量取续滤液适量，用溶出介质定量稀释制成每 1mL 中约含布洛芬 0.1mg 的溶液。

对照品溶液 取布洛芬对照品，精密称定，加甲醇适量，溶解，并用溶出介质定量稀释制成每 1mL 中约含 0.1mg 的溶液。

色谱条件和系统适用性要求 见含量测定项下。

测定法 见含量测定项下的方法测定，计算每片的溶出量。

限度 标示量的 75%，应符合规定。

2.其他

应符合片剂项下有关的各项规定（通则 0101）。

（四）含量测定

照高效液相色谱法（通则 0512）测定。

供试品溶液 取本品 20 片（糖衣片应除去包衣），精密称定，研细，精密称取适量（约相当于布洛芬 50mg），置 100mL 量瓶中，加甲醇适量，振摇使布洛芬溶解，用甲醇稀释至刻度，摇匀，滤过，取续滤液。

对照品溶液 取布洛芬对照品 25mg，精密称定，置 50mL 量瓶中，加甲醇 2mL 使溶解，用甲醇稀释至刻度，摇匀。

色谱条件 以十八烷基硅烷键合硅胶为填充剂，以乙酸钠缓冲液（取乙酸钠 6.13g，加水 750mL 使溶解，用冰乙酸调节 pH 值至 2.5）-乙腈（40：60）为流动相；检测波长为 263nm，进样体积 20μL。

系统适用性要求 理论板数按布洛芬峰计算不低于 2500。

测定法 精密量取供试品溶液与对照品溶液，分别注入液相色谱仪，记录色谱图。按外标法以峰面积计算。

【项目八 小结】

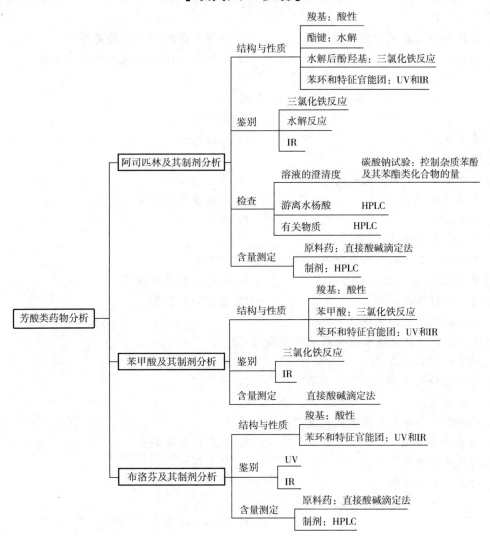

【项目八 检测】

一、单项选择题

1. 下列哪种芳酸类药物不能用三氯化铁反应鉴别（　　）。
   A. 水杨酸　　　　　　　　　B. 苯甲酸钠
   C. 布洛芬　　　　　　　　　D. 丙磺舒
   E. 贝诺酯

2. 阿司匹林用中和法测定时，用中性乙醇溶解供试品的目的是（　　）。
   A. 防止供试品在水溶液中滴定时水解　　B. 防腐消毒
   C. 使供试品易于溶解　　　　　　　　　D. 控制 pH 值
   E. 减小溶解度

3. 阿司匹林中特殊杂质检查包括溶液的澄清度和水杨酸的检查。其中溶液的澄清度检查是利用（　　）。
   A. 药物与杂质溶解行为的差异　　　B. 药物与杂质旋光性的差异
   C. 药物与杂质颜色的差异　　　　　D. 药物与杂质臭味及挥发性的差异
   E. 药物与杂质对光吸收性质的差异

4. 药物结构中与 $FeCl_3$ 发生反应的活性基团是（　　）。
   A. 甲酮基　　　　　　　　　B. 酚羟基
   C. 芳伯氨基　　　　　　　　D. 乙酰基
   E. 烯醇基

5. 阿司匹林含量测定采用的方法是（　　）。
   A. 直接酸碱滴定法　　　　　B. 间接酸碱滴定法
   C. 非水滴定法　　　　　　　D. 亚硝酸滴定法
   E. 高效液相色谱法

6. 下列哪种反应用于检查阿司匹林中的水杨酸杂质（　　）。
   A. 重氮化-偶合反应　　　　B. 与变色酸共热呈色
   C. 与三价铁显色　　　　　　D. 与 HNO_3 显色
   E. 与硅钨酸形成白色沉淀

7. 苯甲酸与三氯化铁反应生成的产物是（　　）。
   A. 紫堇色配位化合物　　　　B. 赭色沉淀
   C. 红色配位化合物　　　　　D. 白色沉淀
   E. 红色沉淀

8. 下列哪个药物不能用重氮化反应（　　）。
   A. 盐酸普鲁卡因　　　　　　B. 对乙酰氨基酚
   C. 对氨基苯甲酸　　　　　　D. 阿司匹林
   E. 对氨基水杨酸钠

9. 不能用非水滴定法测定的药物有（　　）。
   A. 硫酸奎宁　　　　　　　　B. 盐酸氯丙嗪
   C. 维生素 B_1　　　　　　　D. 利眠宁
   E. 阿司匹林

10. 下列哪些药物具有重氮化反应（　　）。
A. 阿司匹林　　　　　　　　　B. 对氨基水杨酸钠
C. 苯甲酸　　　　　　　　　　D. 利尿酸

二、填空题

1. 芳酸类药物的酸性强度与_____有关。芳酸分子中苯环上如具有____、____、____、____等电负性大的取代基，由于____能使苯环电子云密度降低，进而引起羧基中羟基氧原子上的电子云密度降低和使氧-氢键极性增加，使质子较易解离，故酸性____。
2. 阿司匹林的特殊杂质检查主要包括____、_____以及____检查。
3. 阿司匹林（ASA）易水解产生_____。

三、是非题

（　　）1. 水杨酸、阿司匹林均易溶于水。所以以水作为滴定介质。
（　　）2. 水杨酸类药物均可以与三氯化铁在适当的条件下产生有色的铁配位化合物。
（　　）3. 阿司匹林中仅含有一种特殊杂质水杨酸。
（　　）4. 水杨酸酸性比苯甲酸强，是因为水杨酸分子中羟基与配位羟基形成分子内氢键。
（　　）5. 阿司匹林中水杨酸的检查采用 $FeCl_3$ 比色法。

四、配伍题

[1～2题]
A. 对乙酰氨基酚　　　　　　　B. 阿司匹林
C. 生物碱类　　　　　　　　　D. 巴比妥类
E. 异烟肼

1. 水解后在酸性条件下与亚硝酸钠生成重氮盐（　　）
2. 在酸性条件下用溴酸钾滴定（　　）

[3～4题]
A. 异烟肼　　　　　　　　　　B. 阿司匹林
C. 生物碱类　　　　　　　　　D. 巴比妥类
E. 水杨酸

3. 加热水解后与三氯化铁试液的反应（　　）
4. 本品水溶液与三氯化铁试液直接反应（　　）

五、简答题

1. 阿司匹林中的主要特殊杂质是什么？检查此杂质的原理是什么？
2. 列举几个典型芳酸及其酯类药物。

六、计算题

精密称取阿司匹林质量0.4150g，加中性乙醇（对酚酞指示液显中性）20mL溶解后，加酚酞指示液3滴，用氢氧化钠滴定液（0.1005mol/L）滴定，消耗氢氧化钠滴定液体积为23.14mL。每1mL氢氧化钠滴定液（0.1mol/L）相当于18.02mg的 $C_9H_8O_4$，求阿司匹林的含量是多少，是否符合规定？

药物分析技术
YAOWU FENXI
JISHU

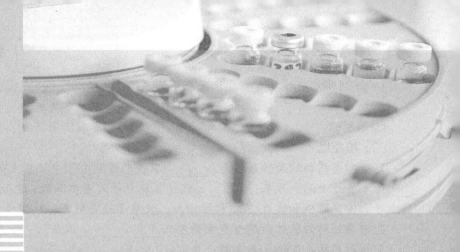

项目九 芳香胺类药物分析

【学习目标】
一、能力目标
　　1. 会依据现行版《中国药典》的检验方法对芳胺及芳烃胺类药物进行常规项目检验、含量测定的基本操作。
　　2. 具备初步分析问题、解决问题的能力。
二、知识目标
　　1. 掌握盐酸普鲁卡因、对乙酰氨基酚、肾上腺素等药物的常规检查项目及方法，掌握紫外吸收系数法含量测定结果的计算方法。
　　2. 熟悉芳胺类药物的结构与性质。

　　芳胺类药物指芳环与氨基相连的一类药物。基本结构主要分为对氨基苯甲酸酯类、酰胺类、苯乙胺类。其中对氨基苯甲酸酯类主要代表药物有盐酸普鲁卡因和盐酸丁卡因、苯佐卡因等；酰胺类药物是芳胺类化合物的衍生物，即芳香第一胺被酰化的一类药物，主要有对乙酰氨基酚、盐酸利多卡因、盐酸布比卡因等；苯乙胺类具有苯乙胺的基本结构，主要有肾上腺素、盐酸异丙肾上腺素、重酒石酸去甲肾上腺素等。本项目重点介绍盐酸普鲁卡因及其制剂、对乙酰氨基酚及其制剂、肾上腺素及其制剂的分析方法。

任务一 盐酸普鲁卡因及其制剂分析

　　盐酸普鲁卡因及其制剂属于对氨基苯甲酸酯类药物，首先我们了解一下对氨基苯甲酸酯类药物的基本结构与性质。

一、对氨基苯甲酸酯类药物的基本结构与性质

（一）基本结构
本类药物分子中都具有对氨基苯甲酸酯的基本结构，结构通式如下：

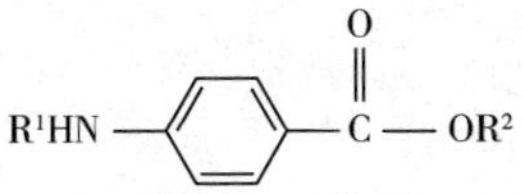

《中国药典》（2020年版）收载的本类药物的结构如下：

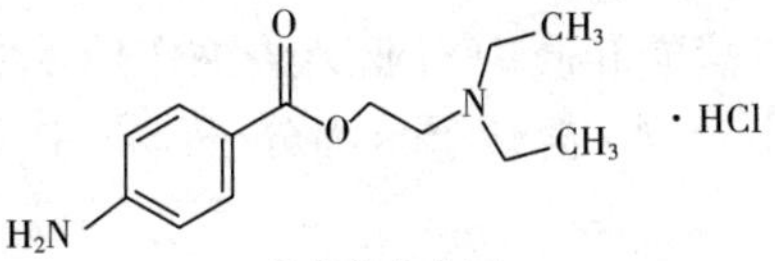

盐酸普鲁卡因

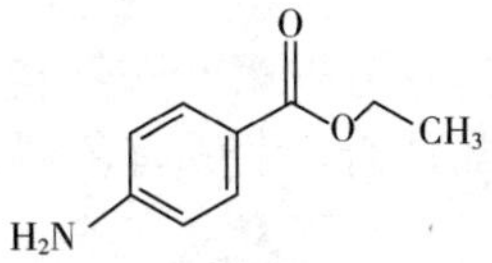

苯佐卡因

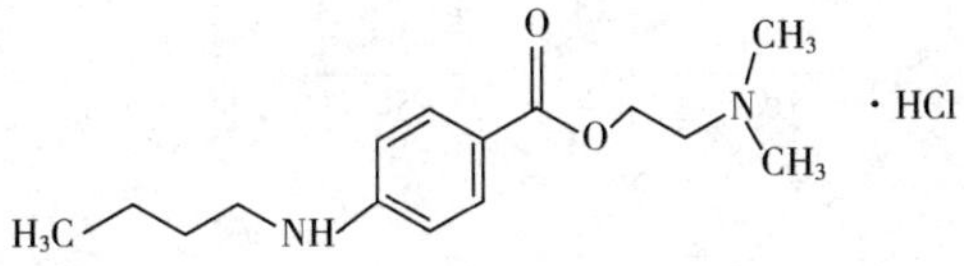

盐酸丁卡因

（二）理化性质

1. 性状

该类药物多为碱性油状液体或低熔点固体，难溶于水，可溶于有机溶剂。盐酸盐均系白色结晶性粉末，具有一定的熔点，易溶于水。

2. 弱碱性

普鲁卡因和丁卡因的分子结构中均具有叔胺结构，具有弱碱性，能与生物碱沉淀剂发生显色反应。

3. 水解反应

对氨基苯甲酸酯类药物分子结构中含有酯基，易水解。苯佐卡因、盐酸普鲁卡因水解生成对氨基苯甲酸（PABA），盐酸丁卡因水解生成对丁氨基苯甲酸。

> **课堂互动**
>
> 讨论一下盐酸普鲁卡因的结构与性质。

4. 芳香第一胺反应

除盐酸丁卡因外，该类药物分子结构中均具有芳香第一胺，因此可发生重氮化-偶合反应。

5. 光谱特征

该类药物均有苯环及酯基，在紫外光区、红外光区均有特征吸收。

二、盐酸普鲁卡因的分析

盐酸普鲁卡因是临床常用的局部麻醉药，属于对氨基苯甲酸酯类药物。结构中含有芳伯氨基、酯基，因此容易发生水解反应和芳香第一胺的反应。具体质量分析如下。

（一）性状

本品为白色结晶或结晶性粉末；无臭。

本品在水中易溶，在乙醇中略溶，在三氯甲烷中微溶，在乙醚中几乎不溶。

本品的熔点（通则0612第一法）为154~157℃。

（二）鉴别

1. 芳香第一胺反应

此反应又称重氮化-偶合反应，用于鉴别芳香第一胺。

（1）鉴别原理

盐酸普鲁卡因具有芳香第一胺结构，在盐酸介质中与亚硝酸钠作用，生成重氮盐，重氮盐进一步与碱性 β-萘酚偶合，生成有色偶氮化合物。盐酸丁卡因分子结构中无芳香第一胺，不发生重氮化-偶合反应。

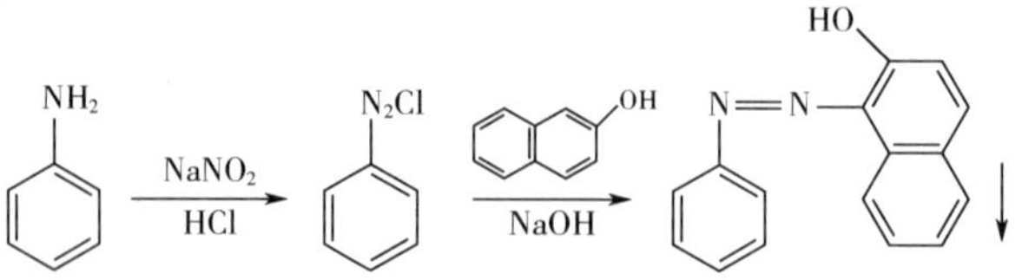

（2）鉴别方法

本品显芳香第一胺类的鉴别反应（通则0301）。具体方法：取供试品约50mg，加稀盐酸1mL，必要时缓缓煮沸使溶解，加0.1mol/L 亚硝酸钠溶液数滴，加与0.1mol/L 亚硝酸钠溶液等体积的1mol/L 脲溶液，振摇1min，滴加碱性 β-萘酚试液数滴，视供试品不同，生成由粉红至猩红色沉淀。

2. 水解反应

苯佐卡因、盐酸普鲁卡因结构中含有较易水解的酯键，可以水解用于鉴别。

（1）鉴别原理

盐酸普鲁卡因遇氢氧化钠试液即游离出普鲁卡因白色沉淀，该沉淀熔点低，受热成为油状物，继续加热则水解，产生具有挥发性的二乙氨基乙醇和对氨基苯甲酸钠。二乙氨基乙醇能使湿润的红色石蕊试纸变为蓝色。含有对氨基苯甲酸钠的水溶液放冷后，加盐酸酸化，生成对氨基苯甲酸的白色沉淀，加入过量的盐酸，生成其盐酸盐而溶解。

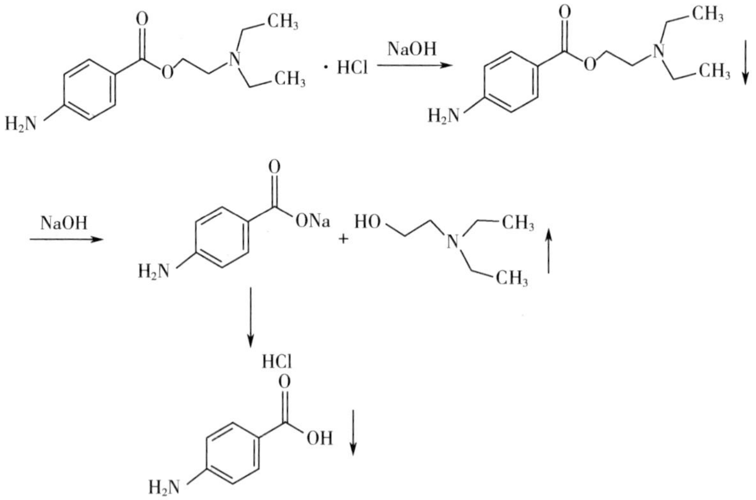

（2）鉴别方法

取本品约0.1g，加水2mL溶解后，加10%氢氧化钠溶液1mL，即生成白色沉淀；加热，变为油状物；继续加热，发生的蒸气能使湿润的红色石蕊试纸变为蓝色；加热至油状物消失后，放冷，加盐酸酸化，即析出白色沉淀。

3.氯化物的反应

本品的水溶液显"(二)、1、(2)鉴别方法"的反应(通则0301)。

4.吸收光谱特征

用红外吸收光谱法鉴别化合物,方法特征性强、专属性好。因此国内外药典均把红外吸收光谱作为药物鉴别的重要指标。该方法特别适合用于化学结构比较复杂、化学结构相互之间差别较小的药物的鉴别与区别。

鉴别方法 本品的红外光吸收图谱应与对照的图谱(光谱集397图)一致。盐酸普鲁卡因的红外吸收图谱见图9-1,图谱分析见表9-1。

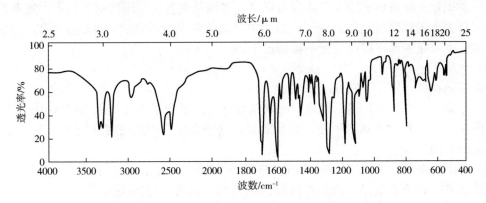

图9-1 盐酸普鲁卡因的红外吸收图谱(KCl压片)

表9-1 盐酸普鲁卡因吸收光谱分析

波数/cm^{-1}	归属
3315,3200	伯胺
2585	铵基
1692	酯羰基
1645	氨基
1604,1502	苯环
1271,1170,1115	酯基

(三)检查

1.酸度

(1)原理

盐酸普鲁卡因具有叔胺结构,具有弱碱性。

(2)方法

取本品0.40g,加水10mL溶解后,加甲基红指示液1滴,如显红色,加氢氧化钠滴定液(0.02mol/L)20mL,应变为橙色。

2.溶液的澄清度

(1)原理

盐酸普鲁卡因在水中易溶解。

（2）方法

取本品 2.0g，加水 10mL 溶解后，溶液应澄清。

3. 对氨基苯甲酸

（1）原理

盐酸普鲁卡因分子结构中含有酯基，易发生水解反应。其注射液制备过程中受灭菌温度、时间、溶液 pH 值、贮藏时间以及光线和金属离子等因素的影响，可发生水解反应生成对氨基苯甲酸和二乙氨基乙醇。其中对氨基苯甲酸随着贮藏时间的延长或加热，可进一步发生脱羧反应转化为苯胺，而苯胺又可被氧化生成有色物质，使注射液变黄，疗效下降，毒性增加。故《中国药典》中规定盐酸普鲁卡因及其注射液以及注射用盐酸普鲁卡因均需要检查对氨基苯甲酸，其中盐酸普鲁卡因原料药及注射用灭菌粉末中对氨基苯甲酸的限量不得超过 0.5%，盐酸普鲁卡因注射液中对氨基苯甲酸的限量不得超过 1.2%。

（2）方法

照高效液相色谱法（通则 0512）测定。

供试品溶液 取本品，精密称定，加水溶解并定量稀释制成每 1mL 中含 0.2mg 的溶液。

对照品溶液 取对氨基苯甲酸对照品适量，精密称定，加水溶解并定量稀释制成每 1mL 中含 1μg 的溶液。

系统适用性溶液 取供试品溶液 1mL 与对照品溶液 9mL 混合均匀。

色谱条件 以十八烷基硅烷键合硅胶为填充剂，以含 0.1%庚烷磺酸钠的 0.05mol/L 磷酸二氢钾溶液（用磷酸调节 pH 值至 3.0）-甲醇（68：32）为流动相；检测波长为 279nm；进样体积取 10μL。

系统适用性要求 系统适用性溶液色谱图中，理论板数按对氨基苯甲酸峰计算不低于 2000，普鲁卡因峰和对氨基苯甲酸峰的分离度应大于 2.0。

测定法 精密量取供试品溶液与对照品溶液，分别注入液相色谱仪，记录色谱图。

限度 供试品溶液色谱图中如有与对氨基苯甲酸峰保留时间一致的色谱峰，按外标法以峰面积计算，不得过 0.5%。

4. 干燥失重

取本品，在 105℃干燥至恒重，减失重量不得过 0.5%（通则 0831）。

5. 炽灼残渣

取本品 1.01g，依法检查（通则 0841），遗留残渣不得过 0.1%。

6. 铁盐

取炽灼残渣项下遗留的残渣，加盐酸 2mL，置水浴上蒸干，再加稀盐酸 4mL，微温溶解后，加水 30mL 与过硫酸铵 50mg，依法检查（通则 0807），与标准铁溶液 1.0mL 制成的对照液比较，不得更深（0.001%）。

7. 重金属

取本品 2.0g，加水 15mL 溶解后，加乙酸盐缓冲液（pH=3.5）2mL 与水适量使成 25mL，依法检查（通则 0821 第一法），含重金属不得过百万分之十。

（四）含量测定

1. 测定原理

盐酸普鲁卡因的分子结构中具有芳香第一胺结构，《中国药典》（2020 年版）采用亚硝酸钠滴定法测定盐酸普鲁卡因原料药与注射用盐酸普鲁卡因的含量。

利用亚硝酸钠在盐酸存在下可与具有芳香第一胺的化合物发生重氮化反应，定量生成重氮盐，根据滴定时消耗亚硝酸钠的量来计算药物含量。对于含有芳香第一胺或水解后能生成芳香第一胺的化合物，可选用亚硝酸钠法测定。

$$Ar-NH_2 + NaNO_2 + 2HCl \longrightarrow Ar-\overset{+}{N}\equiv NCl^- + NaCl + 2H_2O$$

2.测定方法

取本品约 0.6g，精密称定，照永停滴定法（通则 0701），在 15～25℃用亚硝酸钠滴定液（0.1mol/L）滴定。每 1mL 亚硝酸钠滴定液（0.1mol/L）相当于 27.28mg 的 $C_{13}H_{20}N_2O_2 \cdot HCl$。按干燥品计算，含 $C_{13}H_{20}N_2O_2 \cdot HCl$ 不得少于 99.0%。

$$百分含量 = \frac{VTF \times 10^{-3}}{m} \times 100\%$$

式中，V 为滴定液的消耗体积，mL；T 为滴定度，由于每 1mL 亚硝酸钠滴定液（0.1mol/L）相当于 27.28mg 的盐酸普鲁卡因，所以滴定度（T）为 27.28mg/mL；m 为供试品的称样量，g；10^{-3} 为质量换算因子（1mg 等于 10^{-3}g）；F 为滴定液浓度校正因子，等于滴定度的实际浓度除以理论浓度。

3.注意事项

（1）将滴定管尖端插入液面 2/3 处进行滴定，是一种快速滴定法。

（2）重氮化温度应在 15～30℃，以防重氮盐分解和亚硝酸逸出。

（3）重氮化反应须以盐酸为介质，因在盐酸中反应速度快，且芳伯胺的盐酸盐溶解度大。在酸度为 1～2mol/L 下滴定为宜。

课堂互动

在测定盐酸普鲁卡因的含量时，重氮化反应的速度与酸的浓度有关，一般常在 1～2mol/L 酸度下滴定，为什么？

（4）近终点时，芳伯胺浓度较稀，反应速度减慢，应缓缓滴定，并不断搅拌。

（5）永停仪铂电极易钝化，应常用浓硝酸（加 1～2 滴三氯化铁试液）温热活化。

（6）亚硝酸钠滴定液应于玻塞棕色玻璃瓶中避光保存。

三、盐酸普鲁卡因注射液的分析

本品含盐酸普鲁卡因应为标示量的 95.0%~105.0%。

（一）性状

本品为无色的澄明液体。

（二）鉴别

（1）取本品，照盐酸普鲁卡因项下的氯化物和芳香第一胺类的鉴别试验，显相同的反应。

（2）在含量测定项下记录的色谱图中，供试品溶液主峰的保留时间应与对照品溶液主峰的保留时间一致。

（3）取本品（约相当于盐酸普鲁卡因 80mg），水浴蒸干，残渣经减压干燥，依法测定。本品的红外光吸收图谱应与对照的图谱（光谱集 397 图）一致。

（三）检查

1.pH 值

本品 pH 值应为 3.5~5.0（通则 0631）。

2.有关物质

照高效液相色谱法（通则0512）测定。

供试品溶液　精密量取本品适量，用水定量稀释制成每1mL中约含盐酸普鲁卡因0.2mg的溶液。

对照溶液　精密量取1mL，置100mL量瓶中，用水稀释至刻度，摇匀。

对照品溶液　取对氨基苯甲酸对照品适量，精密称定，加水溶解并定量稀释制成每1mL中约含2.4μg的溶液。

系统适用性溶液　取供试品溶液1mL与对照品溶液9mL混合均匀。

色谱条件与系统适用性要求　见盐酸普鲁卡因对氨基苯甲酸项下。

测定法　精密量取供试品溶液、对照溶液与对照品溶液，分别注入液相色谱仪，记录色谱图至主成分峰保留时间的4倍。

限度　供试品溶液色谱图中如有与对氨基苯甲酸峰保留时间一致的色谱峰，按外标法以峰面积计算，不得过盐酸普鲁卡因标示量的1.2%，其他杂质峰面积的和不得大于对照溶液的主峰面积（1.0%）。

3.渗透压摩尔浓度

取本品，依法检查（通则0632），渗透压摩尔浓度比应为0.9~1.1。

4.细菌内毒素

取本品，可用0.06EU/mL以上高灵敏度的鲎试剂，依法检查（通则1143），每1mg盐酸普鲁卡因中含内毒素的量应小于0.20EU。

5.其他

应符合注射剂项下有关的各项规定（通则0102）。

（四）含量测定

照高效液相色谱法（通则0512）测定。

供试品溶液　精密量取本品适量，用水定量稀释制成每1mL中含有盐酸普鲁卡因0.02mg的溶液。

对照品溶液　取盐酸普鲁卡因对照品适量，精密称定，加水溶解并定量稀释制成每1mL中含0.02mg的溶液。

色谱条件　除检测波长为290nm外，其他见有关物质项下。

系统适用性要求　理论塔板数按普鲁卡因峰计算不低于2000。普鲁卡因峰与相邻杂质峰的分离度应符合要求。

测定法　精密量取供试品溶液与对照溶液，分别注入液相色谱仪，记录色谱图。按外标法以峰面积计算。

任务二　对乙酰氨基酚及其制剂分析

一、酰胺类药物的基本结构与性质

（一）基本结构

本类药物属苯胺的酰基衍生物，分子结构中具有芳酰氨基，结构通式如下：

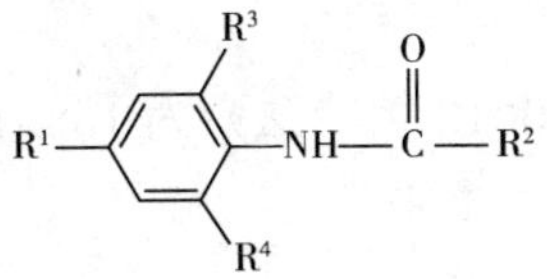

《中国药典》（2020年版）收载的本类药物的结构如下：

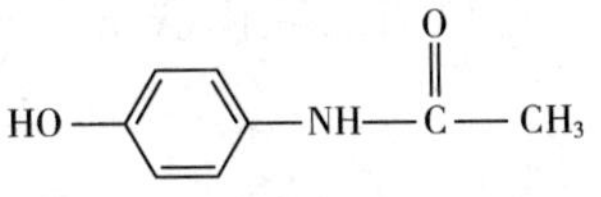

对乙酰氨基酚 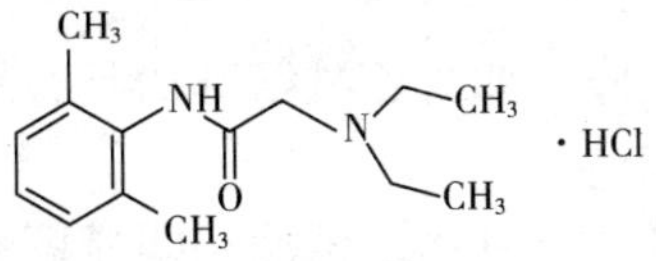　　　盐酸利多卡因

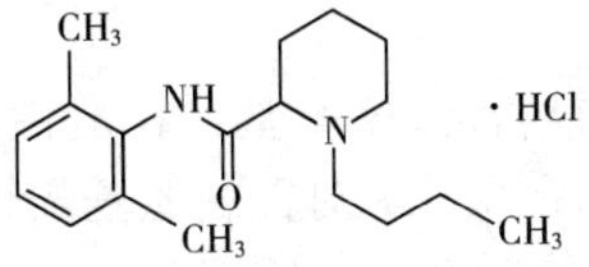

盐酸布比卡因

（二）理化性质

1.性状

芳酰胺类药物多为白色结晶或结晶性粉末，游离碱难溶于水，其盐酸盐易溶于水和乙醇。

2.弱碱性

利多卡因和布比卡因的脂烃胺侧链有叔胺氮原子，显碱性，可以成盐；还可与生物碱沉淀剂发生沉淀反应。

3.酚羟基的特性

对乙酰氨基酚具有酚羟基，与三氯化铁发生显色反应。

4.芳香第一胺反应

本类药物结构中具有芳酰氨基，在酸性溶液中易水解为芳香第一胺的化合物，显芳香第一胺特性反应。利多卡因和布比卡因在苯环邻位存在两个甲基，由于空间位阻，较难水解，所以其盐的水溶液比较稳定。

5.水解产物易酯化

对乙酰氨基酚水解后生成乙酸，可在硫酸介质中与乙醇反应，产生乙酸乙酯的香味。

6.与重金属离子发生沉淀反应

利多卡因和布比卡因酰胺上的氮可在水溶液中与铜离子或钴离子发生配位反应，生成有色的配位化合物沉淀。此沉淀可溶于三氯甲烷等有机溶剂后呈色。

7.光谱特征

该类药物均有苯环，在紫外光区均有特征吸收。

二、对乙酰氨基酚的分析

（一）性状

（1）性状：本品为白色结晶或结晶性粉末；无臭。

（2）溶解性：本品在热水或乙醇中易

--- 课堂互动 ---
讨论对乙酰氨基酚的结构特点。

溶，在丙酮中溶解，在水中略溶。

（3）熔点：本品的熔点（通则0612第二法）为168~172℃。

（二）鉴别

1. 显色反应

（1）鉴别原理

酚羟基特性反应，如对乙酰氨基酚具有酚羟基，可以与三氯化铁发生显色反应。

（2）鉴别方法

本品的水溶液加三氯化铁试液，即显蓝紫色。

2. 水解后的芳香第一胺反应

（1）鉴别原理

芳酰胺类药物分子结构中均具有芳酰氨基，在酸性溶液中水解产物为具有芳香第一胺的化合物，因此容易发生重氮化-偶合反应。对乙酰氨基酚比利多卡因与布比卡因的反应速率快，因为水解反应速率受药物分子结构的空间位阻影响。

（2）鉴别方法

取本品约0.1g，加稀盐酸5mL，置水浴中加热40min，放冷；取0.5mL，滴加亚硝酸钠试液5滴，摇匀，用水3mL稀释后，加碱性β-萘酚试液2mL振摇，即显红色。

3. 吸收光谱特征

该类药物含有苯环，在紫外光区有特征吸收，另外红外吸收光谱在原料药的鉴别中也被广泛使用。

对乙酰氨基酚的鉴别方法：本品的红外光吸收图谱应与对照的图谱（光谱集131图）一致。

（三）检查

1. 酸度

（1）原理

因在生产过程中可能引进酸性杂质，本品水解以后也有乙酸生成，所以应检查其酸度。

（2）方法

取本品0.10g，加水10mL使溶解，依法测定（通则0631），pH值应为5.5~6.5。

2. 乙醇溶液的澄清度与颜色

（1）原理

本品外观应为白色结晶或结晶性粉末，易溶于乙醇。如果乙醇液产生浑浊，则为生产工艺中使用的还原剂可能带入成品中所致。如果乙醇液的色泽深于标准比色液，即为中间体对氨基酚的氧化呈色物的存在。这些杂质的存在往往影响本品质量，从而使之不合格。

（2）方法

取本品1.0g，加乙醇10mL溶解后，溶液应澄清无色；如显浑浊，与1号浊度标准液（通则0902第一法）比较，不得更浓；如显色，与棕红色2号或橙红色2号标准比色液（通则0901第一法）比较，不得更深。

3. 氯化物

取本品2.0g，加水100mL，加热溶解后，冷却，滤过，取滤液25mL，依法检查（通则0801），与标准氯化钠溶液5.0mL制成的对照液比较，不得更浓（0.01%）。

4.硫酸盐

取氯化物项下剩余的滤液 25mL，依法检查（通则 0802），与标准硫酸钾溶液 1.0mL 制成的对照液比较，不得更浓（0.02%）。

5.有关物质

（1）原理

本品在制备过程中乙酰化不完全或贮存不当发生水解，可引入对氨基酚，使本品产生色泽并对人体有毒性，应该严加控制。

（2）方法

照高效液相色谱法（通则 0512）测定。临用新制。

溶剂　甲醇-水（4∶6）。

供试品溶液　取本品适量，精密称定，加溶剂溶解并定量稀释制成每 1mL 中约 20mg 的溶液。

对照品溶液　取对氨基酚对照品适量，精密称定，加溶剂溶解并定量稀释制成每 1mL 中约 0.1mg 的溶液。

对照溶液　精密量取对照品溶液与供试品溶液各 1mL，置同一 100mL 量瓶中，用上述溶剂稀释至刻度，摇匀。

色谱条件　以辛基硅烷键合硅胶为填充剂，以磷酸盐缓冲液（取磷酸氢二钠 8.95g，磷酸二氢钠 3.9g，加水溶解至 1000mL，加 10%四丁基氢氧化铵溶液 12mL）-甲醇（90∶10）为流动相；检测波长为 245nm；柱温为 40℃；进样体积 20μL。

系统适用性要求　理论板数按对乙酰氨基酚峰计算不低于 2000，对氨基酚峰与对乙酰氨基酚峰之间的分离度应符合要求。

测定法　精密量取供试品溶液与对照品溶液，分别注入液相色谱仪，记录色谱图至主峰保留时间的 4 倍。

限度　供试品溶液色谱图中如有与对氨基酚保留时间一致的色谱峰，按外标法以峰面积计算，含对氨基酚不得过 0.005%，其他单个杂质峰面积不得大于对照溶液中对乙酰氨基酚峰面积的 0.1 倍（0.1%），其他各杂质峰面积的和不得大于对照溶液中对乙酰氨基酸峰面积的 0.5 倍（0.5%）。

6.对氯苯乙酰胺

（1）原理

本品用对硝基氯苯为原料，可能会引入对氯乙酰苯胺。《中国药典》对此项杂质采用高效液相色谱法进行检查。

（2）方法

照高效液相色谱法（通则 0512）测定。临用新制。

溶剂与供试品溶液　见有关物质项下。

对照品溶液　取对氯苯乙酰胺对照品与对乙酰氨基酚对照品各适量，精密称定，加溶剂溶解并制成每 1mL 中约含对氯苯乙酰胺 1μg 与对乙酰氨基酚 20μg 的混合溶液。

色谱条件　以辛基硅烷键合硅胶为填充剂，以磷酸盐缓冲液（取磷酸氢二钠 8.95g，磷酸二氢钠 3.9g，加水溶解至 1000mL，加 10% 四丁基氢氧化铵溶液 12mL）-甲醇（60∶40）为流动相；检测波长为 245nm；柱温为 40℃；进样体积 20μL。

系统适用性要求　理论板数按对乙酰氨基酚峰计算不低于 2000，对氯苯乙酰胺峰与对乙酰氨基酚峰的分离度应符合要求。

测定法 精密量取供试品溶液与对照品溶液,分别注入液相色谱仪,记录色谱图。

限度 按外标法以峰面积计算,含对氯苯乙酰胺不得过 0.005%。

7.干燥失重

取本品,在 105℃干燥至恒重,减失重量不得过 0.5%(通则 0831)。

8.炽灼残液

不得过 0.1%(通则 0841)。

9.重金属

取本品 1.0g,加水 20mL,置水浴中加热使溶解,放冷,滤过,取滤液加乙酸盐缓冲液(pH=3.5)2mL 与水适量使成 25mL,依法检查(通则 0821 第一法),含重金属不得过百万分之十。

(四)含量测定

1.测定原理

对乙酰氨基酚结构中有苯环,在紫外光区有最大吸收。如《中国药典》(2020 年版)采用紫外-可见分光光度法中的吸收系数法测定对乙酰氨基酚原料、片剂、咀嚼片、胶囊、颗粒的含量。

2.测定方法

照紫外-可见分光光度法(通则 0401)测定。

供试品溶液 取本品约 40mg,精密称定,置 250mL 量瓶中,加 0.4%氢氧化钠溶液 50mL 溶解后,加水至刻度,摇匀,精密量取 5mL,置 100mL 量瓶中,加 0.4%氢氧化钠溶液 10mL,加水至刻度,摇匀。

测定法 取供试品溶液,在 257nm 波长处测定吸光度,按 $C_8H_9NO_2$ 的百分吸收系数 $E_{1cm}^{1\%}$ 为 715 计算,即得。按干燥品计算,含 $C_8H_9NO_2$ 应为 98.0%~102.0%。

$$百分含量 = \frac{\frac{A}{E_{1cm}^{1\%}} \times \frac{1}{100} \times DV}{m} \times 100\%$$

式中,A 为吸光度;$E_{1cm}^{1\%}$ 为百分吸收系数,g/100mL;D 为稀释倍数;V 为定容体积;m 为供试品的称样量,g。

3.注意事项

(1)精密称定采用的是万分之一电子天平。

(2)注意紫外-可见分光光度计的规范操作。

(3)按对乙酰氨基酚的百分吸收系数为 715 进行计算。

(4)按干燥品计算,对乙酰氨基酚的含量应为 98.0%~102.0%。

三、对乙酰氨基酚片的分析

本品含对乙酰氨基酚应为标示量的 95.0%~105.0%。

(一)性状

本品为白色片、薄膜衣或明胶包衣片,除去包衣后显白色。

(二)鉴别

(1)取本品的细粉适量(约相当于对乙酰氨基酚 0.5g),用乙醇 20mL 分次研磨使对乙酰氨基酚溶解,滤过,合并滤液,蒸干,残渣照对乙酰氨基酚项下的鉴别方法试验,显相同的反应。

(2)取本品细粉适量(约相当于对乙酰氨基酚 100mg),加丙酮 10mL,研磨溶解,滤过,滤液水浴蒸干，残渣经减压干燥，依法测定。本品的红外光吸收图谱应与对照的图谱（光谱集131图）一致。

（三）检查

1.对氨基酚

照高效液相色谱法（通则0512）测定。临用新制。

供试品溶液　取本品细粉适量（约相当于对乙酰氨基酚0.2g），精密称定，置10mL量瓶中，加溶剂适量，振摇使对乙酰氨基酚溶解，加溶剂稀释至刻度，摇匀，滤过，取续滤液。

对照品溶液　取对氨基酚对照品与对乙酰氨基酚对照品各适量，精密称定，加溶剂溶解并定量稀释制成每1mL中各约含20μg的混合溶液。

溶剂、色谱条件与系统适用性要求　见对乙酰氨基酚有关物质项下。

测定法　精密量取供试品溶液与对照品溶液，分别注入液相色谱仪，记录色谱图。

限度　供试品溶液色谱图中如有与对照品溶液中对氨基酚保留时间一致的色谱峰，按外标法以峰面积计算，含对氨基酚不得过对乙酰氨基酚标示量的0.1%。

2.溶出度

照溶出度与释放度测定法（通则0931第一法）测定。

溶出条件　以稀盐酸24mL加水至1000mL为溶出介质，转速为每分钟100转，依法操作，经30min取样。

测定法　取溶出液适量，滤过，精密量取续滤液适量，用0.04%氢氧化钠溶液稀释成每1mL中含对乙酰氨基酚5~10μg的溶液，照紫外-可见分光光度法（通则0401），在257nm的波长处测定吸光度，按$C_8H_9NO_2$的百分吸收系数为715计算每片的溶出量。

限度　标示量的80%，应符合规定。

3.其他

应符合片剂项下有关的各项规定（通则0101）。

（四）含量测定

照紫外-可见分光光度法（通则0401）测定。

供试品溶液　取本品20片，精密称定，研细，精密称取适量（约相当于对乙酰氨基酚40mg），置250mL量瓶中，加0.4%氢氧化钠溶液50mL与水50mL，振摇15min，用水稀释至刻度，摇匀，滤过，精密量取续滤液5mL，置100mL量瓶中，加0.4%氢氧化钠溶液10mL，用水稀释至刻度，摇匀。

测定法　见对乙酰氨基酚含量测定项下。

任务三　肾上腺素及其制剂分析

一、苯乙胺类药物的基本结构与性质

（一）基本结构

本类药物为拟肾上腺素类药物，其分子结构中具有苯乙胺的基本结构。除盐酸克仑特罗

外,其余各药物的苯环上都有酚羟基。其中肾上腺素、盐酸异丙肾上腺素和盐酸多巴胺分子结构中苯环的3位、4位上都有2个邻位酚羟基,与儿茶酚类似,都属于儿茶酚胺类药物。基本结构为:

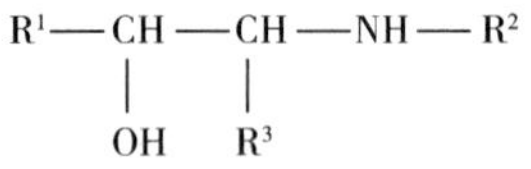

$$R^1-CH-CH-NH-R^2$$
$$\quad\quad | \quad\quad |$$
$$\quad\quad OH \quad R^3$$

由于 R^1、R^2、R^3 取代基的不同构成本类药物,《中国药典》收载的本类药物有 20 种,如肾上腺素、去甲肾上腺素等。

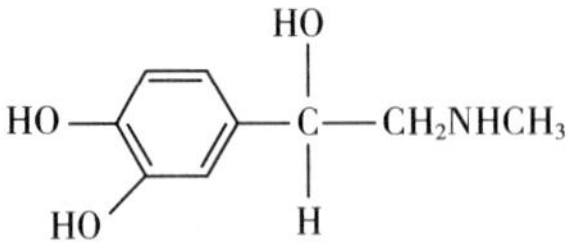

肾上腺素

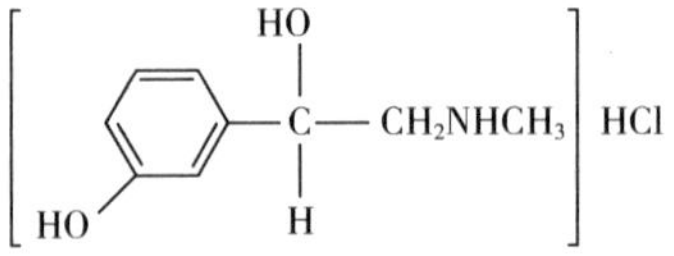

盐酸去氧肾上腺素

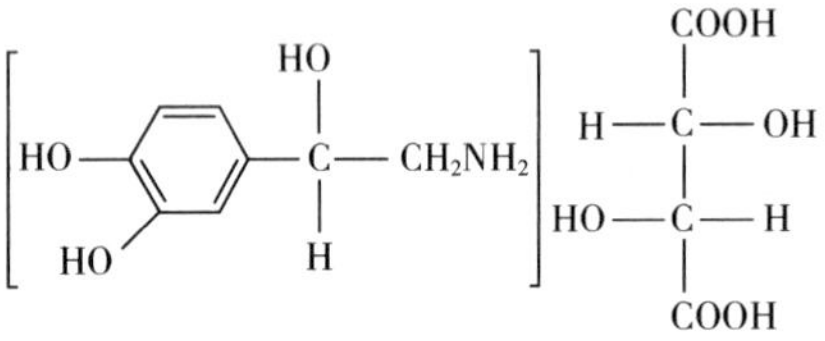

重酒石酸去甲肾上腺素

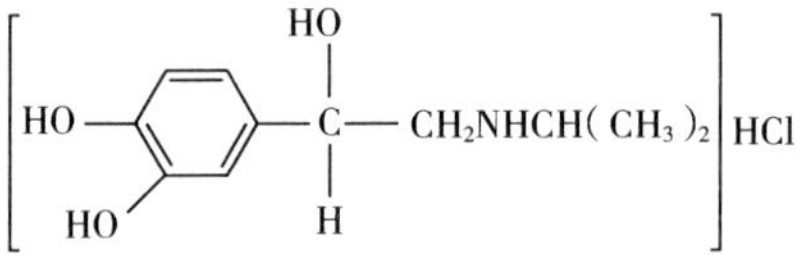

盐酸异丙肾上腺素

(二)理化性质

1. 弱碱性

本类药物分子结构中具有羟氨基侧链,其氮为仲胺氮,故显弱碱性;其游离碱难溶于水,易溶于有机溶剂;其可溶于水。

2. 酚羟基特性

本类药物分子结构中具有邻苯二酚(或苯酚)结构,可与重金属离子络合呈色;在空气中或遇光、热易氧化,色泽变深;在碱性溶液中更易变色。

3. 光学活性

多数药物分子结构中具有手性碳原子,具有旋光性,可利用此特性进行药物分析。

二、肾上腺素的分析

肾上腺素是临床上常用的肾上腺素受体激动药。结构中有酚羟基,可采用非水溶液滴定法测定含量。具体质量分析如下。

(一)性状

本品为白色或类白色结晶性粉末;无臭;与空气接触或受日光照射,易氧化变质;在中性或碱性水溶液中不稳定;饱和水溶液显弱碱性反应。

本品在水中极微溶解,在乙醇、三氯甲烷、乙醚、脂肪油或挥发油中不溶;在无机酸或氢氧化钠溶液中易溶,在氨溶液或碳酸钠溶液中不溶解。

比旋度 取本品,精密称定,加盐酸溶液(9→200)溶解并定量稀释制成每 1mL 中含有 20mg 的溶液,依法测定(通则 0621),比旋度为 $-50.0°$ 至 $-53.5°$。

（二）鉴别

1.三氯化铁反应

（1）鉴别原理

肾上腺素和盐酸去氧肾上腺素等药物的分子结构中具有酚羟基，与 Fe^{3+} 络合显色，加入碱性溶液，随即被高铁离子氧化而显紫色或紫红色。此反应为芳环上酚羟基反应。

（2）鉴别方法

取本品约 2mg，加盐酸溶液（9→1000）2~3 滴溶解后，加水 2mL 与三氯化铁试液 1 滴，显翠绿色；再加氨试液 1 滴，即变紫色，最后变成紫红色。

2.氧化反应

（1）鉴别原理

本品结构中含有的酚羟基易被碘、过氧化氢、铁氰化钾等氧化剂氧化而呈现不同的颜色。如肾上腺素在中性或酸性条件下被过氧化氢氧化后，生成肾上腺素红，放置可变为棕色多聚体。

（2）鉴别方法

取本品 10mg，加盐酸溶液（9→1000）2mL 溶解后，加过氧化氢试液 10 滴，煮沸，即显血红色。

（三）检查

1.酸性溶液的澄清度与颜色

取比旋度项下的溶液检查，应澄清无色；如显色，与同体积的对照液（取黄色 3 号标准比色液或橙红色 2 号标准比色液 5mL 加水 5mL）比较（通则 0901 第一法），不得更深。

2.酮体

（1）原理

肾上腺素药物在合成过程中是由肾上腺素酮氧化还原而得。若氧化不完全，可能引进酮体杂质，所以《中国药典》规定应检查酮体。检查原理是利用酮体在 310nm 波长处有最大吸收，而药物本身在此波长几乎没有吸收。

（2）方法

取本品，加盐酸溶液（9→2000）制成每 1mL 中含有 2.0mg 的溶液，照紫外-可见分光光度法（通则 0401），在 310nm 波长处测定，吸光度不得过 0.05。

3.有关物质

照高效液相色谱法（通则 0512）测定。

供试品溶液　取本品约 10mg，置 10mL 量瓶中，加盐酸 0.1mL 使溶解，用流动相稀释至刻度，摇匀。

对照品溶液　精密量取供试品溶液 1mL，置 500mL 量瓶中，用流动相稀释至刻度，摇匀。

氧化破坏溶液　取本品 50mg，置 50mL 量瓶中，加浓过氧化氢溶液 1mL，放置过夜，加盐酸 0.5mL，用流动相稀释至刻度，摇匀。

系统适用性溶液　取重酒石酸去甲肾上腺素对照品适量，加氧化破坏溶液溶解并稀释制成每 1mL 中含 20μg 的溶液。

色谱条件　以十八烷基硅烷键合硅胶为填充剂，以硫酸氢四甲基铵溶液（取硫酸氢四甲基铵 4.0g，庚烷磺酸钠 1.1g，0.1mol/L 乙二胺四乙酸二钠溶液 2mL，加水溶解并稀释至 950mL）-甲醇（95：5）（用 1mol/L 氢氧化钠溶液调节 pH 值至 3.5）为流动相；流速为每分钟

2mL；检测波长为205nm；进样体积为20μl。

系统适用性要求 系统适用性溶液色谱中，去甲肾上腺素峰与肾上腺素峰间应出现两个未知杂质峰，理论塔板数按去甲肾上腺素峰计算不低于3000，去甲肾上腺素峰、肾上腺素峰与相邻杂峰之间的分离度应符合要求。

测定法 精密量取供试品溶液与对照品溶液，分别注入液相色谱仪，记录色谱图。

限度 供试品溶液色谱图中若有杂质峰，单个杂质峰面积不得大于对照溶液的主峰面积（0.2%），各杂峰面积的和不得大于对照溶液主峰面积的2.5倍（0.5%）。

4. 干燥失重

取本品，置五氧化二磷干燥器中，减压干燥18h，减失重量不得过1.0%（通则0831）。

5. 炽灼残渣

不得过0.1%（通则0841）。

（四）含量测定

1. 测定原理

非水滴定法 非水滴定法是指在非水溶剂中进行的酸碱滴定测定法。主要用于测定有机碱及其氢卤素盐、硫酸盐以及有机酸碱金属盐类药物的含量，也用于测定某些有机弱酸的含量。

以高氯酸滴定弱碱为例，在冰乙酸中：

$$BH^+A^- + HClO_4 \longrightarrow BH^+ClO_4^- + HA$$

2. 测定方法

取本品约0.15mg，精密称定，加冰乙酸10mL，振摇溶解后，加结晶紫指示液1滴，用高氯酸滴定液（0.1mol/L）滴定至溶液显蓝绿色，并将滴定的结果用空白试验校正。每1mL高氯酸滴定液（0.1mol/L）相当于18.32mg的肾上腺素。

3. 注意事项

（1）在乙酸介质中的酸性排序为：

高氯酸＞氢溴酸＞硫酸＞盐酸＞硝酸

（2）滴定剂的稳定性：挥发性溶剂，结果需要校正。

三、盐酸肾上腺素注射液的分析

本品含盐酸肾上腺素应为标示量的85.0%~115.0%。

（一）性状

本品为无色或几乎无色的澄明液体；受日光照射或空气接触易变质。

（二）鉴别

取本品2mL，加三氯化铁试液1滴，即显翠绿色；再加氨试液1滴，即变成紫色，最后变成紫红色。

课堂互动

某同学采用非水滴定法测定肾上腺素的含量，平行测定三份的平均值为103.8%，请问其含量是否符合《中国药典》的规定？

（三）检查

1.pH值

本品pH值应为2.5~3.5（通则0631）。

2.有关物质

照高效液相色谱法（通则0512）测定。

供试品溶液　精密量取本品适量，用流动相定量稀释成每1mL中含有肾上腺素0.2mg的溶液。

对照溶液　取重酒石酸去甲肾上腺素对照品适量，精密称定，加流动相溶解并定量稀释制成每1mL中含有去甲肾上腺素20μg的溶液，精密量取5mL，置于50mL量瓶中，精密加入供试品溶液5mL，用流动相稀释至刻度。

空白辅料溶液　取焦亚硫酸钠适量，加流动相溶解并稀释制成每1mL中含有0.2mg的溶液。

氧化破坏溶液、系统适用性溶液与色谱条件　见肾上腺素有关物质项下。

系统适用性要求　见肾上腺素有关物质项下。理论塔板数按照肾上腺素峰计算不低于2000，去甲肾上腺素峰与肾上腺素峰之间的分离度应大于4.0。

测定法　精密量取上述三种溶液，分别注入液相色谱仪，记录色谱图至主成分峰保留时间的3倍。

限度　供试品溶液的色谱图中如有与去甲肾上腺素峰保留时间一致的色谱峰，按外标法以峰面积计算，不得过肾上腺素标示量的1.0%；如有其他杂质峰，扣除焦亚硫酸钠峰及之前的辅料峰，与辅料峰相邻的最大色谱峰不得大于对照溶液中肾上腺素峰的峰面积（10%），其他各杂质峰面积的和不得大于对照溶液中肾上腺素峰面积的0.1倍（1.0%）。

3.渗透压摩尔浓度

取本品，依法测定（通则0632），渗透压摩尔浓度应为257~315mOsmol/kg。

4.细菌内毒素

取本品，依法检查（通则1143），每1mg肾上腺素中含内毒素的量应小于30EU。

5.其他

应符合注射剂项下有关的各项规定（通则0102）。

（四）含量测定

照高效液相色谱法（通则0512）测定。

对照品溶液　取肾上腺素对照品适量，精密称定，加流动相适量，加冰乙酸2~3滴，振摇使肾上腺素溶解，用流动相定量稀释制成每1mL中含有肾上腺素0.2mg的溶液，摇匀。

系统适用性要求　系统适用性溶液色谱图中，去甲肾上腺素峰与肾上腺素峰间应出现两个未知杂质峰，理论塔板数按去甲肾上腺素峰计算不低于3000，去甲肾上腺素峰、肾上腺素峰与相邻杂质峰的分离度均应符合要求。

色谱条件　见有关物质项下。检查波长为280nm。

供试品溶液、氧化破坏溶液与系统适用性溶液　见有关物质项下。

测定法　精密量取供试品溶液与对照品溶液，分别注入液相色谱仪，记录色谱图。按外标法以峰面积计算。

【项目九 小结】

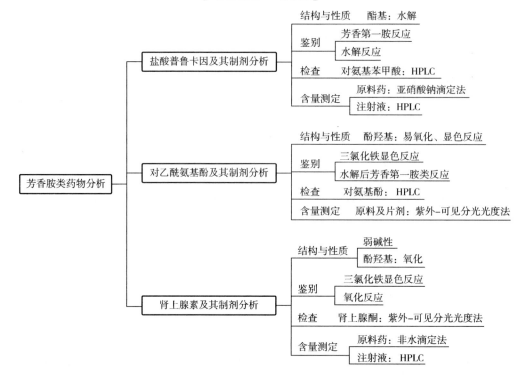

【项目九 检测】

一、单项选择题

1. 能发生芳香第一胺类鉴别反应的是（　　）。
   A. 盐酸普鲁卡因　　　　　　　　B. 对氨基水杨酸钠
   C. 两者均可　　　　　　　　　　D. 两者均不可

2. 《中国药典》中含芳伯氨基的药品大多采用（　　）进行含量测定。
   A. 非水溶液滴定法　　　　　　　B. 亚硝酸钠法
   C. 氧化还原电位滴定法　　　　　D. 高效液相色谱法

3. 直接与三氯化铁试液反应显蓝紫色的药物是（　　）。
   A. 肾上腺素　　　　　　　　　　B. 阿司匹林
   C. 对乙酰氨基酚　　　　　　　　D. 盐酸利多卡因
   E. 丙磺舒

4. 下列药物中可用重氮化-偶合反应及三氯化铁反应进行鉴别的药物是（　　）。
   A. 阿司匹林　　　　　　　　　　B. 对氨基水杨酸钠
   C. 青霉素　　　　　　　　　　　D. 盐酸普鲁卡因
   E. 对乙酰氨基酚

5. 具有芳香第一胺的胺类药物，重氮化反应的适宜条件是（　　）。
   A. 弱碱性　　　　　　　　　　　B. 中性
   C. 酸性　　　　　　　　　　　　D. 强碱性

6. 重氮化-偶合反应所用的偶合试剂是（　　）。
A. 碱性萘酚　　　　　　　　　　B. 酚酞
C. 碱性酒石酸铜　　　　　　　　D. 三硝基酚
E. 溴酚蓝

7. 盐酸普鲁卡因属于（　　）。
A. 酰胺类药物　　　　　　　　　B. 杂环类药物
C. 生物碱类药物　　　　　　　　D. 对氨基苯甲酸酯类药物

二、是非题

（　　）1. 对乙酰氨基酚不具有芳伯氨基，不能用重氮化-偶合反应进行鉴别。
（　　）2.《中国药典》规定盐酸普鲁卡因原料药需检查对氨基苯甲酸的杂质限量。
（　　）3. 对乙酰氨基酚需要检查酸度。
（　　）4. 亚硝酸滴定法测定药物含量，加入适量溴化钾的作用是加快反应速率。
（　　）5. 盐酸普鲁卡因的含量测定采用亚硝酸钠滴定法。

三、简答题

1. 对乙酰氨基酚的含量测定采用什么方法？
2. 举例几个典型芳香胺类药物。

四、计算题

对乙酰氨基酚原料药的含量测定方法为：取本品约 0.04g，置 250mL 量瓶中，加 0.4%氢氧化钠溶液 50mL 溶解后，加水至刻度，摇匀，精密量取 5mL，置 100mL 量瓶中，加 0.4%氢氧化钠溶液 10mL，加水至刻度，摇匀，照分光光度法，在 257nm 波长处测定吸收度为 0.465，按 $C_8H_9NO_2$ 的百分吸收系数为 715 计算含量。

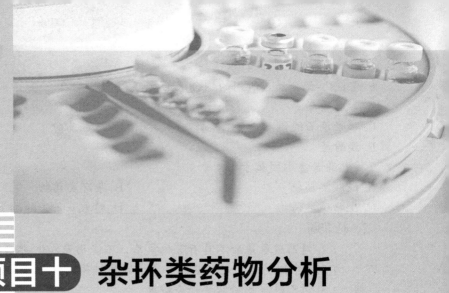

药物分析技术
YAOWU FENXI
JISHU

项目十 杂环类药物分析

【学习目标】

一、能力目标

1. 会依据现行版《中国药典》的检验方法对杂环类药物进行常规项目检验、含量测定的基本操作。

2. 具备初步分析问题、解决问题的能力。

二、知识目标

1. 熟悉异烟肼、盐酸氯丙嗪、地西泮典型杂环类药物的结构特征和理化性质。

2. 掌握异烟肼、盐酸氯丙嗪、地西泮鉴别反应、杂质检查和含量测定方法。

杂环类药物可分为吡啶类、吩噻嗪类、苯并二氮杂䓬类、喹诺酮类、咪唑类等。本类药物质量分析是依据其结构上的杂原子和环上取代基的性质。本项目重点介绍吡啶类、吩噻嗪类、苯并二氮杂䓬类三种代表性药物的质量分析方法。

任务一 异烟肼及其制剂分析

异烟肼及其制剂属于吡啶类药物,首先我们了解一下吡啶类药物的基本结构与性质。

一、吡啶类药物的基本结构与性质

（一）基本结构

吡啶类药物的分子结构中均含有吡啶环,可发生开环反应。《中国药典》(2020年版)二部收载的本类药物有异烟肼、尼可刹米、硝苯地平、烟酰胺等。其结构为：

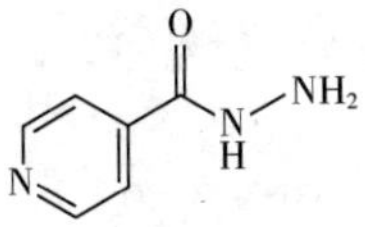

异烟肼 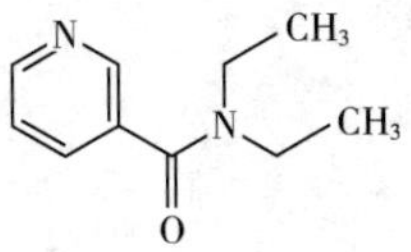　　　　　尼可刹米 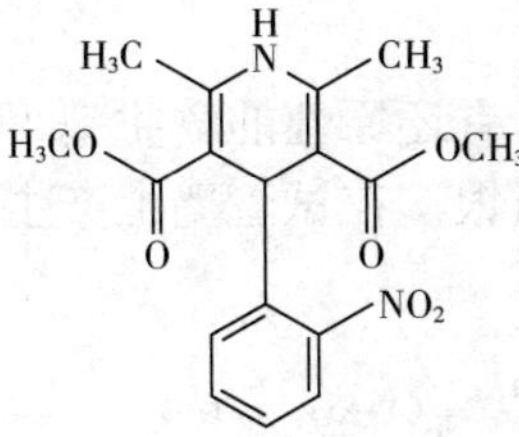　　　　　硝苯地平 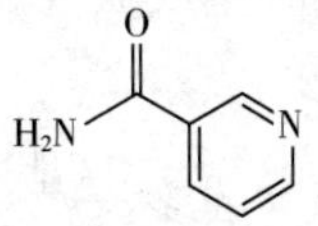　　　　　烟酰胺

(二) 理化性质

1. 溶解性

异烟肼易溶于水，在乙醇中微溶，在乙醚中极微溶解。尼可刹米能与水、乙醇、氯仿或乙醚任意混合。硝苯地平易溶于丙酮或三氯甲烷，略溶于乙醇，在水中几乎不溶。烟酰胺易溶于水或乙醇，溶于甘油。供试品溶液配制和含量测定时滴定介质的选择可依据其溶解性。

2. 弱碱性

本类药物母核吡啶环上的氮原子为碱性氮原子，吡啶环的 pK_b 为 8.8（水中），这一性质可用于本类药物的含量测定。

3. 水解性

硝苯地平分子结构中还有酯键，可发生水解；尼可刹米分子结构中含有酰氨基，遇碱水解后释放出具有碱性的二乙胺，可用于定性鉴别。

4. 还原性

异烟肼分子结构中，吡啶环 γ 位上被较强还原性的酰肼基取代，其可被氧化剂氧化，也可与含羰基的化合物发生缩合反应，可用于含量测定和定性鉴别。

5. 吡啶环的特性

异烟肼和尼可刹米分子结构中的吡啶环 α、α' 位无取代基，而 β 或 γ 位被羧基衍生物取代；其吡啶环可发生开环反应，可用于定性鉴别。

6. 光谱特征

本类药物分子结构中的吡啶环为芳香杂环，在紫外区有特征吸收，这一特征可用于本类药物的定性鉴别和含量测定。

二、异烟肼的分析

异烟肼临床上是治疗结核病的首选药物，由异烟酸与水合肼缩合而得。具体质量分析如下。

> **课堂互动**
>
> 分析异烟肼结构上有哪些官能团？

(一) 性状

本品为无色结晶，白色或类白色的结晶性粉末；无臭；遇光渐变质。

本品在水中易溶，在乙醇中微溶，在乙醚中极微溶解。

本品的熔点（通则 0612）为 170~173℃。

(二) 鉴别

1. 还原反应

此反应为吡啶环上酰基基团的反应。

(1) 鉴别原理

异烟肼分子结构中具有还原性的酰肼基,可与氨制硝酸银试液反应,生成白色异烟酸银沉淀,同时生成氮气和单质银,在试管壁上产生银镜。

$$\text{[结构式]} + AgNO_3 + H_2O \longrightarrow \text{[结构式]} \downarrow + H_2N-NH_2 + HNO_3$$

$$H_2N-NH_2 + 4AgNO_3 \longrightarrow 4Ag\downarrow + N_2\uparrow + 4HNO_3$$

(2) 鉴别方法

取本品约 10mg,置试管中,加水 2mL 溶解后,加氨制硝酸银试液 1mL,即发生气泡与黑色浑浊,并在试管壁上生成银镜。

2. 高效液相色谱法

在含量测定项下记录的色谱图中,供试品溶液主峰的保留时间应与对照品溶液主峰的保留时间一致。

3. 红外吸收光谱法

《中国药典》采用标准图谱对照法。即本品的红外光吸收图谱应与对照的图谱(光谱集 166 图)一致(图 10-1)。

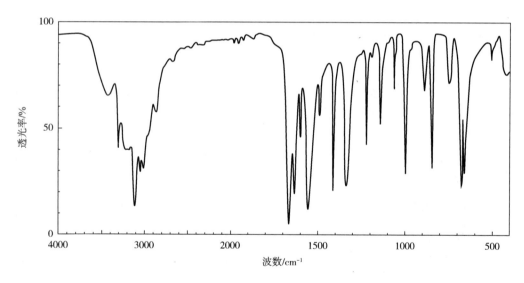

图 10-1 异烟肼红外光吸收图谱

(三) 检查

1. 酸碱度

取本品 0.50g,加水 10mL 溶解后,依法测定(通则 0631),pH 值应为 6.0～8.0。

2. 溶液的澄清度与颜色

取本品 1.0g,加水 10mL 溶解后,溶液应澄清无色;如显浑浊,与 1 号浊度标准液(通则 0902 第一法)比较,不得更浓;如显色,与同体积的对照液(取比色用重铬酸钾液 3.0mL 与比色用硫酸铜液 0.10mL,用水稀释至 250mL)比较,不得更深。

3. 游离肼

（1）原理

该项检查是控制异烟肼中的游离肼的量，肼是一种诱变剂和致癌物质，其主要是在制备时由原料引入或在贮存过程中降解产生。《中国药典》要求对异烟肼原料药及其制剂中的游离肼进行限量检查。

（2）方法

照薄层色谱法（通则 0502）测定。

供试品溶液　取本品适量，加丙酮-水（1∶1）溶解并定量稀释制成每 1mL 中约含 0.1g 的溶液。

对照品溶液　取硫酸肼对照品适量，加丙酮-水（1∶1）溶解并定量稀释制成每 1mL 中约含 80μg（相当于游离肼 20μg）的溶液。

系统适用性溶液　取异烟肼与硫酸肼各适量，加丙酮-水（1∶1）溶解并稀释制成每 1mL 中分别含异烟肼 0.1g 及硫酸肼 80μg 的混合溶液。

色谱条件与系统适用性要求　采用硅胶 G 薄层板，以异丙醇-丙酮（3∶2）为展开剂。系统适用性溶液所显游离肼与异烟肼的斑点应完全分离，游离肼的 R_f 值约为 0.75，异烟肼的 R_f 值约为 0.56。

测定法　吸取溶液配制中三种溶液各 5μL，分别点于同一薄层板上，展开，晾干，喷以乙醇制对二甲氨基苯甲醛试液，15min 后检视。

限度　在供试品溶液主斑点前方与对照品溶液主斑点相应的位置上，不得显黄色斑点。

4. 有关物质

照高效液相色谱法（通则 0512）测定。

供试品溶液　取本品适量，加水溶解并稀释制成每 1mL 中约含 0.5mg 的溶液。

对照溶液　精密量取供试品溶液 1mL，置 100mL 量瓶中，用水稀释至刻度，摇匀。

色谱条件与系统适用性要求　以十八烷基硅烷键合硅胶为填充剂，以 0.02mol/L 磷酸氢二钠溶液（用磷酸调 pH 值至 6.0）-甲醇（85∶15）为流动相；检测波长为 262nm；进样体积 10μL。理论板数按异烟肼峰计算不低于 4000。

测定法　精密量取溶液制备中两种溶液，分别注入液相色谱仪，记录色谱图至主成分峰保留时间的 3.5 倍。

限度　供试品溶液的色谱图中如有杂质峰，单个杂质峰面积不得大于对照溶液主峰面积的 0.35 倍（0.35%），各杂质峰面积的和不得大于对照溶液主峰面积（1.0%）。

5. 干燥失重

取本品，在 105℃干燥至恒重，减失重量不得过 0.5%（通则 0831）。

6. 炽灼残渣

取本品 1.0g，依法检查（通则 0841），遗留残渣不得过 0.1%。

7. 重金属

取炽灼残渣项下遗留的残渣，依法检查（通则 0821 第二法），含重金属不得过百万分之十。

8. 无菌

取本品，用适宜溶剂溶解后，经薄膜过滤法处理，依法检查（通则 1101），应符合规定。（供无菌分装用）

（四）含量测定

照高效液相色谱法（通则0512）测定。

供试品溶液 取本品适量，精密称定，加水溶解并定量稀释制成每1mL中约含0.1mg的溶液。

对照品溶液 取异烟肼对照品适量，精密称定，加水溶解并定量稀释制成每1mL中约含0.1mg的溶液。

色谱条件与系统适用性要求 见上述有关物质项下。

测定法 精密量取溶液制备中两种溶液，分别注入液相色谱仪，记录色谱图。按外标法以峰面积计算。按干燥品计算，含$C_6H_7N_3O$应为98.0%～102.0%。

$$百分含量 = \frac{c_R \times \frac{A_X}{A_R} \times D}{m} \times 100\%$$

式中，c_R为对照品溶液的浓度；A_R为对照品峰面积；A_X为供试品峰面积；D为稀释倍数；m为供试品取样量。

> **课堂互动**
> 讨论异烟肼上酰肼基与氨制硝酸银反应，是利用它的什么性质？

三、异烟肼片的分析

本品含异烟肼应为标示量的95.0%～105.0%。

（一）性状

本品为白色或类白色片。

（二）鉴别

（1）取本品的细粉适量（约相当于异烟肼0.1g），加水10mL，振摇，滤过，滤液照异烟肼项下的鉴别"1.还原反应（2）鉴别方法"试验，显相同的反应。

（2）高效液相色谱法

在含量测定项下记录的色谱图中，供试品溶液主峰的保留时间应与对照品溶液主峰的保留时间一致。

（3）红外吸收光谱法

取本品细粉适量（约相当于异烟肼50mg），加乙醇10mL，研磨溶解，滤过，滤液蒸干，残渣经减压干燥，依法测定（通则0402）。本品的红外光吸收图谱应与对照的图谱（光谱集166图）一致。

（三）检查

1.游离肼

照薄层色谱法（通则0502）试验。

供试品溶液 取本品细粉适量，加丙酮-水（1∶1）使异烟肼溶解并稀释制成每1mL中约含异烟肼0.1g的溶液，滤过，取续滤液。

溶剂、对照品溶液、系统适用性溶液、色谱条件、系统适用性要求与测定法 见异烟肼游离肼项下。

限度 在供试品溶液主斑点前方与对照品溶液主斑点相应的位置上，不得显黄色斑点。

2.有关物质

照高效液相色谱法（通则0512）测定。

供试品溶液　取本品细粉适量,加水使异烟肼溶解并稀释制成每1mL中约含异烟肼0.5mg的溶液,滤过,取续滤液。

对照溶液　精密量取供试品溶液1mL,置100mL量瓶中,用水稀释至刻度,摇匀。

色谱条件与系统适用性要求　见异烟肼有关物质项下。

测定法　见异烟肼有关物质项下。

限度　供试品溶液的色谱图中如有杂质峰,单个杂质峰面积不得大于对照溶液主峰面积的0.5倍(0.5%),各杂质峰面积的和不得大于对照溶液主峰面积(1.0%)。

3.溶出度

照溶出度与释放度测定法(通则0931第一法)测定。

取本品,照溶出度与释放度测定法(通则0931),以水1000mL为溶出介质,转速为每分钟100转,依法操作,经30min时,取溶出液5mL滤过,精密量取续滤液适量,用水定量稀释制成每1mL中含10~20μg的溶液,照紫外-可见分光光度法(通则0401),在263nm波长处测定吸光度,按$C_6H_7N_3O$的百分吸收系数($E_{1cm}^{1\%}$)为307计算每片的溶出量。限度为标示量的60%,应符合规定。

(四) 含量测定

照高效液相色谱法(通则0512)测定。

供试品溶液　取本品20片,精密称定,研细,精密称取适量,加水使异烟肼溶解并定量稀释制成每1mL中约含异烟肼0.1mg的溶液,滤过,取续滤液。

对照品溶液　见异烟肼含量测定项下。

色谱条件、系统适用性要求与测定法　见异烟肼含量测定项下。

> **课堂互动**
>
> 异烟肼中游离肼是怎样产生的?　常用的检查方法有哪些?

$$标示量的百分含量 = \frac{c_R \times \frac{A_X}{A_R} \times DV\overline{W}}{mS} \times 100\%$$

式中,c_R为对照品溶液的浓度;A_R为对照品峰面积;A_X为供试品峰面积;D为稀释倍数;m为供试品取样量;V为供试品初次配制的体积;$\overline{W}$为平均片重;S为标示量。

任务二　盐酸氯丙嗪及其制剂分析

一、吩噻嗪类药物的基本结构与性质

盐酸氯丙嗪及其制剂属于吩噻嗪类药物,首先我们了解一下吩噻嗪类药物的基本结构与性质。

(一) 基本结构

吩噻嗪类药物的分子结构中均含有吩噻嗪环母核,其又称硫氮杂蒽环。临床上多用其盐酸

盐。《中国药典》（2020年版）二部收载的本类药物有盐酸氯丙嗪、盐酸异丙嗪、奋乃静等。其结构为：

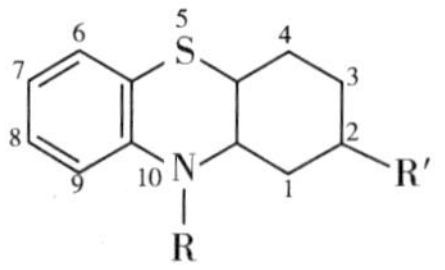

硫氮杂蒽母核 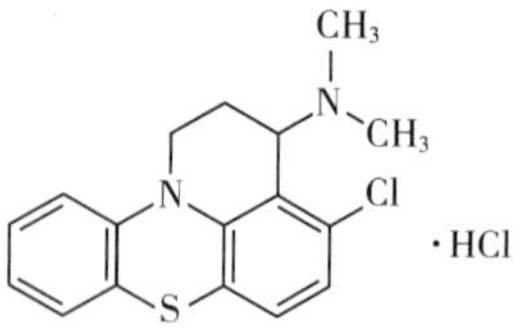　　盐酸氯丙嗪

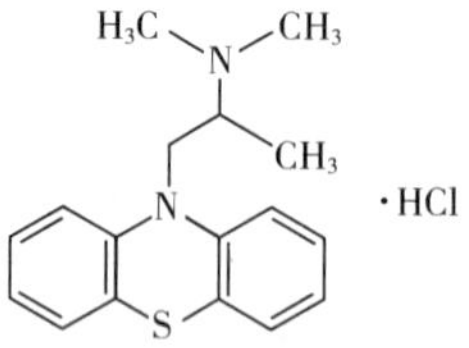

盐酸异丙嗪 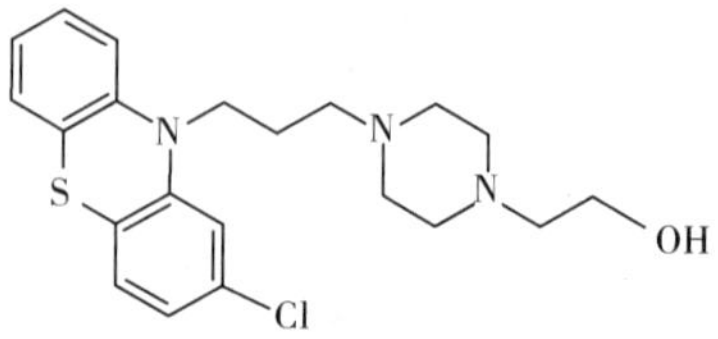　　奋乃静

（二）理化性质

1. 性状

盐酸氯丙嗪为白色或乳白色结晶性粉末；有微臭，有引湿性；遇光渐变色；水溶液显酸性反应；在水、乙醇或三氯甲烷中易溶，在乙醚或苯中不溶。盐酸异丙嗪为白色或类白色的粉末或颗粒；几乎无臭，味苦；长期在空气中变质，显蓝色，在水中极易溶解，在乙醇或三氯甲烷中易溶，在乙醚或丙酮中不溶。奋乃静为白色至淡黄色的结晶性粉末；几乎无臭，味微苦；在三氯甲烷中易溶，在乙醇中溶解，在水中几乎不溶。供试品溶液配制和含量测定时滴定介质选择可依据其溶解性。

2. 碱性

本类药物母核吩噻嗪环上的羟胺、10位侧链上的哌嗪基具有碱性，可用于含量测定。

3. 还原性

本类药物母核吩噻嗪环上的二价硫具有较强的还原性，易被氧化剂氧化，氧化产物由于取代基的不同而呈不同颜色，可用于定性鉴别。

4. 与金属离子络合呈色

本类药物母核吩噻嗪环上未被氧化的硫可与金属钯形成配合物，氧化产物无此反应。可用于鉴别和含量测定。

5. 光谱特征

本类药物母核吩噻嗪环为共轭三环的 π 系统，在紫外区有特征吸收，可用于含量测定和定性鉴别。

二、盐酸氯丙嗪的分析

盐酸氯丙嗪临床上是抗精神病药。具体质量分析如下。

---- 课堂互动 ----

讨论一下盐酸氯丙嗪的结构与性质。

（一）性状

白色或乳白色结晶性粉末；有微臭，有引湿性；遇光渐变色。

本品在水、乙醇或三氯甲烷中易溶，在乙醚或苯中不溶。

本品的熔点（通则 0612）为 194～198℃。

（二）鉴别

1. 显色反应

此反应为吩噻嗪环上二价硫的反应。

（1）鉴别原理

吩噻嗪环上的二价硫被氧化，氧化产物由于取代基的不同而呈不同颜色。

（2）鉴别方法

取本品约 10mg，加水 1mL 溶解后，加硝酸 5 滴即显红色，渐变淡黄色。

2. 氯化物反应

本品的水溶液显氯化物鉴别（1）的反应（通则 0301）。

3. 紫外吸收光谱法

（1）鉴别原理

吩噻嗪环为共轭三环的 π 系统，在紫外区具有三个吸收峰值：205nm、254nm 和 300nm 附近，最小吸收在 220nm 和 280nm 附近；当吩噻嗪环上的二价硫被氧化，则有四个吸收峰，可用于判断样品中有无氧化物。

（2）鉴别方法

取本品，加盐酸溶液（9→1000）制成每 1mL 中含 5μg 的溶液，照紫外-可见分光光度法（通则 0401）测定，在 254nm 与 306nm 波长处有最大吸收，在 254nm 波长处吸光度约为 0.46。

4. 红外吸收光谱法

《中国药典》采用标准图谱对照法。即本品的红外光吸收图谱应与标准图谱（光谱集 391 图）一致。

（三）检查

1. 溶液的澄清度与颜色

取本品 0.50g，加水 10mL，振摇使溶解后，溶液应澄清无色；如显浑浊，与 1 号浊度标准液（通则 0902 第一法）比较，不得更浓；如显色，与黄色 3 号或黄绿色 3 号标准比色液（通则 0901 第一法）比较，不得更深，并不得显其他颜色。

2. 有关物质

照高效液相色谱法（通则 0512）测定。避光操作。

供试品溶液　取本品 20mg，置 50mL 量瓶中，加流动相溶解并稀释至刻度，摇匀。

对照溶液　精密量取供试品溶液适量，用流动相定量稀释制成每 1mL 中含 2μg 的溶液。

色谱条件　以辛基硅烷键合硅胶为填充柱，以乙腈-0.5%三氟乙酸（用四甲基乙二胺调节 pH 值至 5.3）（50∶50）为流动相；检测波长为 254nm；进样体积 10μL。

测定法　精密量取溶液制备中的两种溶液，分别注入液相色谱仪，记录色谱图至主成分峰保留时间的 4 倍。

限度　供试品溶液的色谱图中如有杂质峰，单个杂质峰面积不得大于对照溶液主峰面积（0.5%），各杂质峰面积的和不得大于对照溶液主峰面积的 2 倍（1.0%）。

3. 干燥失重

取本品，在 105℃干燥至恒重，减失重量不得过 0.5%（通则 0831）。

4. 炽灼残渣

取本品 1.0g,依法检查(通则 0841),遗留残渣不得过 0.1%。

(四)含量测定

取本品约 0.2g,精密称定,加冰乙酸 10mL 与醋酐 30mL 溶解后,照电位滴定法(通则 0701),用高氯酸滴定液(0.1mol/L)滴定,并将滴定的结果用空白试验校正。每 1mL 高氯酸滴定液(0.1mol/L)相当于 35.53mg 的 $C_{17}H_{19}ClN_2S \cdot HCl$。

$$百分含量 = \frac{(V_{空} - V_{供})_{HClO_4} FT}{m} \times 100\%$$

式中,$V_{空}$ 为空白试剂消耗的高氯酸滴定液的体积;$V_{供}$ 为供试品消耗的高氯酸滴定液的体积;F 为滴定液浓度校正因子;T 为滴定度;m 为供试品取样量。

三、盐酸氯丙嗪片的分析

本品含盐酸氯丙嗪($C_{17}H_{19}ClN_2S \cdot HCl$)应为标示量的 93.0%~107.0%。

> **课堂互动**
> 讨论一下盐酸氯丙嗪含量测定为什么可以用非水滴定法?

(一)性状

本品为糖衣片,除去包衣后显白色。

(二)鉴别

取本品,除去包衣,研细,称取细粉适量(约相当于盐酸氯丙嗪 50mg),加水 5mL,振摇使盐酸氯丙嗪溶解,滤过;滤液照盐酸氯丙嗪项下的鉴别(1)、(4)项试验,显相同的反应。

(三)检查

1. 有关物质

照高效液相色谱法(通则 0512)测定。避光操作。

供试品溶液 取本品细粉适量(约相当于盐酸氯丙嗪 20mg),置 50mL 量瓶中,加流动相使盐酸氯丙嗪溶解并稀释至刻度,摇匀,滤过,取续滤液。

对照溶液 精密量取供试品溶液适量,用流动相定量稀释制成每 1mL 中约含盐酸氯丙嗪 2μg 的溶液。

色谱条件 见盐酸氯丙嗪有关物质项下。

测定法 见盐酸氯丙嗪有关物质项下。

限度 供试品溶液的色谱图中如有杂质峰,单个杂质峰面积不得大于对照溶液主峰面积(0.5%)。

2. 溶出度

避光操作。

取本品,照溶出度与释放度测定法(通则 0931 第一法),以水 1000mL 为溶出介质,转速为每分钟 100 转,依法操作,经 30min 时,取溶出液 10mL 滤过,精密量取续滤液适量,用盐酸溶液(9→1000)定量稀释制成每 1mL 中含盐酸氯丙嗪 5μg 的溶液,摇匀,照紫外-可见分光光度法(通则 0401),在 254nm 波长处测定吸光度,按 $C_{17}H_{19}ClN_2S \cdot HCl$ 的百分吸收系数($E_{1cm}^{1\%}$)为 915 计算每片的溶出量。限度为标示量的 70%,应符合规定。

（四）含量测定

照紫外-可见分光光度法（通则 0401）测定，避光操作。

供试品溶液 取本品 10 片，除去包衣后，精密称定，研细，精密称取适量（约相当于盐酸氯丙嗪 10mg），置 100mL 量瓶中，加盐酸溶液（9→1000）70mL，振摇使盐酸氯丙嗪溶解，用盐酸溶液（9→1000）稀释至刻度，摇匀，滤过，精密量取续滤液 5mL，置 100mL 量瓶中，用盐酸溶液（9→1000）稀释至刻度，摇匀。

测定方法 取供试品溶液，在 254nm 波长处测定吸光度，按 $C_{17}H_{19}ClN_2S \cdot HCl$ 的百分吸收系数（$E_{1cm}^{1\%}$）为 915 计算，即得。

$$标示量的百分含量 = \frac{\dfrac{A}{E_{1cm}^{1\%}} \times \dfrac{1}{100} \times VD\overline{W}}{mS} \times 100\%$$

式中，A 为供试品溶液吸光度；$E_{1cm}^{1\%}$ 为供试品的百分吸收系数；D 为稀释倍数；V 为供试品初次配制的体积，mL；$\overline{W}$ 为平均片重，g；m 为供试品的质量，mg；S 为标示量，mg。

任务三　地西泮及其制剂分析

一、苯并二氮杂䓬类药物的基本结构与性质

地西泮及其制剂属于苯并二氮杂䓬类药物，首先我们了解一下苯并二氮杂䓬类药物的基本结构与性质。

（一）基本结构

苯并二氮杂䓬类药物为含氮杂原子、六元和七元环双并合而成的有机化合物。《中国药典》（2020 年版）二部收载的本类药物有地西泮、氯氮䓬、阿普唑仑等。其结构为：

地西泮　　　　氯氮䓬　　　　阿普唑仑

（二）理化性质

1. 性状

地西泮为白色或类白色的结晶性粉末，无臭，在丙酮或三氯甲烷中易溶，在乙醇中溶解，在水中几乎不溶。阿普唑仑为白色或类白色的结晶性粉末，在三氯甲烷中易溶，在乙醇或丙酮中易溶，在水或乙醚中几乎不溶。氯氮䓬为淡黄色结晶性粉末，无臭，味苦，在乙醚、三氯甲烷或二氯甲烷中溶解，在水中微溶。

供试品溶液配制和含量测定时滴定介质选择可依据其溶解性。

2. 弱碱性

本类药物二氮杂䓬环为七元环，环上氮原子具有强碱性，苯基的取代使碱性降低，可用于含量测定。

3. 水解性

本类药物中七元环比较稳定，但在强酸性溶液中能水解，生成的水解产物为二苯甲酮衍生物，其某些特性可用于定性鉴别。

4. 光谱特征

本类药物分子结构中有共轭体系，在紫外区有特征吸收，可用于含量测定和定性鉴别。

二、地西泮的分析

地西泮临床上是抗焦虑、抗惊厥药。具体质量分析如下。

> **课堂互动**
> 讨论一下地西泮的结构与性质。

（一）性状

本品为白色或类白色的结晶性粉末；无臭。

本品在丙酮或三氯甲烷中易溶，在乙醇中溶解，在水中几乎不溶。

本品的熔点（通则 0612 第一法）为 130~134℃。

吸收系数　取本品，精密称定，加 0.5%硫酸的甲醇溶液溶解并定量稀释使成每 1mL 中约含 10μg 的溶液，照紫外-可见分光光度法（通则 0401），在 284nm 波长处测定吸光度，百分吸收系数（$E_{1cm}^{1\%}$）为 440~468。

（二）鉴别

1. 荧光反应

（1）鉴别原理

苯并二氮杂䓬类药物溶于硫酸后，在紫外线下显不同颜色的荧光。

（2）鉴别方法

取本品约 10mg，加硫酸 3mL，振摇使溶解，在紫外光灯（365nm）下检视，显黄绿色荧光。

2. 氯化物反应

取本品 20mg，用氧瓶燃烧法（通则 0703）进行有机破坏，以 5%氢氧化钠溶液 5mL 为吸收液，燃烧完全后，用稀硝酸酸化，并缓缓煮沸 2min，溶液显氯化物鉴别（1）的反应（通则 0301）。

3. 紫外吸收光谱法

（1）鉴别原理

结构中有共轭体系，在紫外区有特征吸收。

（2）鉴别方法

取本品，加 0.5%硫酸的甲醇溶液制成每 1mL 中含 5μg 的溶液，照紫外-可见分光光度法（通则 0401）测定，在 242nm、284nm 与 366nm 波长处有最大吸收；在 242nm 波长处的吸光度约为 0.51，在 284nm 波长处的吸光度约为 0.23。

4. 红外吸收光谱法

采用标准图谱对照法。即本品的红外光吸收图谱应与标准图谱（光谱集 138 图）一致。

（三）检查

1. 乙醇溶液的澄清度与颜色

取本品 0.10g，加乙醇 20mL，振摇使溶解后，溶液应澄清无色；如显色，与黄色 1 号标准比色液（通则 0901 第一法）比较，不得更深。

2. 氯化物

取本品 1.0g，加水 50mL，振摇 10min，过滤，分取滤液 25mL，依法检查（通则 0801），与标准氯化钠溶液 7.0mL 制成的对照液比较，不得更浓（0.014%）。

3. 有关物质

照高效液相色谱法（通则 0512）测定。

供试品溶液　取本品，加甲醇溶解并稀释制成每 1mL 中约含 1mg 的溶液。

对照溶液　精密量取供试品溶液 1mL，置 200mL 量瓶中，用甲醇稀释至刻度，摇匀。

色谱条件与系统适用性要求　以十八烷基硅烷键合硅胶为填充剂，以甲醇-水（70：30）为流动相；检测波长为 254nm；进样体积 10μL。理论板数按地西泮峰计算不低于 1500。

测定法　精密量取供试品溶液与对照溶液，分别注入液相色谱仪，记录色谱图至主成分峰保留时间的 4 倍。

限度　供试品溶液色谱图中如有杂质峰，各杂质峰面积的和不得大于对照溶液主峰面积的 0.6 倍（0.3%）。

4. 干燥失重

取本品，在 105℃干燥至恒重，减失重量不得过 0.5%（通则 0831）。

5. 炽灼残渣

取本品 1.0g，依法检查（通则 0841），遗留残渣不得过 0.1%。

（四）含量测定

1. 测定原理

七元环上氮原子具有强碱性，苯基的取代使碱性降低，加入冰乙酸后溶解，使其碱性增强，可采用非水滴定法滴定。

2. 测定方法

取本品约 0.2g，精密称定，加冰乙酸与醋酐各 10mL 使溶解，加结晶紫指示液 1 滴，用高氯酸滴定液（0.1mol/L）滴定至溶液显绿色。每 1mL 高氯酸滴定液（0.1mol/L）相当于 28.47mg 的 $C_{16}H_{13}ClN_2O$。

$$百分含量 = \frac{V_{HClO_4} FT}{m} \times 100\%$$

式中，V_{HClO_4} 为供试品消耗的高氯酸滴定液的体积；F 为滴定液浓度校正因子；T 为滴定度；m 为供试品取样量。

> **课堂互动**
>
> 讨论如何鉴别氯氮䓬和地西泮。

三、地西泮片的分析

本品含地西泮（$C_{16}H_{13}ClN_2O$）应为标示量的 90.0%～110.0%。

（一）性状

本品为白色片。

（二）鉴别

1. 荧光反应

取本品的细粉适量（约相当于地西泮10mg），加丙酮10mL，振摇使地西泮溶解，滤过，滤液蒸干，加硫酸3mL，振摇使溶解，在紫外光灯（365nm）下检视，显黄绿色荧光。

2. 高效液相色谱法

在含量测定项下记录的色谱图中，供试品溶液主峰的保留时间应与对照品溶液主峰的保留时间一致。

（三）检查

1. 有关物质

照高效液相色谱法（通则0512）测定。

供试品溶液　取本品细粉适量（约相当于地西泮10mg），加甲醇溶解并稀释制成每1mL中含地西泮约1mg的溶液，摇匀，滤过，取续滤液。

对照溶液　精密量取供试品溶液适量，用甲醇定量稀释制成每1mL中约含地西泮5μg的溶液。

色谱条件与系统适用性要求　见地西泮有关物质项下。

测定法　见地西泮有关物质项下。

限度　供试品溶液色谱图中如有杂质峰，各杂质峰面积的和不得大于对照溶液主峰面（0.5%）。

2. 含量均匀度

取本品1片，置100mL量瓶中，加水5mL，振摇，使药片崩解后，加0.5%硫酸的甲醇溶液约60mL，充分振摇使地西泮溶解，用加0.5%硫酸的甲醇溶液稀释至刻度，摇匀，滤过，精密量取续滤液10mL，置25mL量瓶中，用0.5%硫酸的甲醇溶液稀释至刻度，摇匀，照紫外-可见分光光度法（通则0401），在284nm波长处测定吸光度，按$C_{16}H_{13}ClN_2O$的百分吸收系数（$E_{1cm}^{1\%}$）为454计算含量，应符合规定（通则0941）。

3. 溶出度

照溶出度与释放度测定法（通则0931第二法）测定。

溶出条件　以水500mL为溶出介质，转速为每分钟75转，依法操作，经60min时取样。

供试品溶液　取溶出约10mL，滤过，取续滤液（2.5mg规格）或精密量取续滤液5mL，用水稀释至10mL（5mg规格）。

对照品溶液　取地西泮对照品约10mg，精密称定，加甲醇5mL溶解后，用水稀释至100mL，精密量取5mL，置100mL容量瓶中，用水稀释至刻度，摇匀。

测定法　取供试品溶液与对照品溶液，照紫外-可见分光光度法（通则0401），在230nm波长处分别测定吸光度，计算每片的溶出量。

限度　标示量的75%，应符合规定。

（四）含量测定

照高效液相色谱法（通则0512）测定。

供试品溶液　取本品20片，精密称定，研细，精密称取适量（约相当于地西泮10mg），置50mL量瓶中，加甲醇适量，振摇使地西泮溶解，用甲醇稀释至刻度，摇匀，滤过，取续滤液。

对照品溶液　取地西泮对照品约 10mg，精密称定，置 50mL 量瓶中，加甲醇适量，振摇使溶解，用甲醇稀释至刻度，摇匀。

色谱条件　见地西泮有关物质项下。

系统适用性要求　理论板数按地西泮峰计算不低于 1500。

测定法　精密量取供试品溶液与对照品溶液，分别注入液相色谱仪，记录色谱图。按外标法以峰面积计算。

> **课堂互动**
>
> 你知道含量计算中外标法和内标法的区别吗？

【项目十　小结】

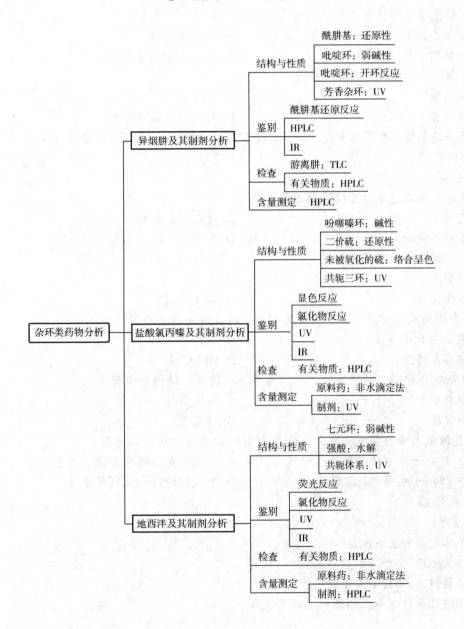

【项目十 检测】

一、单项选择题

1. 异烟肼不具有的性质和反应是（　　）。
   A. 还原性　　　　　　　　　　　　B. 与芳醛缩合呈色反应
   C. 弱碱性　　　　　　　　　　　　D. 重氮化-偶合反应

2. 下列药物中，哪一个药物加氨制硝酸银能产生银镜反应（　　）。
   A. 地西泮　　　　　　　　　　　　B. 阿司匹林
   C. 异烟肼　　　　　　　　　　　　D. 苯佐卡因

3. 苯并噻嗪类药物易被氧化，这是因为（　　）。
   A. 低价态的硫元素　　　　　　　　B. 环上 N 原子
   C. 侧链脂肪胺　　　　　　　　　　D. 侧链上的卤素原子

4. 异烟肼中的特殊杂质是（　　）。
   A. 游离肼　　　　　　　　　　　　B. 硫酸肼
   C. 水杨醛　　　　　　　　　　　　D. 对二甲氨基苯甲醛

5. 苯并二氮杂䓬类药物中有关物质和降解产物的检查，《中国药典》主要采用（　　）。
   A. HPLC 法　　　　　　　　　　　 B. GC 法
   C. IR 法　　　　　　　　　　　　　D. UV 法

6. 采用戊烯二醛反应可以鉴别的药物是（　　）。
   A. 巴比妥　　　　　　　　　　　　B. 对乙酰氨基酚
   C. 乙酰水杨酸　　　　　　　　　　D. 异烟肼

7. 尼可刹米属于哪类药物（　　）。
   A. 芳酸类　　　　　　　　　　　　B. 杂环类
   C. 维生素类　　　　　　　　　　　D. 抗生素类

8. 《中国药典》对异烟肼原料及其制剂中游离肼的检查均采用（　　）。
   A. 差示分光光度法　　　　　　　　B. 比浊法
   C. 薄层色谱法　　　　　　　　　　D. HPLC 法

9. 异烟肼与氨制硝酸银反应，这是由于异烟肼分子结构中含有（　　）。
   A. 酰肼基　　　　　　　　　　　　B. 共轭系统
   C. 吡啶环　　　　　　　　　　　　D. 酰氨基

10. 盐酸氯丙嗪的含量测定，选择在 254nm 波长处测定，其原因是（　　）。
    A. 在 254nm 处它的吸收值最稳定　　B. 254nm 是它的最大吸收波长
    C. 在 254nm 处测定误差最小　　　　D. 为了排除抗氧化剂的干扰

二、配伍题

[1~2 题]
A. 与碘化铋钾生成沉淀
B. 与 $AgNO_3$ 生成二银盐的沉淀
C. 与氨制 $AgNO_3$ 生成银镜反应
D. 在酸性条件下与亚硝酸钠生成重氮盐

E. 在弱酸性条件下与 Fe^{3+} 反应生成紫色配位化合物
1. 生物碱的鉴别反应　　　（　　）
2. 异烟肼的鉴别反应　　　（　　）

[3～4题]
A. 酸性染料比色法
B. 钯离子比色法
C. 经酸水解后生成 2-氨基-5-氯二苯甲酮进行重氮化-偶合比色
D. 戊烯二醛反应
E. 银镜反应
3. 利眠宁的测定法　　　（　　）
4. 尼可刹米的测定法　　　（　　）

三、简答题

1. 杂环类药物包括哪几类？每一类药物中举出一至两个典型药物。
2. 如何鉴别尼可刹米和异烟肼？
3. 异烟肼中游离肼是怎样产生的？常用的检查方法有哪些？《中国药典》中用什么方法测定异烟肼的含量？

四、计算题

取标示量为 25mg 的盐酸氯丙嗪片 20 片，除去糖衣后精密称定，总重量为 2.4120g，研细，精密称量片粉 0.2368g，置 500mL 量瓶中，加盐酸溶液稀释至刻度，摇匀，滤过，精密量取续滤液 5mL，置 100mL 量瓶中，加同一溶剂稀释至刻度，摇匀，在 254nm 波长处测得吸收度为 0.435，按 $E_{1cm}^{1\%}$ 为 915 计算，求其含量占标示量的百分数。

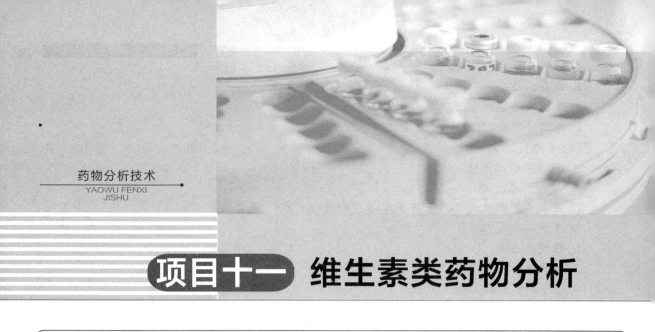

项目十一 维生素类药物分析

【学习目标】

一、能力目标

1. 会依据现行版《中国药典》的检验方法完成维生素类药物的常规鉴别、杂质检查、含量测定、制剂分析等基本操作。
2. 初步具备能通过分析药物结构特点,推断其性质和分析方法的能力。

二、知识目标

1. 掌握维生素 A 的三氯化锑鉴别反应,理解维生素 A 紫外-可见分光光度法(三点校正法)测定的原理、方法和计算。
2. 掌握维生素 B_1 的鉴别试验、非水滴定法和紫外-可见分光光度法测定含量。
3. 掌握维生素 C 的鉴别试验及含量测定方法。
4. 掌握维生素 E 的鉴别试验及含量测定方法。

维生素(vitamin)是维持人体正常代谢功能所必需的活性物质,主要用于机体的能量转移和代谢调节,一般不能在体内合成,而必须从外界摄取。从化学结构上看,它们并不属于同一类化合物,其中有些是醇、酯,有些是胺、酸,还有些是酚和醛。不同结构的维生素具有不同的理化性质和生理作用。目前多按其溶解度不同,分为脂溶性维生素(维生素 A、维生素 D、维生素 E、维生素 K 等)和水溶性维生素[维生素 B 族(B_1、B_3、B_6、B_{12})、维生素 C、烟酸、泛酸、叶酸等]两大类。本章主要讨论维生素 A、维生素 B_1、维生素 C、维生素 E 的结构与性质、鉴别、检查、含量测定和制剂分析等内容。

任务一 维生素 A 及其制剂分析

一、维生素 A 类药物的基本结构与性质

(一)基本结构

维生素 A 包括维生素 A_1(视黄醇)、去氢维生素 A(维生素 A_2)和去水维生素 A(维生素

A_3)等。其中维生素 A_1 的活性最高。维生素 A_2 的生物活性是维生素 A_1 的 30%~40%,维生素 A_3 的生物活性仅是维生素 A_1 的 0.4%,所以通常所说的维生素 A 系指维生素 A_1。

《中国药典》(2020 年版)收载的维生素 A 是指人工合成的维生素 A 乙酸酯结晶加精制植物油制成的油溶液,其制剂主要有维生素 A 软胶囊、复合制剂维生素 AD 软胶囊和维生素 AD 滴剂等。

维生素 A 分子结构中含有一个共轭多烯侧链的环己烯,故具有许多立体异构体。除生物活性最高的维生素 A_1(全反式维生素 A)外,还有多种无生物活性的其他异构体,它们具有相似的性质。侧链 R 不同时,则可以是维生素 A 醇或其酯。

R=H,维生素 A 醇
R=COCH$_3$,维生素 A 乙酸酯

> **课堂互动**
> 讨论维生素 A 结构中哪个部位易被氧化?

(二)理化性质

1. 溶解性

维生素 A 不溶于水,微溶于乙醇,可以任意比例与三氯甲烷、乙醚、环己烷或石油醚互溶。

2. 不稳定性

维生素 A 分子结构中含有共轭多烯醇侧链,所以性质不稳定,易被空气中氧或氧化剂氧化,易被紫外线裂解,在受热或有金属离子存在时更易氧化变质,生成无活性的环氧化物、维生素 A 醛和维生素 A 酸等。因此,维生素 A 及其制剂除需要密封在凉暗处保存外,还需冲入氮气或加入合适的抗氧剂。

3. 紫外吸收特性

维生素 A 分子中的共轭多烯醇侧链结构在 325~328nm 波长处有最大吸收,可用于鉴别和含量测定。

4. 与三氯化锑呈色(Carr-Price 反应)

维生素 A 在三氯甲烷中能与三氯化锑试剂作用,产生不稳定的蓝色。可用此进行鉴别或用比色法测定含量。

二、维生素 A 的分析

(一)性状

维生素 A 为淡黄色油溶液或结晶与油的混合物(加热至 60℃应为澄清溶液);无臭;在空气中易氧化,遇光易变质。

(二)鉴别

1. 鉴别原理

维生素 A 在三氯甲烷中无水、无醇条件下能与三氯化锑试剂反应,形成不稳定的碳正离子,显蓝色,渐变成紫红色。其机制为维生素 A 和三氯化锑(Ⅲ)中存在的亲电试剂氯化高锑(Ⅴ)作用形成不稳定的蓝色碳正离子。

反应需在无水、无醇条件下进行。因为水可使三氯化锑水解生成氯化氧锑（SbOCl），而乙醇可以和碳正离子作用，使其正电荷消失，所以所用仪器和试剂必须干燥无水，三氯甲烷中必须无醇。

2.鉴别方法

取本品 1 滴，加三氯甲烷 10mL 振摇使溶解；取 2 滴，加三氯甲烷 2mL 与 25％三氯化锑的三氯甲烷溶液 0.5mL，即显蓝色，渐变成紫红色。

（三）检查

1.酸值

检查游离酸的含量。

检查方法：取乙醇与乙醚各 15mL，置锥形瓶中，加酚酞指示液 5 滴，滴加氢氧化钠滴定液（0.1mol/L）至微显粉红色，再加本品 2.0g，振摇使溶解，用氢氧化钠滴定液（0.1mol/L）滴定，酸值应不大于 2.0（通则 0713）。

2.过氧化值

维生素 A 分子结构中含有共轭双键，易被氧化生成过氧化物杂质。该杂质在酸性溶液中可将碘化钾氧化为碘，碘遇淀粉液显紫蓝色。

检查方法 取本品 1.0g，加冰乙酸-三氯甲烷（6∶4）30mL，振摇使溶解，加碘化钾的饱和溶液 1mL，振摇 1min，加水 100mL 与淀粉指示液 1mL，用硫代硫酸钠滴定液（0.01mol/L）滴定至紫蓝色消失，并将滴定的结果用空白试验校正。消耗硫代硫酸钠滴定液（0.01mol/L）不得过 1.5mL。

（四）含量测定

测定维生素 A 及其制剂含量的方法有三氯化锑比色法、紫外-可见分光光度法、高效液相色谱法。早期应用的三氯化锑比色法，由于呈色极不稳定，测定结果受水分、温度影响较大，反应专属性差等缺点，已被紫外-可见分光光度法所代替。目前各国药典均采用紫外-可见分光光度法测定维生素 A 的含量，但由于三氯化锑比色法操作简便、快速，现在仍为食品或饲料中维生素 A 含量测定的常用方法。

《中国药典》（2020 年版）（通则 0721）收载的维生素 A 含量测定法包含"第一法"和"第二法"。若供试品中干扰测定的杂质较少，能符合第一法紫外-可见分光光度法测定的规定时，可直接用溶剂溶解供试品后测定；否则按第二法，即高效液相色谱法测定含量。

维生素 A 及其制剂中维生素 A 的含量，以单位表示，每单位相当于全反式维生素 A 乙酸酯 0.344μg 或全反式维生素 A 醇 0.300μg。

1.紫外-可见分光光度法（三点校正法）

（1）三点校正法建立的意义

利用维生素 A 的紫外吸收特性，可测定维生素 A 的含量。维生素 A 在 325～328nm 波长之间具有最大吸收峰，但由于维生素 A 制剂中含有稀释用油和维生素 A 原料药中混有其他杂质，这些杂质在紫外区也有吸收，为了消除非维生素 A 物质的无关吸收所引入的误差，建立紫外-可见分光光度法（三点校正法）测定维生素 A 的含量，即在三个波长处测得吸光度后，在规定条件下用校正公式进行校正后再计算含量，从而消除无关吸收的干扰，求得维生素 A 的真实含量。

需要注意的是，维生素 A 最大吸收峰的位置随溶剂不同而异，表 11-1 为不同溶剂中维生素 A 醇及其乙酸酯的最大吸收波长、百分吸收系数和换算因子。

表 11-1　维生素 A 醇及其乙酸酯在不同溶剂中的紫外吸收

溶剂	维生素 A 乙酸酯			维生素 A 醇		
	λ_{max}/nm	$E_{1cm}^{1\%}$	换算因子	λ_{max}/nm	$E_{1cm}^{1\%}$	换算因子
环己烷	327.5	1530	1900	326.5	1755	1900
异丙醇	325.0	1600	1830	325.0	1820	1830

（2）测定原理

三点校正法校正吸光度原理主要基于两点：

① 供试品中干扰杂质引起的吸收在 310～340nm 波长范围内呈线性，且随波长的增大吸收变小。

② 物质对光的吸收具有加和性。即在供试品溶液的吸收曲线上，各波长的吸光度是维生素 A 与干扰杂质吸光度的加和值，因而其吸收曲线也是供试品溶液与干扰杂质吸收曲线的叠加。

（3）测定方法

取供试品适量，精密称定，加环己烷溶解并定量稀释制成每 1mL 中含 9～15 单位的溶液，照紫外-可见分光光度法测定其吸收峰的波长，并在表 11-2 所列各波长处分别测定吸光度，计算各吸光度与波长 328nm 处吸光度的比值和波长 328nm 处的 $E_{1cm}^{1\%}$ 值。

表 11-2　各波长处的吸光度与波长 328nm 处的吸光度比值

波长/nm	吸光度比值（A_i/A_{328}）	波长/nm	吸光度比值（A_i/A_{328}）
300	0.555	340	0.811
316	0.907	360	0.299
328	1.000		

如果吸收峰波长在 326～329nm 之间，且所测得的各波长处吸光度比值不超过表 11-2 中规定的±0.02，则可用下式计算含量：

$$每 1g 供试品中含有的维生素 A 的单位 = E_{1cm}^{1\%}（328nm）\times 1900$$

如果吸收峰波长在 326～329nm 之间，但所测得的各波长处吸光度比值超过表 11-2 中规定值的±0.02，应按下式求出校正后的吸光度，然后再计算含量：

$$A_{328（校正）} = 3.52\times（2A_{328}-A_{316}-A_{340}）$$

如果在 328nm 处的校正吸光度与未校正吸光度相差不超过±3.0%，则不用校正，仍以未经校正的吸光度计算含量。

如果校正吸光度与未校正吸光度相差在-15% 至-3% 之间，则以校正吸光度计算含量。

如果校正吸光度超出未校正吸光度的-15% 至-3% 的范围，则供试品须按其他方法测定。方法详见《中国药典》（2020 年版）（通则 0721）维生素 A 测定法。

2. 高效液相色谱法

本法适用于维生素 A 乙酸酯原料及其制剂中维生素 A 的含量测定。

色谱条件与系统适用性试验　以硅胶为填充剂；以正己烷-异丙醇（997∶3）为流动相；检测波长为 325nm。取系统适用性试验溶液 10μL，注入液相色谱仪，调整色谱系统，维生素

A乙酸酯峰与其顺式异构体峰分离度应大于3.0。精密量取对照品溶液10μL，注入液相色谱仪，连续进样5次，主成分峰面积的相对标准偏差不得过3.0%。

系统适用性试验溶液的制备　取维生素A对照品适量（约相当于维生素A乙酸酯300mg），置烧杯中，加入碘试液0.2mL，混匀，放置约10min，定量转移置200mL量瓶中，用正己烷稀释至刻度，摇匀，精密量取1mL，置100mL量瓶中，用正己烷稀释至刻度，摇匀。

测定法　精密称取供试品适量（约相当于15mg维生素A乙酸酯），置100mL量瓶中，加正己烷稀释至刻度，摇匀，精密量取5mL，置50mL量瓶中，用正己烷稀释至刻度，摇匀，作为供试品溶液。另精密称定维生素A对照品适量，同法制成对照品溶液。精密量取供试品溶液与对照品溶液各10μL，分别注入液相色谱仪，记录色谱图，按外标法以峰面积计算，即得。

三、维生素A软胶囊的分析

《中国药典》（2020年版）中记载的维生素A的单方制剂有维生素A软胶囊，复方制剂有维生素AD软胶囊、维生素AD滴剂。维生素A软胶囊的鉴别方法和维生素A原料药相同，均为三氯化锑显色法。复方制剂维生素AD软胶囊的鉴别除三氯化锑显色法外，还增加了高效液相色谱法。

维生素A软胶囊是取维生素A加精炼食用植物油（在0℃左右脱去固体脂肪）溶解并调整浓度后制成。含维生素A应为标示量的90.0%~120.0%。

（一）性状

维生素A软胶囊内容物为黄色至深黄色油状液。

（二）鉴别

取维生素A软胶囊内容物，用三氯甲烷稀释制成每1mL中含维生素A 10~20单位的溶液，取1mL，加25%三氯化锑的三氯甲烷溶液2mL，即显蓝色，渐变成紫红色。

（三）检查

应符合胶囊剂项下有关的各项规定，《中国药典》（2020年版）（通则0103）。

（四）含量测定

取样　取装量差异项下的内容物，混合均匀。即取维生素A软胶囊20粒，称重，取出内容物于干燥烧杯中，混合均匀。

测定　紫外-可见分光光度法。照维生素A测定法（通则0721）项下紫外-可见分光光度法测定，即得。

任务二　维生素B_1及其制剂分析

一、维生素B_1的基本结构与性质

（一）基本结构

维生素B_1（vitamin B_1）化学名：氯化4-甲基-3-[（2-甲基-4-氨基-5-嘧啶基）甲基]-5-（2-羟基乙基）噻唑鎓盐酸盐，又称盐酸硫胺，是由氨基嘧啶环和噻唑环通过亚甲基连接而成的季

铵类化合物的盐酸盐。

维生素 B_1

（二）理化性质

1. 溶解性

维生素 B_1 易溶于水，在乙醇中微溶，在乙醚中不溶。

2. 紫外吸收特性

维生素 B_1 分子结构中含有嘧啶环，对紫外线有吸收。精密称取本品，加盐酸（9→1000）溶解并定量稀释成每 1mL 约含 12.5μg 的溶液，照紫外-可见分光光度法（通则 0401），在 246nm 波长处测定吸光度，百分吸收系数（$E_{1cm}^{1\%}$）为 406~436。

3. 硫色素反应

维生素 B_1 中的噻唑环在碱性介质中可开环，再与嘧啶环上的氨基环合，经铁氰化钾等氧化剂氧化生成具有荧光的硫色素。此反应又称硫色素反应。

4. 生物碱沉淀反应

维生素 B_1 分子结构中有两个杂环（嘧啶环和噻唑环），均含有碱性氮原子，可与碘化汞钾、硅钨酸等某些生物碱沉淀试剂反应生成沉淀。

> **课堂互动**
> 维生素 B_1 的硫色素反应实验现象和实验原理是什么？

5. 氯化物特性

维生素 B_1 分子是一种盐酸盐，故其水溶液具备氯化物特性。

二、维生素 B_1 的分析

（一）性状

维生素 B_1 为白色结晶或结晶性粉末；有微弱的特臭，味苦；干燥品在空气中迅即吸收约 4% 的水分。

（二）鉴别

1. 硫色素反应

（1）鉴别原理

维生素 B_1 在碱性溶液中可被铁氰化钾氧化生成硫色素。硫色素溶于正丁醇（或异丁醇）中，显蓝色荧光。

（2）鉴别方法

取本品约 5mg，加氢氧化钠试液 2.5mL 溶解后，加铁氰化钾试液 0.5mL 与正丁醇 5mL，强力振摇 2min，放置使分层，上面的醇层显强烈的蓝色荧光；加酸使成酸性，荧光即消失；再加碱使成碱性，荧光又显出。

2. 红外吸收光谱法

取本品适量，加水溶解，水浴蒸干，在 105℃ 干燥 2h 测定，本品的红外光吸收图谱应与《药品红外光谱集》中对照的图谱一致。

3.氯化物反应

本品的水溶液显氯化物鉴别的反应。

（三）检查

《中国药典》（2020年版）中维生素 B_1 原料药需检查的项目较多，除了"酸度""溶液澄清度与颜色""硫酸盐""干燥失重""炽灼残渣""铁盐"和"重金属"等杂质外，还需检查以下特殊杂质：

1.硝酸盐

取本品 1.0g，加水溶解并稀释至 100mL，取 1.0mL，加水 4.0mL 与 10%氯化钠溶液 0.5mL，摇匀，精密加稀靛胭脂试液[取靛胭脂试液，加等量的水稀释，临用前，量取本液 1.0mL，用水稀释至 50mL，照紫外-可见分光光度法（通则 0401），在 610nm 波长处测定，吸光度应为 0.3~0.4] 1mL，摇匀，沿管壁缓缓加硫酸 5.0mL，立即缓缓摇 1min，放置 10min，与标准硝酸钾溶液（精密称取在 105℃干燥至恒重的硝酸钾 81.5mg，置 50mL 量瓶中，加水溶解并稀释至刻度，摇匀，精密量取 5mL，置 100mL 量瓶中，用水稀释至刻度，摇匀。每 1mL 相当于 50μg 的 NO_3）0.50mL 用同法制成的对照液比较，不得更浅（0.25%）。

2.总氯量

取本品约 0.2g，精密称定，加水 20mL 溶解后，加稀乙酸 2mL 与溴酚蓝指示液 8~10 滴，用硝酸银滴定液（0.1mol/L）滴定至显蓝紫色。每 1mL 硝酸银滴定液（0.1mol/L）相当于 3.54mg 的氯（Cl）。按干燥品计算，含总氯量应为 20.6%~21.2%。

3.有关物质

照高效液相色谱法（通则 0512）测定。

供试品溶液　取本品适量，精密称定，加流动相溶解并稀释制成每 1mL 中约含 1mg 的溶液。

对照溶液　精密量取供试品溶液 1mL，置 100mL 量瓶中，用流动相稀释至刻度，摇匀。

色谱条件　以十八烷基硅烷键合硅胶为填充剂，以甲醇-乙腈-0.02mol/L 庚烷磺酸钠溶液（含 1%三乙胺，用磷酸调节 pH 值至 5.5）（9：9：82）为流动相，检测波长为 254nm；进样体积 20μL。

系统适用性要求　理论板数按维生素 B_1 峰计算不低于 2000，维生素 B_1 峰与相邻峰之间的分离度均应符合要求。

测定法　精密量取供试品溶液与对照溶液，分别注入液相色谱仪，记录色谱图至主成分峰保留时间的 3 倍。

限度　供试品溶液色谱图中如有杂质峰，各杂质峰面积的和不得大于对照溶液主峰面积的 0.5 倍（0.5%）。

（四）含量测定

《中国药典》（2020年版）中收载了维生素 B_1 的原料药含量测定采用非水滴定法。

1.测定原理

维生素 B_1 分子结构中含有两个碱性基团，即已成盐的氨基和季铵基团，在非水溶液中均可与高氯酸作用，根据高氯酸消耗量计算维生素 B_1 的含量，以电位法指示滴定终点。

2.测定方法

取本品约 0.12g，精密称定，加冰乙酸 20mL 微热使溶解，放冷，加醋酐 30mL，照电位滴定法，用高氯酸滴定液（0.1mol/L）滴定，并将滴定的结果用空白试验校正。每1mL高氯酸滴定液（0.1mol/L）相当于16.86mg的$C_{12}H_{17}ClN_4OS \cdot HCl$。

$$百分含量 = \frac{(V-V_0)FT \times 10^{-3}}{m} \times 100\%$$

式中，V为滴定消耗高氯酸滴定液的体积，mL；V_0为空白试验消耗高氯酸滴定液的体积，mL；F为高氯酸滴定液的浓度校正因子；T为滴定度，mg/mL；m为供试品的取样量，g。

三、维生素B_1注射剂的分析

维生素B_1的制剂有维生素B_1片和维生素B_1注射液，其鉴别方法、有关物质检查方法与维生素B_1原料药相同，皆采用硫色素反应和氯化物反应进行鉴别，高效液相色谱法进行有关物质检查。在含量测定中，维生素B_1的原料药采用非水滴定法，而其片剂和注射液采用紫外-可见分光光度法。

维生素B_1注射液为维生素B_1的灭菌水溶液，含维生素B_1（$C_{12}H_{17}ClN_4OS \cdot HCl$）应为标示量的93.0%~107.0%。

（一）性状

本品为无色的澄明液体。

（二）鉴别

取本品适量，照维生素B_1鉴别1、3项下试验，显相同反应。

（三）检查

1. pH值

本品pH值应为2.5~4.0（通则0631）。

2. 有关物质

照高效液相色谱法（通则0512）测定。

供试品溶液　取本品适量，用流动相稀释制成每1mL中约含维生素B_1 1mg的溶液。

对照溶液　精密量取供试品溶液1mL，置100mL量瓶中，用流动相稀释至刻度，摇匀。

色谱条件、系统适用性要求、测定法　与维生素B_1原料药有关物质项下相同。

限度　供试品溶液色谱图中如有杂质峰，各杂质峰面积的和不得大于对照溶液主峰面积的2倍（2.0%）。

3. 其他

应符合注射剂项下有关的各项规定（通则0102）。

（四）含量测定

照紫外-可见分光光度法（通则0401）测定，测定原理与维生素B_1片剂相同。

供试品溶液　精密量取本品适量（约相当于维生素B_1 50mg），置200mL量瓶中，用水稀释至刻度，摇匀，精密量取5mL，置100mL量瓶中，用盐酸溶液（9→1000）稀释至刻度，摇匀。

测定法　取供试品溶液，在246nm波长处测定吸光度，按$C_{12}H_{17}ClN_4OS \cdot HCl$的百分吸收系数（$E_{1cm}^{1\%}$）为421计算，即得。

$$标示量的百分含量 = \frac{\dfrac{A}{E_{1cm}^{1\%}} \times \dfrac{1}{100} \times VD \times 每支容量}{mS} \times 100\%$$

式中，A 为供试品在波长 246nm 处测得的吸光度；D 为供试品的稀释倍数；V 为初配体积，mL；m 为取样量，mL；S 为注射剂的标示量，g。

任务三　维生素 C 及其制剂分析

一、维生素 C 的基本结构与性质

（一）基本结构

维生素 C（vitamin C）又称 L-抗坏血酸，具有烯二醇结构和内酯环，有两个手性碳原子，四种光学异构体，其中以 L-构型右旋体的生物活性最强。

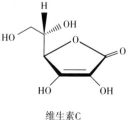

维生素C

（二）理化性质

1. 熔点与溶解性

维生素 C 熔点为 190～192℃，熔融时同时分解。本品易溶于水，在乙醇中略溶，在三氯甲烷或乙醚中不溶。

2. 比旋度

分子中有两个手性碳原子，因而具有旋光性。取本品，精密称定，加水溶解并定量稀释制成每 1mL 中约含 0.10g 的溶液，测定比旋度为+20.5°至+21.5°。

3. 酸性

维生素 C 分子中具有烯二醇结构，C2—OH 由于形成分子内氢键，酸性极弱（pK_2=11.5）；C3—OH 由于受共轭效应影响，酸性较强（pK_1=4.17）。故维生素 C 显酸性，可与碳酸氢钠作用生成钠盐。

4. 还原性

维生素 C 分子结构中的烯二醇结构还具有极强的还原性，易被氧化为二酮基成为去氢维生素 C，仍具备生物活性，氢化后又可还原为维生素 C。在碱性溶液或强酸性溶液中，去氢维生素 C 可进一步水解生成二酮古罗糖酸而失去活性，且此反应不可逆。

5. 水解性

维生素 C 分子中的内酯环因为双键的存在而变得比较稳定，在碳酸钠的作用下只生成单钠盐，不发生水解；但在强碱的条件下，如在氢氧化钠溶液中，内酯环可水解，生成酮酸盐。

6. 紫外吸收特性

维生素 C 分子结构中具有共轭双键，在稀盐酸溶液中，于 243nm 波长处有最大吸收，可用于鉴别和含量测定；若在中性或碱性条件下，则波长红移至 265nm。

7. 糖类的性质

维生素 C 的分子结构与糖类相似，具有糖类性质和反应。

二、维生素 C 的分析

（一）性状

维生素 C 为白色结晶或结晶性粉末；无臭，味酸；久置色渐变微黄；水溶液显酸性反应。本品在水中易溶，在乙醇中略溶，在三氯甲烷或乙醚中不溶。

（二）鉴别

1. 与硝酸银及 2,6-二氯靛酚反应

（1）鉴别原理

维生素 C 分子中有烯二醇的结构，具有极强的还原性，可被硝酸银氧化为去氢维生素 C，同时硝酸银被还原生成黑色金属银沉淀。而 2,6-二氯靛酚是一种具有氧化性的染料，其氧化型在酸性介质中为玫瑰红色，碱性介质中为蓝色。当 2,6-二氯靛酚钠与维生素 C 作用后，被还原生成无色的酚亚胺。

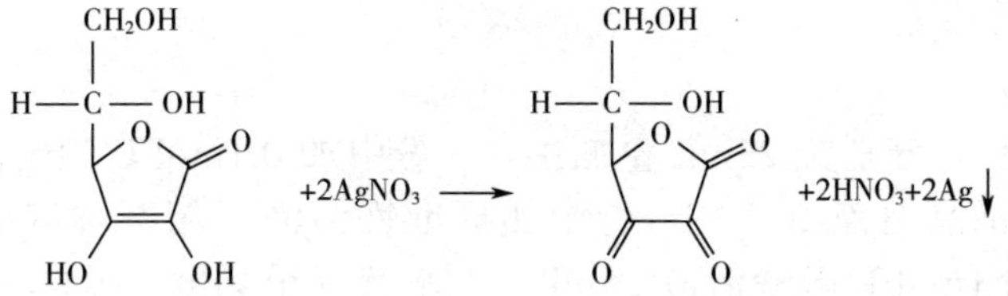

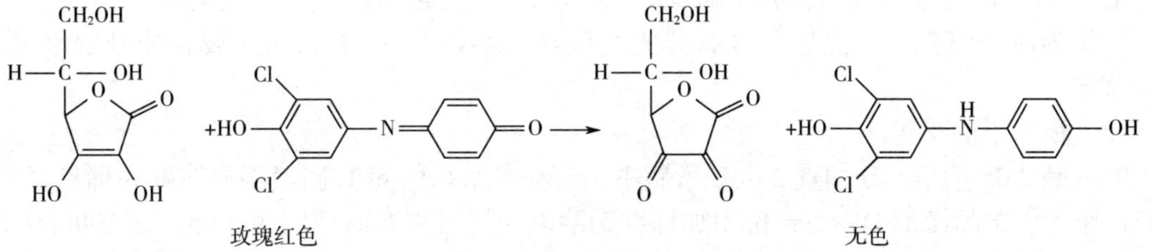

（2）鉴别方法

取本品 0.2g，加水 10mL 溶解后，分成二等份，在一份中加硝酸银试液 0.5mL，即生成银的黑色沉淀；在另一份中加二氯靛酚钠试液 1~2 滴，试液的颜色即消失。

> **课堂互动**
>
> 利用维生素 C 的还原性作其鉴别的反应有哪些？

2. 红外吸收光谱法

《中国药典》（2020 年版）收载了采用红外吸收光谱法鉴别维生素 C 分子的方法，要求供试品红外谱图与对照品红外谱图一致。

(三) 检查

以维生素C原料药为例,《中国药典》(2020年版)中规定了除需检查"炽灼残渣""重金属"等杂质外,还需检查以下杂质:

1. 溶液澄清度与颜色

维生素C的水溶液在高于或低于pH=5~6时,受空气、光线和温度的影响,分子中的内酯环可发生水解,并进一步发生脱羧反应生成糠醛聚合物呈色。所以维生素C及其制剂在贮存期间易变色,且颜色随贮存时间的延长而逐渐加深,可通过紫外-可见分光光度法测定吸光度来控制有色杂质的限量。

检查方法 取本品3.0g,加水15mL,振摇使溶解,溶液应澄清无色;如显色,将溶液经4号垂熔玻璃漏斗滤过,取滤液,照紫外-可见分光光度法,在420nm波长处测定吸光度,不得超过0.03。

2. 草酸

草酸是维生素C的代谢产物之一,能与某些金属离子作用生成沉淀,可通过比浊法控制维生素C中草酸的含量。

检查方法 取本品0.25g,加水4.5mL,振摇使维生素C溶解,加氢氧化钠试液0.5mL、稀乙酸1mL与氯化钙试液0.5mL,摇匀,放置1h,作为供试品溶液;另精密称取草酸75mg,置500mL量瓶中,加水溶解并稀释至刻度,摇匀,精密量取5mL,加稀乙酸1mL与氯化钙试液0.5mL,摇匀,放置1h,作为对照品溶液。供试品溶液产生的浑浊不得浓于对照溶液(0.3%)。

3. 铁、铜离子的检查

(1) 铁离子的检查

取本品5.0g两份,分别置25mL量瓶中,一份中加0.1mol/L硝酸溶液溶解并稀释至刻度,摇匀,作为供试品溶液B;另一份中加标准铁溶液(精密称取硫酸铁铵863mg,置1000mL量瓶中,加1mol/L硫酸溶液25mL,加水稀释至刻度,摇匀;精密量取10mL,置100mL量瓶中,用水稀释至刻度,摇匀)1.0mL,加0.1mol/L硝酸溶液溶解并稀释至刻度,摇匀,作为对照溶液A。照原子吸收分光光度法(AAS),在248.3nm波长处分别测定,应符合规定。

(2) 铜离子的检查

取本品2.0g两份,分别置25mL量瓶中,一份中加0.1mol/L硝酸溶液溶解并稀释至刻度,摇匀,作为供试品溶液B;另一份中加标准铜溶液(精密称取硫酸铜393mg,置1000mL量瓶中,加水溶解并稀释至刻度,摇匀,精密量取10mL,置100mL量瓶中,用水稀释至刻度,摇匀)1.0mL,加0.1mol/L硝酸溶液溶解并稀释至刻度,摇匀,作为对照溶液A。照原子吸收分光光度法,在324.8nm波长处分别测定,应符合规定。

4. 细菌内毒素

取本品,加碳酸钠(170℃加热4h以上)适量,使混合,依法检查(通则1143),每1mg维生素C中含内毒素的量应小于0.020EU(供注射用)。

(四) 含量测定

利用维生素C的强还原性,可被不同的氧化剂定量氧化,进行其含量测定的方法有很多,常见的有:碘量法、2,6-二氯靛酚法等滴定分析方法。《中国药典》(2020年版)中维生素C原料药及其制剂含量测定的方法均采取碘量法。

1.测定原理

维生素C在稀乙酸溶液中可被碘定量氧化,以淀粉为指示剂,滴定终点溶液显蓝色。根据碘滴定液消耗的体积,可计算出维生素C的含量。

$$\text{维生素C} + I_2 \xrightarrow{H^+} \text{脱氢维生素C} + 2HI$$

2.测定方法

取本品约0.2g,精密称定,加新沸过的冷水100mL与稀乙酸10mL使溶解,加淀粉指示液1mL,立即用碘滴定液(0.05mol/L)滴定,至溶液显蓝色并在30s内不褪色。每1mL碘滴定液(0.05mol/L)相当于8.806mg的$C_6H_8O_6$。

$$\text{百分含量} = \frac{VFT \times 10^{-3}}{m} \times 100\%$$

式中,V为滴定消耗碘滴定液的体积,mL;F为碘滴定液的浓度校正因子;T为滴定度,mg/mL;m为供试品的取样量,g。

3.注意事项

(1)滴定时应加入10mL稀乙酸,在酸性介质中进行。因为在酸性介质中维生素C在滴定时受空气中氧的氧化速度减慢,但供试品溶于稀乙酸后仍需立即进行滴定。

(2)加新沸过的冷水也是为了减少水中溶解氧对滴定的影响。

(3)测定维生素C制剂时,应消除辅料的干扰。测定片剂时,供试品溶解摇匀后,迅速滤过,精密量取续滤液测定;测定注射液时应加丙酮2mL,以消除注射剂中抗氧剂焦亚硫酸钠(或亚硫酸氢钠)对测定的影响。

三、维生素C注射液的分析

《中国药典》(2020年版)中收载的维生素C的制剂有很多,如维生素C片、维生素C泡腾片、维生素C泡腾颗粒、维生素C注射液、维生素C颗粒等,这些制剂和维生素C原料药的分析方法基本一致。维生素C注射液的分析如下:

(一)鉴别

1.亚甲蓝反应

取本品,用水稀释制成1mL中含维生素C 10mg的溶液,取4mL,加0.1mol/L盐酸溶液4mL,混匀,加0.05%亚甲蓝乙醇溶液4滴,置40℃水浴中加热,3min内溶液由深蓝色变为浅蓝色或完全褪色。

2.有关物质

照薄层色谱法(通则0502)试验。

供试品溶液 取本品适量,用水稀释制成每1mL中含维生素C 1mg的溶液。

对照品溶液 取维生素C对照品适量,加水溶解并稀释制成每1mL中约含1mg的溶液。

色谱条件 采用硅胶GF_{254}薄层板,以乙酸乙酯-乙醇-水(5:4:1)为展开剂。

测定法　吸取供试品溶液与对照品溶液各 2μL，分别点于同一薄层板上，展开，取出，晾干，立即（1h 内）置紫外光灯（254nm）下检视。

结果判断　供试品溶液所显主斑点的位置和颜色应与对照品溶液的主斑点相同。

（二）含量测定

测定注射液时，应消除注射剂中抗氧剂焦亚硫酸钠（或亚硫酸氢钠）对测定的影响，加丙酮 2mL 为掩蔽剂。

维生素 C 注射液的含量测定　精密量取本品适量（约相当于维生素 C 0.2g），加水 15mL 与丙酮 2mL，摇匀，放置 5min，加稀乙酸 4mL 与淀粉指示液 1mL，用碘滴定液（0.05mol/L）滴定至溶液显蓝色并持续 30s 不褪。每 1mL 碘滴定液（0.05mol/L）相当于 8.806mg 的 $C_6H_8O_6$。

任务四　维生素 E 及其制剂分析

一、维生素 E 的基本结构与性质

（一）基本结构

维生素 E（vitamin E）又称生育酚，是一类与生育能力有关的维生素，主要有 α-、β-、γ- 和 δ- 等多种异构体，其中 α-生育酚的活性最高，在自然界中分布最广泛。《中国药典》（2020 年版）中收载的维生素 E 原料药有合成型和天然型。合成型维生素 E 为消旋的 α-生育酚乙酸酯（dl-α），天然型维生素 E 为右旋的 α-生育酚乙酸酯（d-α）。

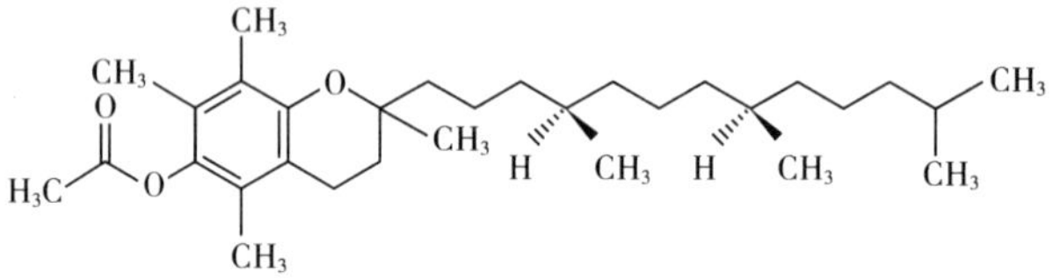

合成型

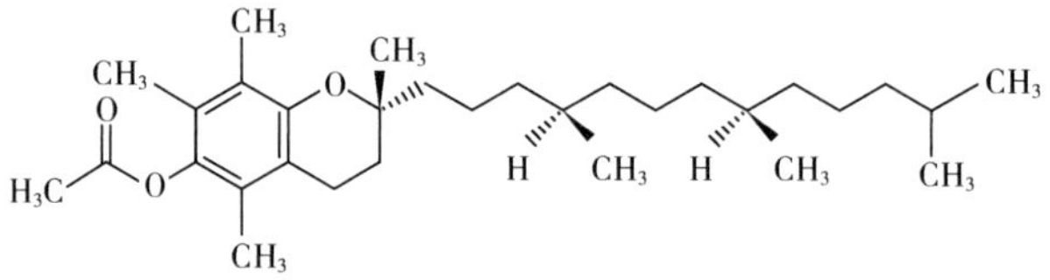

天然型

（二）理化性质

1. 溶解性

维生素 E 易溶于无水乙醇、丙酮、乙醚或植物油中，在水中不溶。

2. 旋光性

维生素 E 分子中含有手性碳原子，具有旋光性。天然型维生素 E 为右旋体，其比旋度（按 dl-α-生育酚计，即测得结果除以换算系数 0.911）不得低于+24°。

3. 折光性

本品的折射率为 1.494~1.499。

4. 紫外吸收特性

维生素 E 分子中的苯环具有紫外吸收特性，用无水乙醇溶解后最大吸收波长为 284nm，吸收系数（$E_{1cm}^{1\%}$）为 41.0~45.0。

5. 易水解和氧化

维生素 E 的乙酸酯结构在酸性或碱性溶液中加热可水解生成游离生育酚，常作为特殊杂质进行检查。游离生育酚在有氧或氧化剂存在时，极易被氧化成有色的醌型结构和二聚物，所以游离生育酚遇光、空气极易被氧化变色，应避光保存。

---- 课堂互动 ----

维生素 E 的化学性质中有哪些特性可用于鉴别？

二、维生素 E 的分析

（一）性状

维生素 E 为微黄色至黄色或黄绿色澄清的黏稠液体；几乎无臭；遇光色渐变深。天然型维生素 E 放置会固化，25℃左右熔化。

本品在无水乙醇、丙酮、乙醚或植物油中易溶，在水中不溶。

（二）鉴别

1. 与硝酸显色反应

（1）鉴别原理

维生素 E 在酸性条件下水解，生成生育酚，再进一步被硝酸氧化成生育红而显橙红色。

（2）鉴别方法

取本品约 30mg，加无水乙醇 10mL 溶解后，加硝酸 2mL，摇匀，在 75℃加热 15min，溶液显橙红色。

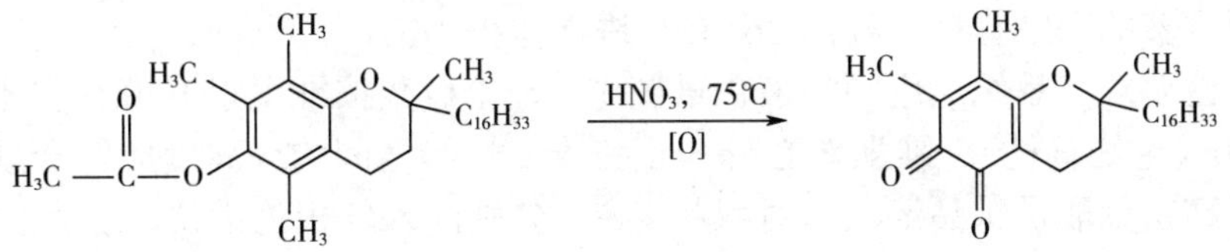

2. 色谱鉴别法

在含量测定项下记录的色谱图中，供试品溶液主峰的保留时间应与对照品溶液主峰的保留时间一致。

3. 红外光谱鉴别法

本品的红外光吸收图谱应与对照的图谱（光谱图 1206 图）一致。

（三）检查

《中国药典》（2020 年版）中规定维生素 E 原料药需检查"酸度""生育酚（天然型）""有关物质（合成型）""残留溶剂"等。

1.酸度

检查维生素 E 制备过程中引入的游离酸。

取乙醇和乙醚各 15mL,置锥形瓶中,加酚酞指示液 0.5mL,滴加氢氧化钠滴定溶液(0.1mol/L)至微显粉红色,加本品 1.0g,溶解后,用氢氧化钠滴定液(0.1mol/L)滴定,消耗的氢氧化钠滴定液(0.1mol/L)不得超过 0.5mL。

2.生育酚(天然型)

《中国药典》(2020 年版)采用铈量法检查维生素 E 中未酯化的生育酚。

(1)检查原理

利用游离生育酚的还原性,可被硫酸铈定量氧化,通过限制硫酸铈滴定液消耗的体积,即可控制游离生育酚的限量。因维生素 E 的酚羟基被乙酰化,故对游离生育酚的检查无干扰。

(2)检查方法

取本品 0.10g,加无水乙醇 5mL 溶解后,加二苯胺试液 1 滴,用硫酸铈滴定液(0.01mol/L)滴定,消耗硫酸铈滴定液(0.01mol/L)不得过 1.0mL。

滴定时,反应的摩尔比为 1:2,生育酚的分子量为 430.7,因此每 1mL 硫酸铈滴定液(0.01mol/L)相当于 0.002154g 游离的生育酚。

按上述方法计算维生素 E 中含游离生育酚杂质限量:

$$L = \frac{TV}{S} \times 100\% = \frac{0.002154 \times 1.0}{0.10} \times 100\% = 2.15\%$$

《中国药典》(2020 年版)要求维生素 E 中含游离生育酚杂质限量不得超过 2.15%。

3.有关物质(合成型)

依照气相色谱法(通则 0521)进行测定。

供试品溶液 取本品,用正己烷稀释制成每 1mL 中约含 2.5mg 的溶液。

对照溶液 精密量取供试品溶液适量,加正己烷定量稀释制成每 1mL 中约含 25μg 的溶液。

系统适用性溶液 取维生素 E 与正三十二烷各适量,加正己烷溶解并稀释制成每 1mL 中约含维生素 E 2mg 与正三十二烷 1mg 的混合溶液。

色谱条件 以聚硅氧烷(OV-17)为固定液,涂布浓度为 2%的填充柱,或用 100%二甲基聚硅氧烷为固定液的毛细管柱;柱温 265℃;进样体积 1μL。

系统适用性要求 系统适用性溶液色谱图中,理论板数按维生素 E 峰计算不低于 500(填充柱)或 5000(毛细管柱),维生素 E 峰与正三十二烷峰之间的分离度应符合规定。

测定法 精密量取供试品溶液与对照品溶液,分别注入气相色谱仪,记录色谱图至主成分峰保留时间的 2 倍。

限度 供试品溶液色谱图中如有杂质峰,α-生育酚(杂质 I)(相对保留时间约为 0.87)峰面积不得大于对照溶液主峰面积(1.0%),其他单个杂质峰面积不得大于对照溶液主峰面积的 1.5 倍(1.5%),各杂质峰面积的和不得大于对照溶液主峰面积的 2.5 倍(2.5%)。

4.残留溶剂

照残留溶剂测定法(通则 0861 第一法)测定。

供试品溶液 取本品适量,精密称定,加 N,N-二甲基甲酰胺溶解并定量稀释制成每 1mL 中约含 50mg 的溶液。

对照品溶液 取正己烷适量,精密称定,加 N,N-二甲基甲酰胺定量稀释制成每 1mL 中约含 10μg 的溶液。

色谱条件　以 5%苯基甲基聚硅氧烷为固定液（或极性相近的固定液），起始柱温为 50℃，维持 8min，然后以每分钟 45℃的速率升温至 260℃，维持 15min。

测定法　取供试品溶液与对照品溶液，分别顶空进样，记录色谱图。

限度　正己烷的残留量应符合规定（天然型）。

（四）含量测定

维生素 E 含量测定的方法有很多，经典的方法主要有铈量法，即利用其水解产物游离生育酚的还原性，用硫酸铈滴定液直接滴定；或将 Fe^{3+} 还原为 Fe^{2+} 后，再与显色剂反应生成有色配位化合物后进行比色测定等。《中国药典》（2020 年版）收载的维生素 E 原料药含量测定采用气相色谱法。此方法简便、快速、选择性高，可分离维生素 E 及其异构体，同样适用于维生素 E 制剂的含量测定。

1.测定方法

照气相色谱法（通则 0521）测定。

内标溶液　取正三十二烷适量，加正己烷溶解并稀释成每 1mL 中含 1.0mg 的溶液。

供试品溶液　取本品约 20mg，精密称定，置棕色具塞锥形瓶中，精密加内标溶液 10mL，密塞，振摇使溶解。

对照品溶液　取维生素 E 对照品约 20mg，精密称定，置棕色具塞锥形瓶中，精密加内标溶液 10mL，密塞，振摇使溶解。

色谱条件　见有关物质项下。进样体积 1～3μL。

系统适用性溶液与系统适用性要求　见有关物质项下。

测定法　精密量取供试品溶液与对照品溶液，分别注入气相色谱仪，记录色谱图。按内标法以峰面积计算。

2.含量计算

$$校正因子\ (f) = \frac{A_S / c_S}{A_R / c_R}$$

式中，A_S 为对照品溶液中内标物质的峰面积；A_R 为对照品溶液中维生素 E 的峰面积；c_S 为内标物的浓度，mg/mL；c_R 为维生素 E 对照品的浓度，mg/mL。

$$含量\ (c_X) = f \times \frac{A_X}{A_S / c_S}$$

式中，c_X 为供试品溶液中测定组分的浓度，mg/mL；A_X 为供试品溶液中维生素 E 的峰面积；A_S 为供试品中内标物的峰面积；c_S 为内标物的浓度，mg/mL。

三、维生素 E 软胶囊的分析

鉴别方法采用了与维生素 E 原料药相同的硝酸显色反应和色谱鉴别法，未采用红外光谱鉴别法。在杂质检查方面，维生素 E 软胶囊不再检查游离生育酚。

含量测定方法与维生素 E 原料药相同，皆采用气相色谱法。

【项目十一 小结】

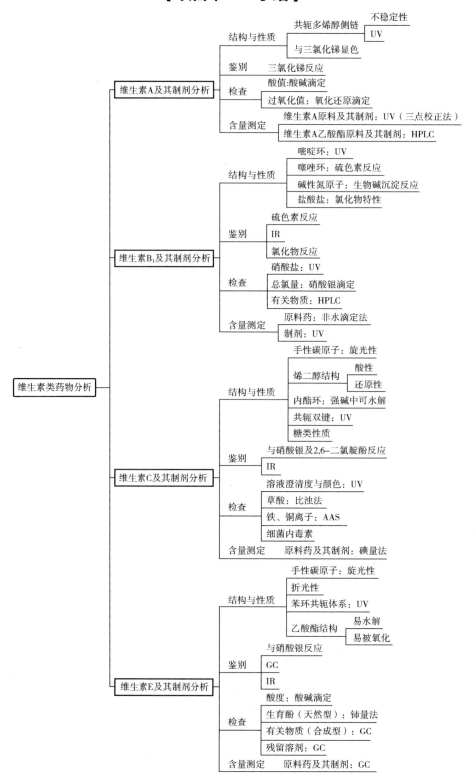

【项目十一 检测】

一、单项选择题

1. 维生素A的含量测定常用的紫外-可见分光光度法是（　　）。
   A. 直接比较法　　　　　　　　B. 三点校正法
   C. 比色法　　　　　　　　　　D. 导数光谱法
   E. 差示分光光度法

2. 现行版《中国药典》中收载的维生素A的鉴别方法是（　　）。
   A. 三氯化锑反应　　　　　　　B. 三氯化铁反应
   C. 硫酸锑反应　　　　　　　　D. 2,6-二氯靛酚反应
   E. 硫色素反应

3. 维生素A的结构特点为（　　）。
   A. 含共轭多烯侧链的环己烯　　B. 含嘧啶环
   C. 含噻唑环　　　　　　　　　D. 含烯二醇
   E. 含苯环

4. 在饱和无醇三氯甲烷溶液中与无水三氯化锑反应呈现不稳定蓝色的药物是（　　）。
   A. 四环素　　　　　　　　　　B. 维生素C
   C. 维生素A　　　　　　　　　D. 地西泮
   E. 维生素B_1

5. 关于维生素B_1的叙述，不正确的是（　　）。
   A. 维生素B_1也称为盐酸硫胺　B. 分子中具有嘧啶环
   C. 分子中具有噻唑环　　　　　D. 硫色素反应是维生素B_1的特征反应
   E. 硫色素在酸性下显蓝色荧光

6. 维生素C原料药及其制剂含量测定的方法是（　　）。
   A. 碘量法　　　　　　　　　　B. 高锰酸钾法
   C. 薄层色谱法　　　　　　　　D. 高效液相色谱法
   E. 原子吸收分光光度法

7. 下列哪一项不是维生素C的性质（　　）。
   A. 水溶液显酸性　　　　　　　B. 旋光性
   C. 还原性　　　　　　　　　　D. 强氧化性
   E. 紫外吸收特性

8. 2,6-二氯靛酚法定法鉴别维生素C时，现象正确的是（　　）。
   A. 生成黑色沉淀　　　　　　　B. 溶液颜色消失
   C. 产生白色絮状沉淀　　　　　D. 溶液变成蓝色
   E. 溶液显橙红色

9. 维生素C注射剂含量测定时，加入丙酮的原因是（　　）。
   A. 加快反应速度　　　　　　　B. 增加维生素C的溶解度
   C. 使反应完全　　　　　　　　D. 避免副反应发生
   E. 消除注射剂中抗氧化剂的干扰

10. 《中国药典》（2020年版）中收载的维生素E的鉴别反应方法有（　　）。
    A. 硝酸反应　　　　　　　　　B. 盐酸反应

C. 三氯化锑反应　　　　　　　　D. 四氮唑盐比色法
E. 硫色素反应

二、填空题

1. 维生素按其溶解度分为_____与_____。
2. 维生素A包括_____、_____和_____，其中_____的生物活性最高。
3. 维生素B_1具有_____个碱性基团，故与高氯酸反应的物质的量之比为_____。
4. 维生素C分子中的烯二醇基具有极强的_____。

三、配伍题

[1~4题]

A. 三氯化锑反应　　　　　　　　B. 三氯化铁反应
C. 硫色素反应　　　　　　　　　D. 2,6-二氯靛酚反应
E. 硝酸反应

1. 维生素A可采取的鉴别反应为（　　）
2. 维生素B_1可采取的鉴别反应为（　　）
3. 维生素C可采取的鉴别反应为（　　）
4. 维生素E可采取的鉴别反应为（　　）

[5~8题]

A. 三点校正紫外-可见分光光度法　　B. 碘量法
C. 非水滴定法　　　　　　　　　　　D. HPLC法
E. GC法

5. 维生素A可采取的含量测定方法为（　　）
6. 维生素B_1可采取的含量测定方法为（　　）
7. 维生素C可采取的含量测定方法为（　　）
8. 维生素E可采取的含量测定方法为（　　）

四、简答题

1. 硫色素反应的原理是什么？
2. 简述碘量法测定维生素C含量的原理。为什么采用酸性介质和新沸过的冷水？如何消除维生素C注射液中抗氧化剂的影响？

五、计算题

取维生素C片20片（规格：100mg），精密称定，总质量为2.2010g，研细，精密称取0.4001g片剂粉末，置100mL量瓶中，加稀乙酸10mL与新沸过的冷水定容至刻度，振摇，使溶解。用干燥滤纸迅速滤过，精密量取续滤液50mL，加淀粉指示液1mL，立即用碘滴定液（0.0504mol/L）滴定，至溶液显蓝色并在30s内不褪色，消耗碘滴定液20.36mL。每1mL碘滴定液（0.05mol/L）相当于8.806mg的$C_6H_8O_6$。计算维生素C占标示量的百分数。

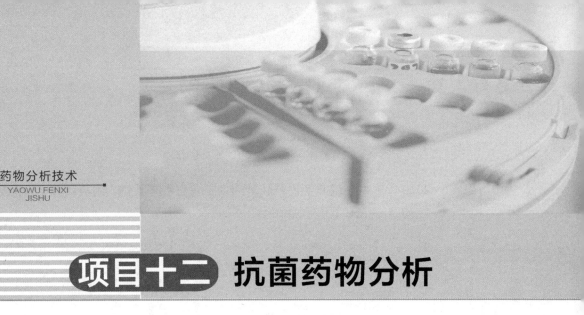

项目十二 抗菌药物分析

【学习目标】

一、能力目标

1. 能够依据现行版《中国药典》的药品质量标准,选择合适的测定方法,对抗菌药物进行鉴别、检查及含量测定。
2. 能够依据药品质量标准对抗菌药物鉴别、检查及含量测定作出结果判断。
3. 具备初步分析、解决抗菌药物质量检测过程中问题的能力。

二、知识目标

1. 熟悉头孢氨苄、硫酸庆大霉素、左氧氟沙星及磺胺甲噁唑典型抗菌药物的结构和理化性质。
2. 掌握头孢氨苄的鉴别反应、杂质检查及含量测定的方法。
3. 熟悉硫酸庆大霉素、左氧氟沙星及磺胺甲噁唑的鉴别反应、杂质检查及含量测定的方法。

抗菌药物一般指具有杀菌或抑菌活性的药物,包括 β-内酰胺类、氨基糖苷类、喹诺酮类、磺胺类等由微生物培养得到的或化学合成的药物。抗菌药物在一定浓度下对病原体有抑制和杀灭作用。抗菌药物因其结构性质不同,导致其分析方法亦不相同,本项目主要学习临床常用抗菌药物的分析与检测方法。

任务一 头孢氨苄及其制剂分析

头孢氨苄及其制剂属于 β-内酰胺类抗生素,首先我们了解一下 β-内酰胺类抗生素的基本结构与性质。

一、β-内酰胺类抗生素的基本结构与性质

(一) 基本结构

本类抗生素分子结构中都具有 β-内酰胺环,根据并合母核结构的不同分为青霉素类(氢化噻唑环)和头孢菌素类(氢化噻嗪环),基本结构如下:

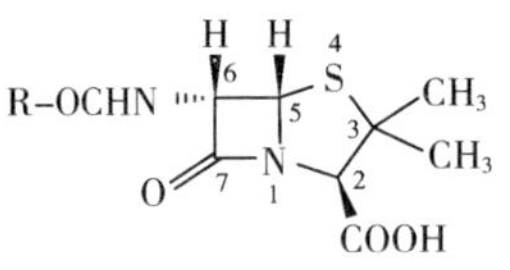

青霉素类 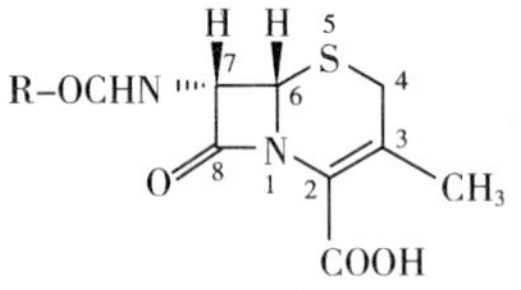　　　　　头孢菌素类

《中国药典》（2020年版）收载的 β-内酰胺类药物主要有青霉素钠、阿莫西林、头孢氨苄、头孢噻肟钠等，其结构为：

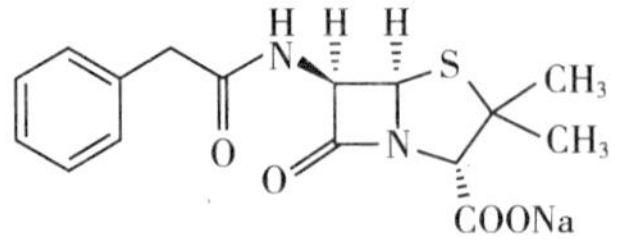

青霉素钠 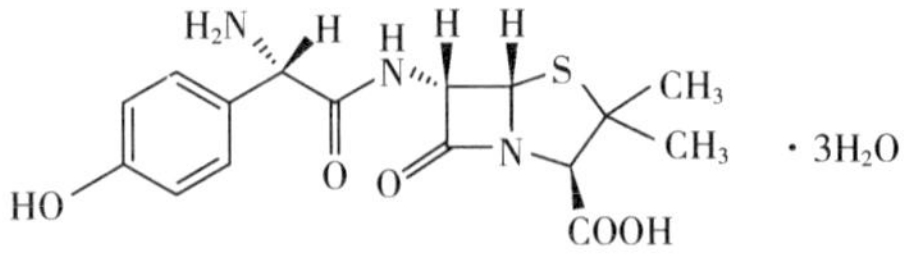　　　　　阿莫西林

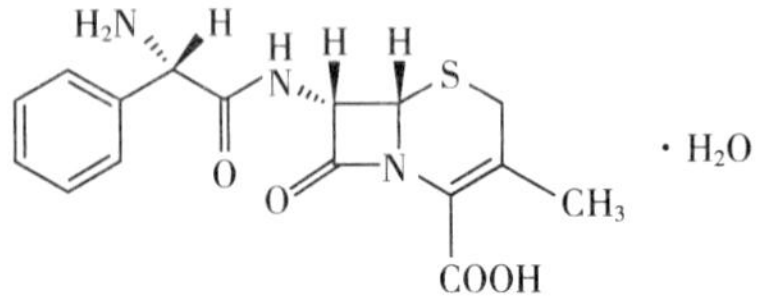

头孢氨苄 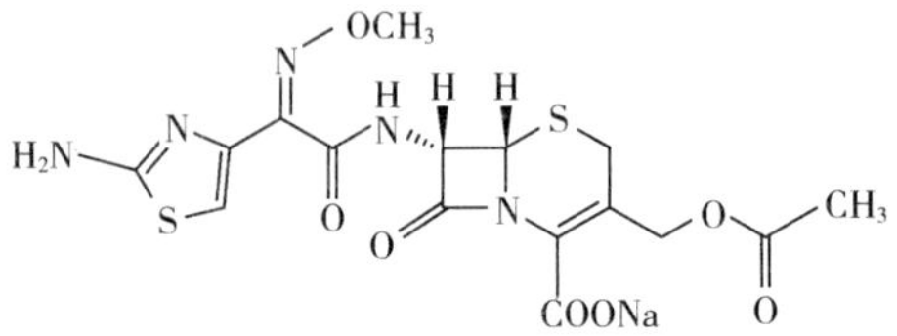　　　　　头孢噻肟钠

（二）理化性质

1. 酸性与溶解度

β-内酰胺类分子中的游离羧基具有相当强的酸性，大多数药物的 pK_a 在 2.5~2.8 之间，能与无机碱或某些有机碱形成盐。其碱金属盐易溶于水，而有机碱盐难溶于水，易溶于甲醇等有机溶剂。

2. 旋光性

青霉素类分子中含有 3 个手性碳原子，头孢菌素类分子中含有 2 个手性碳原子，都具有旋光性，根据此性质，可用于定性和定量分析。

3. 紫外吸收

头孢菌素类母核部分具有共轭结构，且取代基部分多具有苯环，具有紫外吸收。青霉素类分子中的母核部分虽无共轭系统，但其取代基若含有苯环等共轭结构，则具有紫外吸收特征，可用于药物的鉴别及含量测定。

4. β-内酰胺环的不稳定性

β-内酰胺环是本类药物的活性中心，在酸、碱、青霉素酶及某些金属离子（铜、铅、汞和银）或氧化剂等作用下，易发生水解和分子重排，导致 β-内酰胺环的破坏而失去抗菌活性。

5. 钠盐

本类药物注射剂多使用其钠盐，可显钠离子的特征鉴别反应。

二、头孢氨苄的分析

头孢氨苄属于 β-内酰胺类抗生素，头孢菌素类，是临床常用药物之一。质量分析如下：

（一）性状

本品为白色至微黄色结晶性粉末；微臭。本品在水中微溶，在乙醇或乙醚中不溶。

比旋度　取本品，精密称定，加水溶解并定量稀释制成每 1mL 中约含 5mg 的溶液，依法测定（通则 0621），比旋度为+149°至+158°。

吸收系数　取本品，精密称定，加水溶解并定量稀释制成每 1mL 中约含 20μg 的溶液，照紫外-可见分光光度法（通则 0401），在 262nm 波长处测定吸光度，百分吸收系数（$E_{1cm}^{1\%}$）为 220~245。

（二）鉴别

1. 高效液相色谱法

在含量测定项下记录的色谱图中，供试品溶液主峰保留时间应与对照品溶液主峰保留时间一致。

2. 红外光谱法

本品的红外光吸收图谱应与对照的图谱（光谱集 1090 图）一致。

（三）检查

1. 酸度

（1）原理

β-内酰胺类药物对酸、碱均不稳定，可发生开环反应，导致药物抗菌活性降低或丧失，因此根据药物稳定性的研究规定了本品的最适宜 pH 值范围。

（2）方法

取本品 50mg，加水 10mL 溶解后，依法测定（通则 0631），pH 值应为 3.5~5.5。

2. 有关物质

β-内酰胺类药物多采用半合成方法制备，产物中易于引入原料及中间产物、副产物等，由于结构不定，以有关物质定义。有关物质的检查采用高效液相色谱法，利用梯度洗脱先分离再分析，采用外标法或不加校正因子的主成分自身对照法进行限量检查。

pH=7.0 磷酸盐缓冲液　取无水磷酸氢二钠 28.4g，加水 800mL 使溶解，用 30%的磷酸溶液调节 pH 值至 7.0，用水稀释至 1000mL，混匀。

供试品溶液　取本品适量，精密称定，加流动相 A 溶解并定量稀释制成每 1mL 中约含头孢氨苄 1.0mg 的溶液。

对照溶液　精密量取供试品溶液 1mL，置 100mL 量瓶中，用流动相 A 稀释至刻度，摇匀。

杂质对照品溶液　取 7-氨基去乙酰氧基头孢烷酸对照品和 α-苯甘氨酸对照品各约 10mg，精密称定，置同一 100mL 量瓶中，加 pH=7.0 磷酸盐缓冲液约 20mL，超声使溶解，再用流动相 A 稀释至刻度，摇匀，精密量取 2mL，置 20mL 量瓶中，用流动相 A 稀释至刻度，摇匀。

系统适用性溶液　取供试品溶液适量，在 80℃水浴中加热 60min，冷却。

色谱条件　以十八烷基硅烷键合硅胶为填充剂，流动相 A 为 0.2mol/L 磷酸二氢钠溶液（用氢氧化钠试液调节 pH 值至 5.0），流动相 B 为甲醇，按表 12-1 进行线性梯度洗脱。检测波长为 220nm；进样体积 20μL。

表 12-1　高效液相色谱法对头孢氨苄中有关物质检查梯度洗脱程序

时间/min	流动相 A/%	流动相 B/%
0	98	2
1	98	2
20	70	30
23	98	2
30	98	2

系统适用性要求　杂质对照品溶液色谱图中，7-氨基去乙酰氧基头孢烷酸峰与 α-苯甘氨酸峰之间的分离度应符合要求；系统适用性溶液色谱图中，头孢氨苄峰与相邻杂质峰之间的分离度应符合要求。

测定法及限度　精密量取供试品溶液、对照溶液与杂质对照品溶液，分别注入液相色谱仪，记录色谱图。供试品溶液色谱图中如有杂质峰，7-氨基去乙酰氧基头孢烷酸与 α-苯甘氨酸按外标法以峰面积计算，均不得过 1.0%；其他单个杂质的峰面积不得大于对照溶液主峰面积的 1.5 倍（1.5%），其他各杂质峰面积的和不得大于对照溶液主峰面积的 2.5 倍（2.5%），小于对照溶液主峰面积 0.05 倍的峰忽略不计。

3. 2-萘酚

照高效液相色谱法（通则 0512）测定。

供试品溶液　取本品适量，精密称定，加流动相溶解并定量稀释制成每 1mL 中约含 10mg 的溶液，充分振摇，取混悬液适量，以每分钟 15000 转的速率离心 5min，取上清液。

对照品溶液　取 2-萘酚对照品适量，精密称定，加流动相溶解并定量稀释制成每 1mL 中约含 0.5μg 的溶液。

色谱条件　以十八烷基硅烷键合硅胶为填充剂，以甲醇-水（55：45）为流动相；流速为每分钟 1mL；检测波长为 225nm；进样体积 20μL。

系统适用性要求　对照品溶液色谱图中，2-萘酚峰的保留时间约为 7min，2-萘酚峰与相邻峰之间的分离度应符合要求。

测定法及限度　精密量取供试品溶液与对照品溶液，分别注入液相色谱仪，记录色谱图。按外标法以峰面积计算，含 2-萘酚的量不得过 0.05%。

4. 水分

取本品，照水分测定法（通则 0832 第一法 1）测定，含水分应为 4.0%~8.0%。

5. 炽灼残渣

不得过 0.2%（通则 0841）。

(四) 含量测定

照高效液相色谱法（通则 0512）测定。

供试品溶液　取本品约 50mg，精密称定，置 50mL 量瓶中，加流动相溶解并稀释至刻度，摇匀，精密量取 10mL，置 50mL 量瓶中，用流动相稀释至刻度，摇匀。

对照品溶液　取头孢氨苄对照品适量，精密称定，加流动相溶解并定量稀释制成每 1mL 中约含头孢氨苄 0.2mg 的溶液。

系统适用性溶液　取供试品溶液适量，在 80℃水浴中加热 60min，冷却。

色谱条件与系统适用性要求　以十八烷基硅烷键合硅胶为填充剂，以水-甲醇-3.86%乙酸钠溶液-4%乙酸溶液（742：240：15：3）为流动相；检测波长为 254nm；系统适用性溶液进样体积 20μL，其他溶液进样体积 10μL。系统适用性溶液色谱图中，头孢氨苄峰与相邻杂质峰之间的分离度应符合要求。

测定法　精密量取供试品溶液与对照品溶液，分别注入液相色谱仪，记录色谱图。按外标法以峰面积计算供试品中头孢氨苄的含量。

$$百分含量 = \frac{c_R \times \frac{A_X}{A_R} \times DV}{m} \times 100\%$$

式中，c_R 为对照品溶液的浓度，mg/mL（备注：需根据购买对照品的实际效价进行换算）；A_X 为供试品的峰面积；A_R 为对照品的峰面积；D 为供试品溶液的稀释倍数；V 为供试品溶液初次配制的体积，mL；m 为供试品的取样量，g。

三、头孢氨苄片的分析

本品含头孢氨苄应为标示量的 90.0%~110.0%。

（一）性状

本品为白色片或糖衣片或薄膜衣片，除去包衣后显白色至乳黄色。

（二）鉴别

在含量测定项下记录的色谱图中，供试品溶液主峰的保留时间应与对照品溶液主峰的保留时间一致。

（三）检查

1. 有关物质

照高效液相色谱法（通则 0512）测定。

供试品溶液　取含量测定项下的细粉适量，精密称定，加流动相 A 溶解并定量稀释制成每 1mL 中约含头孢氨苄 1.0mg 的溶液，滤过，取续滤液。

对照溶液　精密量取供试品溶液 1mL，置 100mL 量瓶中，用流动相 A 稀释至刻度，摇匀。

pH=7.0 磷酸盐缓冲液、杂质对照品溶液、系统适用性溶液、色谱条件、系统适用性要求与测定法　见头孢氨苄有关物质项下。

限度　供试品溶液色谱图中如有杂质峰，含 7-氨基去乙酰氧基头孢烷酸与 α-苯甘氨酸按外标法以峰面积计算，均不得过标示量的 1.0%；其他单个杂质峰面积不得大于对照溶液主峰面积的 2 倍（2.0%），其他各杂质峰面积的和不得大于对照溶液主峰面积的 3 倍（3.0%），小于对照溶液主峰面积 0.05 倍的峰忽略不计。

2. 溶出度

照溶出度与释放度测定法（通则 0931 第一法）测定。

溶出条件　以水 900mL 为溶出介质，转速为每分钟 100 转，依法操作，经 45min 时取样。

供试品溶液　取溶出液适量，滤过，精密量取续滤液适量，用溶出介质定量稀释制成每 1mL 中约含头孢氨苄 25μg 的溶液。

对照品溶液　取头孢氨苄对照品适量，精密称定，加溶出介质溶解并定量稀释制成每 1mL 中约含 25μg 的溶液。

测定法　取供试品溶液与对照品溶液，照紫外-可见分光光度法（通则 0401），在 262nm 波长处分别测定吸光度，计算每片的溶出量。

限度　标示量的 80%，应符合规定。

3. 其他

应符合片剂项下有关的各项规定（通则 0101）。

（四）含量测定

照高效液相色谱法（通则 0512）测定。

供试品溶液　取本品 10 片，精密称定，研细，精密称取适量（约相当于头孢氨苄 0.1g），置 100mL 量瓶中，加流动相适量，充分振摇，使头孢氨苄溶解，再用流动相稀释至刻度，摇匀，滤过，精密量取续滤液 10mL，置 50mL 量瓶中，用流动相稀释至刻度，摇匀。

对照品溶液、系统适用性溶液、色谱条件、系统适用性要求与测定法　见头孢氮苄含量测定项下。

任务二　硫酸庆大霉素及其制剂分析

硫酸庆大霉素及其制剂属于氨基糖苷类抗生素，首先我们了解一下氨基糖苷类抗生素的基本结构与性质。

一、氨基糖苷类抗生素的基本结构与性质

（一）基本结构

氨基糖苷类抗生素由碱性环己多元醇（苷元）与氨基糖缩合而成，《中国药典》（2020 年版）主要收载硫酸链霉素、硫酸庆大霉素、硫酸卡那霉素等，其典型药物的结构式如下：

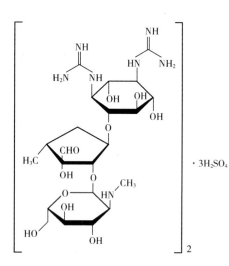

庆大霉素	R^1	R^2	R^3
C_1	CH_3	CH_3	H
C_{1a}	H	H	H
C_2	H	CH_3	H
C_{2a}	H	H	CH_3

硫酸链霉素　　　　　　　　　硫酸庆大霉素（硫酸庆大霉素为庆大霉素的混合物）

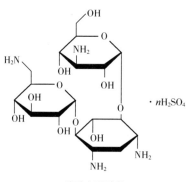

硫酸卡那霉素

（二）理化性质

1. 溶解性

氨基糖苷类抗生素为水溶性抗生素，其硫酸盐易溶于水，不溶于乙醇、三氯甲烷、乙醚等有机溶剂。

2. 碱性

本类药物结构中的氨基和胍基为碱性基团，可与无机酸或有机酸成盐，临床应用较多的是硫酸盐。

3. 旋光性

本类药物的分子结构中具有多个手性中心，具有旋光性。

4. 水解性

本类药物结构含有糖苷键，易于水解。可根据水解生成的氨基葡萄糖及碱性多元醇的性质进行鉴别。

二、硫酸庆大霉素的分析

本品为庆大霉素 C_1、C_{1a}、C_2、C_{2a} 等组分为主混合物的硫酸盐。

（一）性状

硫酸庆大霉素为白色或类白色的粉末；无臭；有引湿性。本品在水中易溶，在乙醇、丙酮或乙醚中不溶。

比旋度　取硫酸庆大霉素，精密称定，加水溶解并定量稀释制成每 1mL 中约含 50mg 的溶液，依法测定（通则 0621），比旋度为+107°～+121°。

（二）鉴别

硫酸庆大霉素的鉴别方法有薄层色谱法、高效液相色谱法、红外光谱法和化学反应法。

1. 薄层色谱法

供试品溶液　取本品，加水制成每 1mL 中含庆大霉素 2.5mg 的溶液。

标准品溶液　取庆大霉素标准品，加水制成每 1mL 中含庆大霉素 2.5mg 的溶液。

色谱条件　采用硅胶 G 薄层板（临用前于 105℃活化 2h），三氯甲烷-甲醇-氨溶液（1∶1∶1）混合振摇，放置 1h，分取下层混合液为展开剂。

测定法　吸取供试品溶液和标准品溶液各 2μL，分别点于同一薄层板上，展开，取出于 20～25℃晾干，置碘蒸气中显色。

结果判断　供试品溶液所显主斑点数、位置和颜色应与标准品溶液主斑点数、位置和颜色相同。

2. 高效液相色谱法

在庆大霉素 C 组分测定项下记录的色谱图中，供试品溶液各主峰保留时间应与标准品溶液各主峰保留时间一致。

3. 红外光谱法

本品的红外光吸收图谱应与对照的图谱（光谱集 485 图）一致。

4. 化学反应法

本品的水溶液显硫酸盐的鉴别反应（通则 0301）。

因薄层色谱法和高效液相色谱法均为色谱法，《中国药典》（2020 年版）规定两者选做一项即可。

(三) 检查

1. 酸度

取本品,加水制成每 1mL 中含 40mg 的溶液,依法测定(通则 0631),pH 值应为 4.0～6.0。

2. 溶液的澄清度与颜色

取本品 5 份,各 0.40g,分别加水 5mL 使溶解,溶液应澄清无色;如显浑浊,与 1 号浊度标准液(通则 0902 第一法)比较,均不得更浓;如显色,与黄色或黄绿色 2 号标准比色液(通则 0901 第一法)比较,均不得更深。

3. 硫酸盐

取本品约 0.125g,精密称定,加水 100mL 使溶解,用浓氨溶液调节 pH 值至 11,精密加入氯化钡滴定液(0.1mol/L)10mL 及酞紫指示液 5 滴,用乙二胺四乙酸二钠滴定液(0.05mol/L)滴定,注意保持滴定过程中的 pH 值为 11,滴定至紫色开始消褪,加乙醇 50mL,继续滴定至紫蓝色消失,并将滴定的结果用空白试验校正。每 1mL 氯化钡滴定液(0.1mol/L)相当于 9.606mg 硫酸盐,本品含硫酸盐按无水物计算应为 32.0%～35.0%。

4. 水分

取本品,照水分测定法(通则 0832 第一法 1)测定,含水分不得过 15.0%。

5. 炽灼残渣

不得过 0.5%(通则 0841)。

6. 庆大霉素 C 组分

照高效液相色谱法(通则 0512)测定。

色谱条件 以十八烷基硅烷键合硅胶为填充剂(pH 值适应范围 0.8～8.0),以 0.2mol/L 三氟乙酸溶液-甲醇(96∶4)为流动相;流速为每分钟 0.6～0.8mL;蒸发光散射检测器(高温型不分流模式:漂移管温度为 105～110℃,载气流量为每分钟 2.5L。低温型分流模式:漂移管温度为 45~55℃,载气压力为 350kPa)测定。

测定法 取庆大霉素标准品适量,精密称定,加流动相溶解并定量稀释制成每 1mL 中约含庆大霉素总 C 组分 1.0mg、2.5mg 和 5.0mg 的溶液作为标准品溶液①、②和③。精密量取上述 3 种标准品溶液各 20μL,分别注入液相色谱仪,记录色谱图,计算标准品溶液各组分浓度对数值与相应峰面积对数值的线性回归方程,相关系数(r)应不小于 0.99。另精密量取供试品适量,精密称定,加流动相溶解并定量稀释制成每 1mL 中约含庆大霉 2.5mg 的溶液,同法测定,用庆大霉素各组分的线性回归方程分别计算供试品中对应组分的量(C_{tCx}),并按下面公式计算出各组分的含量(%,质量分数)。

$$C_x = \frac{C_{tCx}}{\frac{m_t}{V_t}} \times 100\%$$

式中,C_x 为庆大霉素各组分的含量,%;C_{tCx} 为由回归方程计算出的各组分的含量,mg/mL;m_t 为供试品质量,mg;V_t 为体积,mL。

根据所得组分的含量,按下面公式计算出庆大霉素各组分的相对比例。C_1 的含量应为 14%～22%,C_{1a} 的含量应为 10%～23%,$C_{2a}+C_2$ 的含量应为 17%～36%,四个组分总含量不得低于 50.0%。

$$C_x' = \frac{C_x}{C_1+C_{1a}+C_2+C_{2a}} \times 100\%$$

式中，C_x' 为庆大霉素各组分的相对比例。
C_1' 应为 25%～50%，C_{1a}' 应为 15%～40%，$C_{2a}' + C_2'$ 应为 20%～50%。

7. 细菌内毒素

取本品，依法检查（通则 1143），每 1mg 庆大霉素中含内毒素的量应小于 0.50EU（供注射用）。

（四）含量测定

精密称取本品适量，加灭菌水溶解并定量稀释制成每 1mL 中约含 1000 单位的溶液，照抗生素微生物检定法（通则 1201）测定。可信限率不得大于 7%。1000 庆大霉素单位相当于 1mg 庆大霉素。

三、硫酸庆大霉素缓释片的分析

本品含硫酸庆大霉素按庆大霉素计算，应为标示量的 90.0%~110.0%。

（一）性状

本品为白色或类白色片。

（二）鉴别

取本品的细粉适量，加水使硫酸庆大霉素溶解并稀释制成每 1mL 中含庆大霉素 2.5mg 的溶液，于水浴加热约 15min，冷却，滤过，取滤液，照硫酸庆大霉素项下的鉴别 1、4 项试验，显相同的结果。

（三）检查

1. 溶出度

照溶出度与释放度测定法（通则 0931 第一法）测定。

溶出条件　以 0.1mol/L 盐酸溶液 900mL 为溶出介质，转速为每分钟 100 转，依法操作，在 2h、4h 与 6h 时分别取溶液 5mL，并即时在溶出杯中补充相同温度相同体积的溶出介质。

供试品溶液　分别取 2h、4h 与 6h 时的溶出液，滤过，取续滤液。

对照溶液　取本品 10 片，研细，精密称取适量（约相当于平均片重），置 500mL 量瓶中，加 0.1mol/L 盐酸溶液溶解并稀释至刻度，振摇后，取上清液 25mL，置 50mL 量瓶中，用 0.1mol/L 盐酸溶液稀释至刻度，摇匀，滤过，取续滤液。

测定法　分别精密量取供试品溶液与对照溶液各 3.0mL 于具塞试管中，加异丙醇 2.2mL，邻苯二醛试液 0.8mL，密塞，摇匀，置 60℃水浴中加热 15min，冷却至室温，照紫外-可见分光光度法（通则 0401），在 300~400nm 波长范围内扫描一阶导数光谱图，在 350~360nm 波长最大峰谷处分别测定吸光度。按各自的一阶导数吸光度与对照溶液的一阶导数吸光度的比值分别计算每片在不同时间的溶出量。

限度　2h、4h 与 6h 时的溶出量限度应分别为 45%～70%、60%～85% 与 80% 以上，均应符合规定。如各时间测定值仅有 1~2 片超出上述规定限度，但不超过规定值的 10%，且其平均溶出量限度均符合规定范围，仍可判为符合规定；如最后时间溶出量有 1～2 片低于规定值 10%，应另取 6 片复试。初复试的 12 片，其平均溶出量限度均应符合各时间规定限度，且最后时间溶出量限度低于规定值 10% 者不超过 2 片，亦可判定为符合规定。

2. 其他

应符合片剂项下有关的各项规定（通则 0101）。

（四）含量测定

取本品 10 片，精密称定，研细，精密称取适量（约相当于庆大霉素 0.1g），加灭菌水适量，超声使硫酸庆大霉素充分溶解并定量稀释制成每 1mL 中约含 1000 单位的悬液，摇匀，静置，滤过，精密量取续滤液适量，照硫酸庆大霉素项下的方法测定，即得。

任务三　左氧氟沙星及其制剂分析

左氧氟沙星及其制剂属于喹诺酮类抗菌药物，首先我们了解一下喹诺酮类抗菌药物的基本结构与性质。

一、喹诺酮类抗菌药物的基本结构与性质

（一）基本结构

喹诺酮类抗菌药物属于一类新型的合成抗菌药，因其抗菌谱广、抗菌活性强、不良反应少等优点，临床应用广泛。本类药物主要是由吡啶酮酸并联苯环、吡啶环或嘧啶环等芳环组成的化合物。《中国药典》（2020 年版）主要收载诺氟沙星、吡哌酸、左氧氟沙星和环丙沙星等，其典型药物的结构如下：

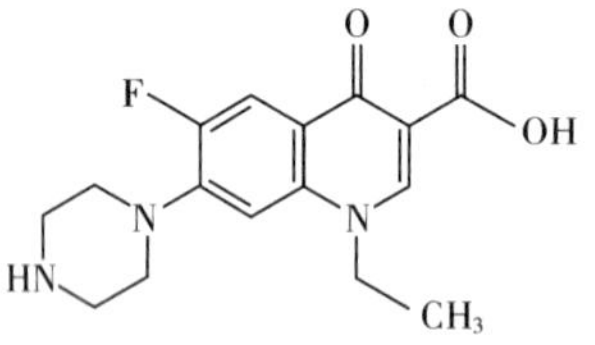

诺氟沙星 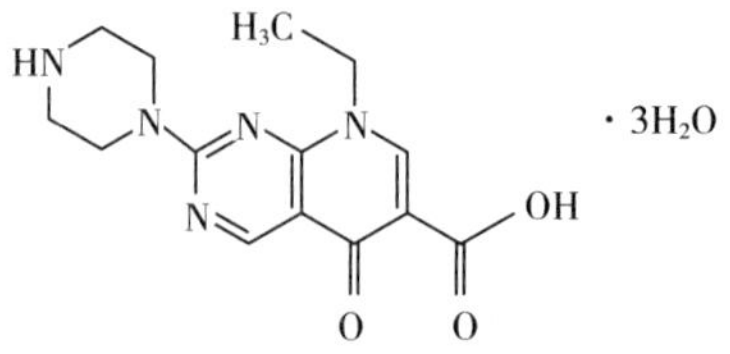　　　吡哌酸

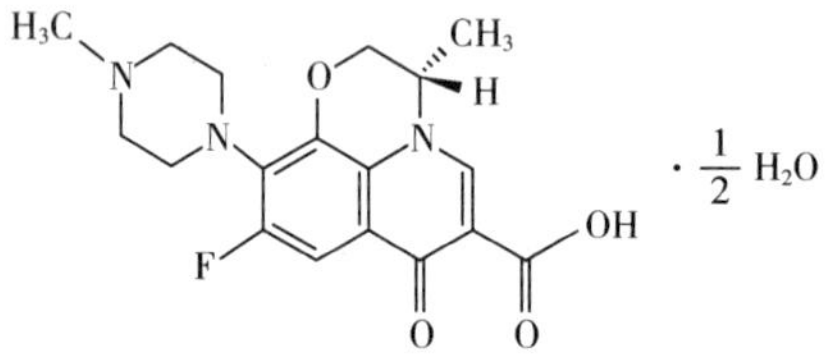

左氧氟沙星 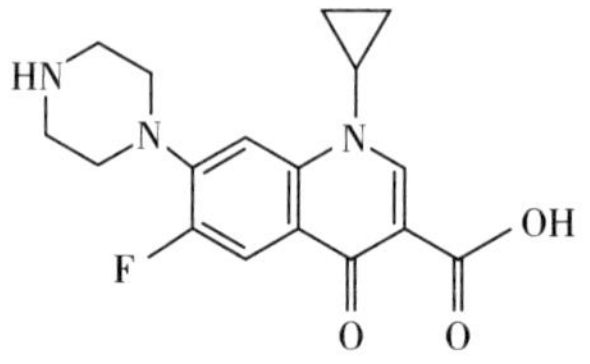　　　环丙沙星

（二）理化性质

1. 酸碱性

喹诺酮类药物结构中同时含有羧基和哌嗪基，羧基显弱酸性，哌嗪基显弱碱性，故喹诺酮类药物具有酸碱两性。

2. 还原性

此类药物结构中的哌嗪基具有还原性，遇光易被氧化，颜色渐变深，对患者会产生光毒性反应。

3. 紫外吸收

此类药物结构的母核具有共轭体系，具有紫外吸收特征，可用于鉴别和含量测定。

二、左氧氟沙星的分析

左氧氟沙星是氧氟沙星的左旋光学异构体，其药理活性是氧氟沙星的数倍，适用于敏感菌引起的呼吸系统、泌尿系统、生殖系统、皮肤软组织等感染。

（一）性状

本品为类白色至淡黄色结晶性粉末，无臭。

本品在水中微溶，在乙醇中极微溶解，在乙醚中不溶；在冰乙酸中易溶，在 0.1mol/L 盐酸溶液中略溶。

比旋度　取本品，精密称定，加甲醇溶解并定量稀释制成每 1mL 中约含 10mg 的溶液，依法测定（通则 0621），比旋度应为 $-92°\sim-99°$。

（二）鉴别

1. 高效液相色谱法

取本品与氧氟沙星对照品适量，分别加右氧氟沙星项下的流动相溶解并稀释制成每 1mL 中含 0.01mg 与 0.02mg 的溶液，作为供试品溶液与对照品溶液。照右氧氟沙星项下的方法试验，供试品溶液主峰的保留时间应与对照品溶液主峰中左氧氟沙星峰（后）的保留时间一致。

2. 紫外-可见分光光度法

取本品适量，加 0.1mol/L 盐酸溶液溶解并稀释制成每 1mL 中约含 5μg 的溶液，照紫外-可见分光光度法（通则 0401）测定，在 226nm 与 294nm 波长处有最大吸收，在 263nm 波长处有最小吸收。

3. 红外光谱法

本品的红外光吸收图谱应与对照的图谱（光谱集 1128 图）一致。

（三）检查

1. 酸碱度

取本品，加水制成每 1mL 中含 10mg 的溶液，依法测定（通则 0631），pH 值应为 6.8～8.0。

2. 溶液的澄清度

取本品 5 份，分别加水制成每 1mL 中含 5mg 的溶液，溶液均应澄清；如显浑浊，与 2 号浊度标准液（通则 0902 第一法）比较，均不得更浓。

3. 吸光度

取本品 5 份，分别加水溶解并定量稀释制成每 1mL 中含 5mg 的溶液，照紫外-可见分光光度法（通则 0401），在 450nm 波长处测定吸光度，均不得过 0.1。

4. 有关物质

采用高效液相色谱法（通则 0512）测定。

供试品溶液　取本品，精密称定，加 0.1mol/L 盐酸溶液溶解并定量稀释制成每 1mL 中约含 1.0mg 的溶液。

对照溶液　精密量取供试品溶液适量，用 0.1mol/L 盐酸溶液定量稀释制成每 1mL 中约含 2μg 的溶液。

杂质 A 对照品溶液　取杂质 A 对照品约 15mg，精密称定，置 100mL 量瓶中，加 6mol/L 氨溶液 1mL 与水适量使溶解，用水稀释至刻度，摇匀，精密量取 2mL，置 100mL 量瓶中，用水稀释至刻度，摇匀。

系统适用性溶液　取左氧氟沙星对照品、环丙沙星对照品和杂质E对照品各适量,加0.1mol/L盐酸溶液溶解并稀释制成每1mL中约含左氧氟沙星1.0mg、环丙沙星和杂质E各5μg的混合溶液。

灵敏度溶液　精密量取对照溶液适量,用0.1mol/L盐酸溶液定量稀释制成每1mL中约含0.2μg的溶液。

色谱条件　以十八烷基硅烷键合硅胶为填充剂,以乙酸铵高氯酸钠溶液(取乙酸铵4.0g和高氯酸钠7.0g,加水1300mL使溶解,用磷酸调节pH值至2.2)-乙腈(85:15)为流动相A,乙腈为流动相B,按表12-2进行线性梯度洗脱;流速为每分钟1mL;柱温为40℃;检测波长为294nm和238nm;进样体积10μL。

表12-2　高效液相色谱法对左氧氟沙星中有关物质检查梯度洗脱程序

时间/min	流动相A/%	流动相B/%
0	100	0
18	100	0
25	70	30
39	70	30
40	100	0
50	100	0

系统适用性要求　系统适用性溶液色谱图中(294nm),左氧氟沙星峰的保留时间约为15min,左氧氟沙星峰与杂质E峰和左氧氟沙星峰与环丙沙星峰之间的分离度应分别大于2.0与2.5。灵敏度溶液色谱图中(294nm),主成分色谱峰峰高的信噪比应大于10。

测定法　精密量取供试品溶液、对照溶液和杂质A对照品溶液,分别注入液相色谱仪,记录色谱图。

限度　供试品溶液色谱图中如有杂质峰,杂质A(238nm)按外标法以峰面积计算,不得过0.3%,其他单个杂质(294nm)峰面积不得大于对照溶液主峰面积(0.2%),其他各杂质(294nm)峰面积的和不得大于对照溶液主峰面积的2.5倍(0.5%),小于灵敏度溶液主峰面积的峰忽略不计。

5. 右氧氟沙星

照高效液相色谱法(通则0512)测定。

供试品溶液　取本品适量,加流动相溶解并稀释制成每1mL中约含1.0mg的溶液。

对照溶液　精密量取供试品溶液适量,用流动相定量稀释制成每1mL中约含10μg的溶液。

系统适用性溶液　取左氧氟沙星和氧氟沙星对照品各适量,加流动相溶解并稀释制成每1mL中约含左氧氟沙星1mg和氧氟沙星20μg的溶液。

灵敏度溶液　精密量取对照溶液适量,用流动相定量稀释制成每1mL中约含0.5μg的溶液。

色谱条件　以十八烷基硅烷键合硅胶为填充剂;以硫酸铜D-苯丙氨酸溶液(取D-苯丙氨酸1.32g与硫酸铜1g,加水1000mL溶解后,用氢氧化钠试液调节pH值至3.5)-甲醇(82:18)为流动相;柱温为40℃,检测波长为294nm;进样体积为20μL。

系统适用性要求　系统适用性溶液色谱图中,右氧氟沙星与左氧氟沙星依次流出,右旋、左旋异构体峰之间的分离度应符合要求。灵敏度溶液色谱图中,主成分色谱峰峰高的信噪比应大于 10。

测定法　精密量取供试品溶液与对照溶液,分别注入液相色谱仪,记录色谱图。

限度　供试品溶液色谱图中右氧氟沙星峰面积不得大于对照溶液主峰面积（1.0%）。

6. 残留溶剂

照残留溶剂测定法（通则 0861 第一法）测定。

内标溶液　称取丙酮适量,用 0.5mol/L 盐酸溶液稀释制成每 1mL 中含 0.01mg 的溶液。

供试品溶液　取本品适量,精密称定,加内标溶液溶解并定量稀释制成每 1mL 中含 100mg 的溶液,精密量取 5mL,置顶空瓶中,密封。

对照品溶液　取甲醇和乙醇,精密称定,用内标溶液定量稀释制成每 1mL 中含甲醇和乙醇分别为 300μg 和 500μg 的溶液,精密量取 5mL,置顶空瓶中,密封。

色谱条件　以聚乙二醇（PEG-20M）（或极性相近）为固定液的毛细管柱为色谱柱;柱温为 40℃;进样口温度为 150℃;检测器温度为 180℃;顶空瓶平衡温度为 85℃,平衡时间为 30min。

系统适用性要求　对照品溶液色谱图中,丙酮峰、甲醇峰与乙醇峰间的分离度均应符合要求。

测定法　取供试品溶液与对照品溶液,分别顶空进样,记录色谱图。按内标法以峰面积比值计算。

限度　甲醇与乙醇的残留量均应符合规定。

7. 水分

取本品,照水分测定法（通则 0832 第一法）测定,含水分应为 2.0%～3.0%。

8. 炽灼残渣

取本品 1g,置铂坩埚中,依法检查（通则 0841）,遗留残渣不得过 0.1%。

9. 重金属

取炽灼残渣项下的遗留残渣,依法检查（通则 0821 第二法）,含重金属不得过百万分之十。

（四）含量测定

照高效液相色谱法（通则 0512）测定。

供试品溶液　取本品约 50mg,精密称定,置 50mL 量瓶中,加 0.1mol/L 盐酸溶液溶解并稀释至刻度,摇匀,精密量取 5mL,置 50mL 量瓶中,用 0.1mol/L 盐酸溶液稀释至刻度,摇匀。

对照品溶液　取左氧氟沙星对照品适量,精密称定,加 0.1mol/L 盐酸溶液溶解并定量稀释制成每 1mL 中含 0.1mg 的溶液。

系统适用性溶液　取左氧氟沙星对照品、环丙沙星对照品和杂质 E 对照品各适量,加 0.1mol/L 盐酸溶液溶解并稀释制成每 1mL 中约含左氧氟沙星 0.1mg、环丙沙星和杂质 E 各 5μg 的混合溶液。

色谱条件　以十八烷基硅烷键合硅胶为填充剂;以乙酸铵高氯酸钠溶液（取乙酸铵 4.0g 和高氯酸钠 7.0g,加水 1300mL 使溶解,用磷酸调节 pH 值至 2.2）-乙腈（85∶15）为流动相;检测波长为 294nm,进样体积 10μL。

系统适用性要求　系统适用性溶液色谱图中,左氧氟沙星峰的保留时间约为 15min,左氧氟沙星峰与杂质 E 峰和左氧氟沙星峰与环丙沙星峰之间的分离度应分别大于 2.0 与 2.5。

测定法　精密量取供试品溶液与对照溶液,分别注入液相色谱仪,记录色谱图。按外标法以峰面积计算供试品中左氧氟沙星的量。

三、左氧氟沙星滴眼液的分析

本品含左氧氟沙星应为标示量的 90.0%~110.0%。

（一）性状

本品为微黄色至淡黄色或淡黄绿色的澄明液体。

（二）鉴别

（1）取本品适量，用 0.1mol/L 盐酸溶液稀释制成每 1mL 中约含左氧氟沙星 0.1mg 的溶液，精密量取适量，用流动相定量稀释制成每 1mL 中约含左氧氟沙星 0.01mg 的溶液，作为供试品溶液；另取氧氟沙星对照品适量，加 0.1mol/L 盐酸溶液溶解并稀释制成每 1mL 中约含 0.1mg 的溶液，精密量取适量，用流动相定量稀释制成每 1mL 中约含 0.02mg 的溶液，作为对照品溶液。照左氧氟沙星、右氧氟沙星项下的方法试验。供试品溶液主峰的保留时间应与对照品溶液主峰中左氧氟沙星峰（后）的保留时间一致。

（2）取本品适量，用 0.1mol/L 盐酸溶液稀释制成每 1mL 中约含左氧氟沙星 5μg 的溶液，照紫外-可见分光光度法（通则 0401）测定，在 226nm 和 294nm 波长处有最大吸收。

（三）检查

1. pH 值

本品 pH 值应为 6.0~7.0（通则 0631）。

2. 有关物质

照高效液相色谱法（通则 0512）测定。

供试品溶液　精密量取本品适量，用 0.1mol/L 盐酸溶液定量稀释制成每 1mL 中约含左氧氟沙星 1.0mg 的溶液。

对照溶液　精密量取供试品溶液适量，用 0.1mol/L 盐酸溶液定量稀释制成每 1mL 中约含左氧氟沙星 2μg 的溶液。

灵敏度溶液　精密量取对照溶液适量，用 0.1mol/L 盐酸溶液定量稀释制成每 1mL 中约含左氧氟沙星 0.2μg 的溶液。

杂质 A 对照品溶液、系统适用性溶液、色谱条件、系统适用性要求与测定法　见左氧氟沙星有关物质项下。

限度　供试品溶液色谱图中如有杂质峰，杂质 A（238nm）按外标法以峰面积计算，不得过标示量的 0.3%，其他单个杂质（294nm）峰面积不得大于对照溶液主峰面积的 1.5 倍（0.3%），其他各杂质（294nm）峰面积的和不得大于对照溶液主峰面积的 3.5 倍（0.7%），小于灵敏度溶液主峰面积的峰忽略不计。

3. 苯扎溴铵

如使用苯扎溴铵作为防腐剂，照高效液相色谱法（通则 0512）测定。

供试品溶液　精密量取本品适量，用水定量稀释制成每 1mL 中约含苯扎溴铵 5μg 的溶液。

对照品溶液　取苯扎溴铵对照品适量，精密称定，用水定量稀释制成每 1mL 中约含 5μg 的溶液。

色谱条件　以十八烷基硅烷键合硅胶为填充剂；以乙腈-三乙胺磷酸溶液（取三乙胺 4mL 和磷酸 7mL，用水稀释至 1000mL）（65∶35）为流动相；检测波长为 214nm；进样体积 20μL。

测定法　精密量取供试品溶液与对照品溶液，分别注入液相色谱仪，记录色谱图。

限度　供试品如含苯扎溴铵，按外标法以峰面积计算，应为标示量的 80.0%~120.0%。

4.渗透压摩尔浓度

渗透压摩尔浓度比应为 0.9~1.1（通则 0632）。

5.其他

应符合眼用制剂项下有关的各项规定（通则 0105）。

（四）含量测定

照高效液相色谱法（通则 0512）测定。

供试品溶液　精密量取本品适量，用 0.1mol/L 盐酸溶液定量稀释制成每 1mL 中约含左氧氟沙星 0.1mg 的溶液。

对照品溶液、系统适用性溶液、色谱条件、系统适用性要求与测定法　见左氧氟沙星含量测定项下。

任务四　磺胺甲噁唑及其制剂分析

磺胺甲噁唑及其制剂属于磺胺类抗菌药物，首先我们了解一下磺胺类抗菌药物的基本结构与性质。

一、磺胺类抗菌药物的基本结构与性质

（一）基本结构

磺胺类药物是临床上常用的一类化学合成抗菌药物。本类药物均具有对氨基苯磺酰胺的基本结构。《中国药典》（2020 年版）主要收载磺胺甲噁唑、磺胺异噁唑、磺胺嘧啶和磺胺多辛等，其典型药物的结构如下：

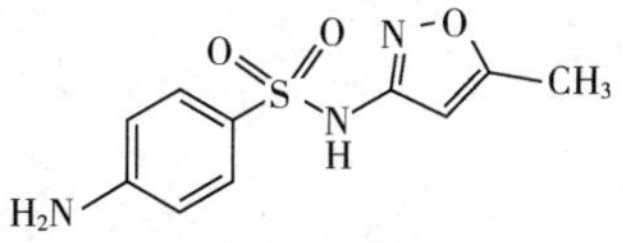

磺胺甲噁唑 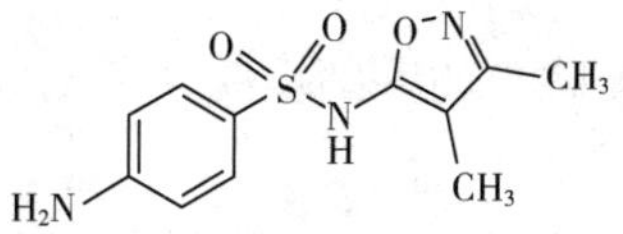　　磺胺异噁唑

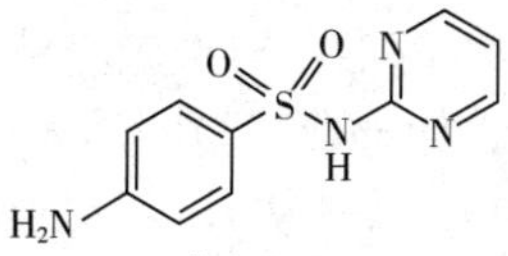

磺胺嘧啶 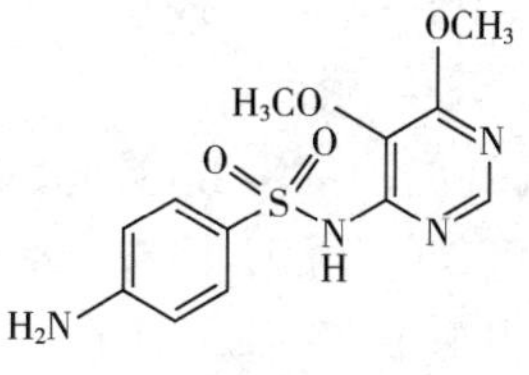　　磺胺多辛

（二）理化性质

1.酸碱性

磺胺类药物结构中同时含有伯氨基和磺酰氨基，伯氨基具有弱碱性，磺酰氨基具有弱酸性，故本类药物显酸碱两性。

2.重氮化-偶合反应

磺胺类药物结构中的芳香第一胺在酸性条件下可以与亚硝酸钠发生重氮化反应，在碱性条件下与 β-萘酚发生偶合反应，可用于鉴别和含量测定。

3.光谱特征

磺胺类药物的取代基为含氮杂环时,具有较强的紫外吸收和红外吸收特征。

4.与金属离子反应

磺酰氨基上的氢原子比较活泼,可以和某些金属离子生成难溶性的盐。例如,不同的磺胺类药物与硫酸铜反应可生产不同颜色的铜盐沉淀,常用于本类药物的鉴别。

二、磺胺甲噁唑的分析

磺胺甲噁唑又名新诺明,为磺胺类抗菌药。临床常用磺胺甲噁唑和甲氧苄啶组成的复方制剂治疗大肠埃希杆菌、变形杆菌等引起的感染。其质量分析如下。

(一)性状

本品为白色结晶性粉末;无臭。

本品在水中几乎不溶;在稀盐酸、氢氧化钠试液或氨试液中易溶。

本品的熔点(通则0612)为168~172℃。

(二)鉴别

1.硫酸铜反应

取本品约0.1g,加水与0.4%氢氧化钠溶液各3mL,振摇使溶解,滤过,取滤液,加硫酸铜试液1滴,即生成草绿色沉淀。

由于不同磺胺类药物与硫酸铜反应的铜盐沉淀颜色不同,所以可用本反应鉴别区分不同的磺胺药物。例如,磺胺甲噁唑为草绿色;磺胺异噁唑为淡棕色,放置后析出暗绿色沉淀;磺胺多辛为黄绿色,放置后变淡蓝色;磺胺嘧啶为黄绿色,放置后为紫色;磺胺醋酰钠为蓝绿色。

2.红外光谱法

本品的红外光吸收图谱应与对照的图谱(光谱集565图)一致。

3.重氮化-偶合反应

本品显芳香第一胺类的鉴别反应(通则0301)。

(三)检查

1.酸度

取本品1.0g,加水10mL,摇匀,依法测定(通则0631),pH值应为4.0~6.0。

2.碱性溶液的澄清度与颜色

取本品1.0g,加氢氧化钠试液5mL与水20mL溶解后,溶液应澄清无色;如显浑浊,与1号浊度标准液(通则0902第一法)比较,不得更浓;如显色,与同体积的对照液(取黄色3号标准比色液12.5mL,加水至25mL)比较(通则0901第一法),不得更深。

3.氯化物

取本品2.0g,加水100mL,振摇,滤过;分取滤液25mL,依法检查(通则0801),与标准氯化钠溶液5.0mL制成的对照液比较,不得更浓(0.01%)。

4.硫酸盐

取氯化物项下剩余的滤液25mL,依法检查(通则0802),与标准硫酸钾溶液1.0mL制成的对照液比较,不得更浓(0.02%)。

5.有关物质

照薄层色谱法(通则0502)试验。

供试品溶液　取本品，加乙醇-浓氨溶液（9∶1）制成每 1mL 中约含 10mg 的溶液。

对照溶液　精密量取供试品溶液适量，用乙醇-浓氨溶液（9∶1）定量稀释制成每 1mL 中约含 50μg 的溶液。

色谱条件　采用以 0.1%羧甲基纤维素钠为黏合剂的硅胶 H 薄层板，以三氯甲烷-甲醇-N,N-二甲基甲酰胺（20∶2∶1）为展开剂。

测定法　吸取供试品溶液与对照溶液各 10μL，分别点于同一薄层板上，展开，晾干，喷以乙醇制对二甲氨基苯甲醛试液使显色。

限度　供试品溶液如显杂质斑点，与对照溶液的主斑点比较，不得更深。

6.干燥失重

取本品，在 105℃干燥至恒重，减失重量不得过 0.5%（通则 0831）。

7.炽灼残渣

不得过 0.1%（通则 0841）。

8.重金属

取碱性溶液的澄清度与颜色项下的溶液，依法检查（通则 0821 第三法），含重金属不得过百万分之十五。

（四）含量测定

1.测定原理

凡分子结构中有芳香第一胺或水解后具有芳香第一胺的磺胺类药物均可用亚硝酸钠滴定法测定含量。

2.测定方法

取本品约 0.5g，精密称定，加盐酸溶液（1→2）25mL，再加水 25mL，振摇使溶解，照永停滴定法（通则 0701），用亚硝酸钠滴定液（0.1mol/L）滴定。每 1mL 亚硝酸钠滴定液（0.1mol/L）相当于 25.33mg 的磺胺甲噁唑。

三、磺胺甲噁唑片的分析

本品含磺胺甲噁唑应为标示量的 95.0%～105.0%。

（一）性状

本品为白色片。

（二）鉴别

取本品的细粉适量（约相当于磺胺甲噁唑 0.5g），加氨试液 10mL，研磨使磺胺甲噁唑溶解，加水 10mL，滤过，滤液置水浴上蒸发使氨挥散，放冷，加乙酸使成酸性，即析出沉淀，滤过，沉淀照磺胺甲噁唑项下的鉴别 1、3 项试验，显相同的反应。

（三）检查

应符合片剂项下有关的各项规定（通则 0101）。

（四）含量测定

取本品 10 片，精密称定，研细，精密称取适量（约相当于磺胺甲噁唑 0.5g），照磺胺甲噁唑含量测定项下的方法测定。每 1mL 亚硝酸钠滴定液（0.1mol/L）相当于 25.33mg 的磺胺甲噁唑。

【项目十二 小结】

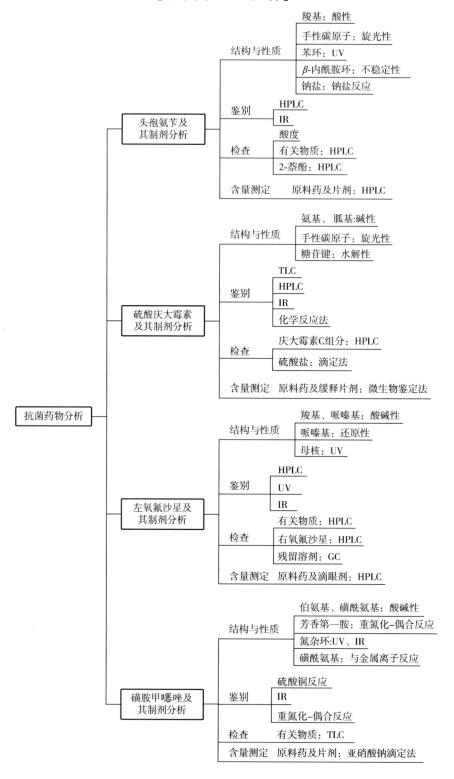

【项目十二 检测】

一、单项选择题

1.《中国药典》（2020年版）采用（　　）测定庆大霉素的含量。
A. GC 法　　　　　　　　　　　B. HPLC 法
C. TLC 法　　　　　　　　　　 D. 容量法
E. 微生物检定法

2.《中国药典》（2020年版）采用（　　）测定庆大霉素 C 组成分。
A. GC 法　　　　　　　　　　　B. HPLC 法
C. TLC 法　　　　　　　　　　 D. 容量法
E. 微生物检定法

3. 抗生素类药物的活性采用（　　）表示。
A. 百分含量　　　　　　　　　 B. 标示量百分含量
C. 效价　　　　　　　　　　　 D. 浓度
E. 重量

4. 青霉素和头孢菌素都属于（　　）类抗生素。
A. β-内酰胺　　　　　　　　B. 氨基糖苷
C. 四环素类　　　　　　　　　 D. 红霉素
E. 喹诺酮类

5. 头孢菌素类抗生素结构母核中具有（　　）手性碳原子。
A. 1 个　　　　　　　　　　　　B. 2 个
C. 3 个　　　　　　　　　　　　D. 4 个
E. 5 个

6.《中国药典》（2020年版）收载磺胺甲噁唑的含量测定方法是（　　）。
A. 非水溶液滴定法　　　　　　 B. 紫外可见分光光度法
C. 氮测定法　　　　　　　　　 D. $NaNO_2$ 滴定法
E. 碘量法

7. 与硫酸铜生成草绿色沉淀的是（　　）。
A. 磺胺甲噁唑　　　　　　　　 B. 磺胺嘧啶
C. 甲氧苄啶　　　　　　　　　 D. 磺胺异噁唑
E. 磺胺醋酰钠

8. 磺胺类药物与硫酸铜试液作用生成不同颜色的铜盐沉淀，其反应基团是（　　）。
A. 羧基　　　　　　　　　　　 B. 苯环
C. 芳香第一胺　　　　　　　　 D. 磺酰氨基
E. 甲酰基

9.《中国药典》（2020年版）采用（　　）测定左氧氟沙星中的右氧氟沙星。
A. GC 法　　　　　　　　　　　B. HPLC 法
C. TLC 法　　　　　　　　　　 D. 容量法
E. 微生物检定法

10. 左氧氟沙星结构中具有还原性的是（　　）。
A. 羧基　　　　　　　　　　　 B. 苯环

C. 哌嗪基
D. 苯环
E. 吡啶环

二、多项选题

1. 磺胺甲噁唑的鉴别方法有（　　　）。
   A. 银镜反应
   B. 重氮化-偶合反应
   C. 与硫酸铜的成盐反应
   D. 铈量反应
   E. 红外光谱法

2.《中国药典》(2020 年版)中左氧氟沙星的鉴别方法有（　　　）。
   A. 高效液相法
   B. 紫外-可见分光光度法
   C. 红外光谱法
   D. 薄层色谱法
   E. 气相色谱法

3.《中国药典》(2020 年版)中可用于鉴别硫酸庆大霉素的方法有（　　　）。
   A. 高效液相法
   B. 紫外-可见分光光度法
   C. 红外光谱法
   D. 薄层色谱法
   E. 硫酸盐鉴别

4. β-内酰胺类抗生素根据结构不同可分为（　　　）。
   A. 青霉素类
   B. 氨基糖苷类
   C. 头孢菌素类
   D. 大环内酯类
   E. 四环素类

三、是非题

1. β-内酰胺环易被酸、碱、酶等破坏。（　　）
2. β-内酰胺类抗生素的母核均为 6-氨基青霉烷酸。（　　）
3. 硫酸庆大霉素可用旋光法判断纯度。（　　）
4.《中国药典》(2020 年版)采用高效液相色谱法对硫酸庆大霉素进行含量测定。（　　）
5. 不能用硫酸铜反应鉴别磺胺类抗菌药。（　　）
6. 磺胺甲噁唑可以用芳香第一胺反应鉴别。（　　）
7.《中国药典》(2020 年版)采用高效液相色谱法对磺胺甲噁唑片剂进行含量测定。（　　）
8. 由于左氧氟沙星结构中的哌嗪基具有还原性，易被氧化，因此需要用紫外-可见分光光度法对其吸光度进行限量。（　　）

四、简答题

如何利用硫酸铜反应鉴别不同的磺胺类药物？

附 录

凡例

总则

一、《中华人民共和国药典》简称《中国药典》,依据《中华人民共和国药品管理法》组织制定和颁布实施。《中国药典》一经颁布实施,其所载同品种或相关内容的上版药典标准或原国家药品标准即停止使用。

《中国药典》由一部、二部、三部、四部及其增补本组成。一部收载中药,二部收载化学药品,三部收载生物制品及相关通用技术要求,四部收载通用技术要求和药用辅料。除特别注明版次外,《中国药典》均指现行版。

本部为《中国药典》四部。

二、《中国药典》主要由凡例、通用技术要求和品种正文构成。

凡例是为正确使用《中国药典》,对品种正文、通用技术要求以及药品质量检验和检定中有关共性问题的统一规定和基本要求。

通用技术要求包括《中国药典》收载的通则、指导原则以及生物制品通则和相关总论等。《中国药典》各品种项下收载的内容为品种正文。

三、药品标准由品种正文及其引用的凡例、通用技术要求共同构成。

本版药典收载的凡例、通则/生物制品通则、总论的要求对未载入本版药典的其他药品标准具同等效力。

四、凡例和通用技术要求中采用"除另有规定外"这一用语,表示存在与凡例或通用技术要求有关规定不一致的情况时,则在品种正文中另作规定,并据此执行。

五、品种正文所设各项规定是针对符合《药品生产质量管理规范》(Good Manufacturing Practices,GMP)的产品而言。任何违反GMP或有未经批准添加物质所生产的药品,即使符合《中国药典》或按照《中国药典》未检出其添加物质或相关杂质,亦不能认为其符合规定。

六、《中国药典》的英文名称为Pharmacopoeia of the People's Republic of China;英文简称为Chinese Pharmacopoeia;英文缩写为ChP。

通用技术要求

七、通则主要包括制剂通则、其他通则、通用检测方法。制剂通则系为按照药物剂型分类,针对剂型特点所规定的基本技术要求。通用检测方法系为各品种进行相同项目检验时所应采用的统一规定的设备、程序、方法及限度等。

指导原则系为规范药典执行,指导药品标准制定和修订,提高药品质量控制水平所规定的非强制性、推荐性技术要求。

生物制品通则是对生物制品生产和质量控制的基本要求,总论是对某一类生物制品生产和质量控制的相关技术要求。

八、制剂生产使用的药用辅料,应符合相关法律、法规、部门规章和规范性文件,以及本版药典通则0251〈药用辅料〉的有关要求。

品种正文

九、本部品种正文系根据药用辅料的特性，按照生产工艺、用途、贮藏运输条件等所制定的技术规定。

十、药用辅料品种正文内容一般包括：（1）品名（包括中文名、汉语拼音名与英文名）；（2）有机物的结构式；（3）分子式、分子量与CAS编号；（4）来源；（5）制法；（6）性状；（7）鉴别；（8）检查；（9）含量测定；（10）类别；（11）贮藏；（12）标示；（13）附图、附表、附注等。

名称与编排

十一、药用辅料通用名应符合中国药用辅料通用名命名原则的有关规定。

十二、有明确化学结构的药用辅料其化学结构式按照世界卫生组织（World Health Organization，WHO）推荐的"药品化学结构式书写指南"书写。

十三、本部品种正文按中文名称笔画顺序排列，同笔画数的字按起笔笔形一丨丿丶一的顺序排列；通用技术要求按分类编码排列；索引分别按汉语拼音顺序排序的中文索引以及英文名和中文名对照的顺序排列。

项目与要求

十四、来源与制法项下主要记载药用辅料的主要工艺要求和质量要求。

十五、性状项下记载的外观、臭、溶解度以及物理常数等，在一定程度上反映药用辅料质量特性。

（1）外观性状是对色泽和外表感观的规定。

（2）溶解度是一种物理性质。各品种项下选用的部分溶剂及其在该溶剂中的溶解性能，可供精制或制备溶液时参考；对在特定溶剂中的溶解性能需作质量控制时，在该品种检查项下另作具体规定。相关名词术语如下：

极易溶解	系指溶质1g（mL）能在溶剂不到1mL中溶解；
易溶	系指溶质1g（mL）能在溶剂1～不到10mL中溶解；
溶解	系指溶质1g（mL）能在溶剂10～不到30mL中溶解；
略溶	系指溶质1g（mL）能在溶剂30～不到100mL中溶解；
微溶	系指溶质1g（mL）能在溶剂100～不到1000mL中溶解；
极微溶解	系指溶质1g（mL）能在溶剂1000～不到10000mL中溶解；
几乎不溶或不溶	系指溶质1g（mL）在溶剂10000mL中不能完全溶解。

试验法：除另有规定外，称取研成细粉的供试品或量取液体供试品，于25℃±2℃一定容量的溶剂中，每隔5min强力振摇30s；观察30min内的溶解情况，如无目视可见的溶质颗粒或液滴时，即视为完全溶解。

（3）物理常数包括相对密度、馏程、熔点、凝点、比旋度、折射率、黏度、吸收系数、酸值、羟值、碘值、过氧化值和皂化值等；其测定结果不仅具有鉴别意义，也可在一定程度上反映药用辅料纯度，是评价质量的指标之一。

十六、鉴别项下规定的试验方法，系根据反映药用辅料某些物理、化学或生物学等特性所进行的试验，不完全代表对其化学结构的确证。

十七、检查项下包括反映药用辅料理化性质、安全性和功能性相关指标等的检查；对于规定中的各种杂质检查项目，系指药用辅料在按既定工艺进行生产和正常贮藏过程中可能含有或产生并需要控制的杂质（如残留溶剂、有关物质等）；改变生产工艺时需另考虑增修订有关项目。

对于生产过程中引入的有机溶剂，应在后续的生产环节予以有效去除。除正文已明确列有"残留溶剂"检查的品种必须对生产过程中引入的有机溶剂依法进行该项检查外，其他未在"残留溶剂"项下明确列出的有机溶剂或未在正文中列有此项检查的各品种，如生产过程中引入或产品中残留有机溶剂，均应按通则"残留溶剂测定法"检查，并应符合相应溶剂的限度规定。

十八、含量测定项下规定的试验方法，用于测定药用辅料中主要成分的含量，一般可采用化学或仪器方法。

十九、类别系按药用辅料的主要作用与主要用途归属划分，不排除作其他类别使用。

二十、贮藏项下的规定，系为避免污染和降解而对贮存与保管的基本要求，以下列名词术语表示：

遮光	系指用不透光的容器包装，例如棕色容器或黑色包装材料包裹的无色透明、半透明容器；
避光	系指避免日光直射；
密闭	系指将容器密闭，以防止尘土及异物进入；
密封	系指将容器密封，以防止风化、吸潮、挥发或异物进入；
熔封或严封	系指将容器熔封或用适宜的材料严封，以防止空气与水分的侵入并防止污染；
阴凉处	系指不超过20℃；
凉暗处	系指避光并不超过20℃；
冷处	系指2~10℃；
常温（室温）	系指10~30℃。

除另有规定外，贮藏项下未规定贮藏温度的一般系指常温。

检验方法和限度

二十一、本版药典品种正文收载的所有品种，均应按规定的方法进行检验。采用药典规定的方法进行检验时，应对方法的适用性进行确认。如采用其他方法，应进行方法学验证，并与规定的方法比对，根据试验结果选择使用，但应以本版药典规定的方法为准。

二十二、本版药典中规定的各种纯度和限度数值以及制剂的重（装）量差异，系包括上限和下限两个数值本身及中间数值。规定的这些数值不论是百分数还是绝对数字，其最后一位数字都是有效位。

试验结果在运算过程中可比规定的有效数字多保留一位数，而后根据有效数字的修约规则进舍至规定有效位。计算所得的最后数值或测定读数值均可按修约规则进舍至规定的有效位，取此数值与标准中规定的限度数值比较，以判断是否符合规定的限度。

二十三、药用辅料的含量（％），除另有注明者外，均按重量计。如规定上限为100％以上时，系指用本药典规定的分析方法测定时可能达到的数值，它为药典规定的限度或允许偏差，并非真实含有量；如未规定上限时，系指不超过101.0％。

标准品与对照品

二十四、标准品与对照品系指用于鉴别、检查、含量测定的标准物质。标准品系指用于生物检定或效价测定的标准物质,其特性量值一般按效价单位(或 pg)计;对照品系指采用理化方法进行鉴别、检查或含量测定时所用的标准物质,其特性量值一般按纯度(%)计。

标准品与对照品的建立或变更批号,应与国际标准品或原批号标准品或对照品进行对比,并经过协作标定。然后按照国家药品标准物质相应的工作程序进行技术审定,确认其质量能够满足既定用途后方可使用。

标准品与对照品均应附有使用说明书,一般应标明批号、特性量值、用途、使用方法、贮藏条件和装量等。

标准品与对照品均应按其标签或使用说明书所示的内容使用或贮藏。

计量

二十五、试验用的计量仪器均应符合国务院质量技术监督部门的规定。

二十六、本版药典采用的计量单位

(1)法定计量单位名称和单位符号如下:

长度　　　米(m)分米(dm)厘米(cm)毫米(mm)微米(μm)纳米(nm)
体积　　　升(L)毫升(mL)微升(μL)
质(重)量　千克(kg)克(g)毫克(mg)微克(μg)纳克(ng)皮克(pg)
物质的量　摩尔(mol)毫摩尔(mmol)
压力　　　兆帕(MPa)千帕(kPa)帕(Pa)
温度　　　摄氏度(℃)
动力黏度　帕秒(Pa·s)毫帕秒(mPa·s)
运动黏度　平方米每秒(m^2/s)平方毫米每秒(mm^2/s)
波数　　　厘米的倒数(cm^{-1})
密度　　　千克每立方米(kg/m^3)克每立方厘米(g/cm^3)
放射性活度　吉贝可(GBq)兆贝可(MBq)千贝可(kBq)贝可(Bq)

(2)本版药典使用的滴定液和试液的浓度,以 mol/L(摩尔/升)表示者,其浓度要求精密标定的滴定液用"XXX 滴定液(YYYmol/L)"表示;作其他用途不需精密标定其浓度时,用"YYYmol/L XXX 溶液"表示,以示区别。

(3)有关的温度描述,一般以下列名词术语表示:

水浴温度　　　除另有规定外,均指 98~100℃
热水　　　　　系指 70~80℃
微温或温水　　系指 40~50℃
室温(常温)　 系指 10~30℃
冷水　　　　　系指 2~10℃
冰浴　　　　　系指约 0℃
放冷　　　　　系指放冷至室温

(4)符号"%"表示百分比,系指重量的比例;但溶液的百分比,除另有规定外,系指溶液 100mL 中含有溶质若干克；乙醇的百分比，系指在 20℃时容量的比例。此外，根据需要可采用下列符号：

%（g/g）　　　　　表示溶液 100g 中含有溶质若干克；
%（mL/mL）　　　表示溶液 100mL 中含有溶质若干毫升；
%（mL/g）　　　　表示溶液 100g 中含有溶质若干毫升；
%（g/mL）　　　　表示溶液 100mL 中含有溶质若干克。

（5）缩写"ppm"表示百万分比，系指重量或体积的比例。

（6）缩写"ppb"表示十亿分比，系指重量或体积的比例。

（7）液体的滴，系在 20℃时，以 1.0mL 水为 20 滴进行换算。

（8）溶液后标示的"（1→10）"等符号，系指固体溶质 1.0g 或液体溶质 1.0mL 加溶剂使成 10mL 的溶液；未指明用何种溶剂时，均系指水溶液；两种或两种以上液体的混合物，名称间用半字线隔开，其后括号内所示的"："符号，系指各液体混合时的体积（重量）比例。

（9）本版药典所用药筛，选用国家标准的 R 40/3 系列，分等如下：

筛号	筛孔内径（平均值）	目号
一号筛	2000μm ± 70μm	10 目
二号筛	850μm ± 29μm	24 目
三号筛	355μm ± 13μm	50 目
四号筛	250μm ± 9.9μm	65 目
五号筛	180μm ± 7.6μm	80 目
六号筛	150μm ±6.6μm	100 目
七号筛	125μm ±5.8μm	120 目
八号筛	90μm ±4.6μm	150 目
九号筛	75μm ±4.1μm	200 目

粉末分等如下：

最粗粉	指能全部通过一号筛，但混有能通过三号筛不超过 20%的粉末；
粗粉	指能全部通过二号筛，但混有能通过四号筛不超过 40%的粉末；
中粉	指能全部通过四号筛，但混有能通过五号筛不超过 60%的粉末；
细粉	指能全部通过五号筛，并含能通过六号筛不少于 95%的粉末；
最细粉	指能全部通过六号筛，并含能通过七号筛不少于 95%的粉末；
极细粉	指能全部通过八号筛，并含能通过九号筛不少于 95%的粉末。

（10）乙醇未指明浓度时，均系指 95%（体积分数）的乙醇。

二十七、计算分子量以及换算因子等使用的原子量均按最新国际原子量表推荐的原子量。

精确度

二十八、本版药典规定取样量的准确度和试验精密度。

（1）试验中供试品与试药等"称重"或"量取"的量，均以阿拉伯数码表示，其精确度可根据数值的有效数位来确定，如称取"0.1g"，系指称取重量可为 0.06~0.14g；称取"2g"，系指称取重量可为 1.5~2.5g；称取"2.0g"，系指称取重量可为 1.95~2.05g；称取"2.00g"，系指称取重量可为 1.995~2.005g。

"精密称定"系指称取重量应准确至所取重量的千分之一；

"称定"系指称取重量应准确至所取重量的百分之一；

"精密量取"系指量取体积的准确度应符合国家标准中对该体积移液管的精密度要求；

"量取"系指可用量筒或按照量取体积的有效数位选用量具。

取用量为"约"若干时，系指取用量不得超过规定量的±10%。

（2）恒重，除另有规定外，系指供试品连续两次干燥或炽灼后称重的差异在 0.3mg 以下的重量；干燥至恒重的第二次及以后各次称重均应在规定条件下继续干燥 1h 后进行；炽灼至恒重的第二次称重应在继续炽灼 30min 后进行。

（3）试验中规定"按干燥品（或无水物，或无溶剂）计算"时，除另有规定外，应取未经干燥（或未去水，或未去溶剂）的供试品进行试验，并将计算中的取用量按检查项下测得的干燥失重（或水分，或溶剂）扣除。

（4）试验中的"空白试验"，系指在不加供试品或以等量溶剂替代供试液的情况下，按同法操作所得的结果；含量测定中的"并将滴定的结果用空白试验校正"，系指按供试品所耗滴定液的量（mL）与空白试验中所耗滴定液的量（mL）之差进行计算。

（5）试验时的温度，未注明者，系指在室温下进行；温度高低对试验结果有显著影响者，除另有规定外，应以 25℃±2℃为准。

试药、试液、指示剂

二十九、试验用的试药，除另有规定外，均应根据通则试药项下的规定，选用不同等级并符合国家标准或国务院有关行政主管部门规定的试剂标准。试液、缓冲液、指示剂与指示液、滴定液等，均应符合通则的规定或按照通则的规定制备。

三十、酸碱度检查所用的水，均系指新沸并放冷至室温的水。

三十一、酸碱性试验时，如未指明用何种指示剂，均系指石蕊试纸。

动物试验

三十二、动物试验所使用的动物应为健康动物，其管理应按国务院有关行政主管部门颁布的规定执行。

动物品系、年龄、性别、体重等应符合药品检定要求。

随着纯度的提高，凡是有准确的化学和物理方法或细胞学方法能取代动物试验进行质量检测的，应尽量采用，以减少动物试验。

说明书、包装、标签

三十三、药品说明书应符合《中华人民共和国药品管理法》及国务院药品监督管理部门对说明书的规定。

三十四、直接接触药品的包装材料和容器应符合国务院药品监督管理部门的有关规定，均应无毒、洁净，与内容药品应不发生化学反应，并不得影响内容药品的质量。

三十五、药品标签应符合《中华人民共和国药品管理法》及国务院药品监督管理部门对包装标签的规定,不同包装标签其内容应根据上述规定印制,并应尽可能多地包含药品信息。

三十六、麻醉药品、精神药品、医疗用毒性药品、放射性药品、外用药品和非处方药品的说明书和包装标签,必须印有规定的标识。

检测题答案

【项目一】

一、简述题

略。

二、填空题

1.药品质量标准;《中国药典》;局颁药品标准

2.样品收审;取样;性状观测;鉴别;检查;含量测定;整理记录和填写检验报告书

三、单项选择题

1-5　DDAEB　　6-7　AE

【项目二】

一、填空题

1.2020；Ch.P（2020）

2.四；中药；化学药品；生物制品；通用技术要求和药用辅料

3.《美国药典》;《英国药典》;《欧洲药典》;《日本药局方》;USP;BP;EP;JP

二、单项选择题

1-5　ABBDC　　6-10　DDEED

三、多项选择题

1.ABCD　　2.BCDE　　3.BCE　　4.CD　　5.BCDE

四、配伍题

1-5　ABECD　　6-10　CDABE

【项目三】

一、单项选择题

1-5　CACBC　　6-7　DE

二、填空题

1.在相同的温度和压力条件下，待测物质的密度与水的密度之比；20℃；比重瓶法；韦氏比重秤法

2.已知

3.重氮化-偶合反应

三、名词解释

略。

四、简答题

1.一般鉴别试验能证实属于哪一个类型的药物，专属鉴别试验是在一般鉴别试验的基础上，利用物质结构的差异，证实物质是哪一种具体的药物。

2.有机氟化物经氧瓶燃烧法破坏，被碱性溶液吸收成为无机氟化物后，在pH=4.3的乙酸-乙酸钠缓冲液条件下，与茜素氟蓝、硝酸亚铈形成蓝紫色络合物。

【项目四】

一、单项选择题

1-5　BCDBC　　6-10　CBBCD　　11-15　CBBDA

二、多项选择题

1.BC　　2.CD　　3.ACE　　4.ABCE　　5.ABD

三、填空题

1.生产；贮存

2.新生态氢；砷化氢；砷斑

3.硝酸；硝酸银；氯化银；氯化钠；相同

4.铅；3.5；硫代乙酰胺

四、名词解释

略。

五、配伍题

1-5　CBDBA

六、计算题

1. 2.0mL　　2. 2.0g

七、简答题

略。

【项目五】

一、单项选择题

1-5　BCDAC　　6-7　CD

二、多项选择题

1. BCE　　2. CE　　3. ABCE　　4. AB

三、计算题

1.98.53%

2.100.8%

3.105.7%

4.98.47%

5.98.17%

6.93.61%

【项目六】

一、单项选择题

1-5　DCDAE　　6-10　DBDAD　　11-15　DBDBA

二、计算题

1.100.3%

2.96.8%

3.102.4%

4.100.3%

三、问答题

略。

【项目七】

一、单项选择题

1-5　CBDEE　　6-10　ABECE　　11-13　AAD

二、多项选择题

1. BC　　2. BD　　3. ABCD

三、配伍题

1-3　BCA

四、简答题

答：苯巴比妥与甲醛-硫酸试液反应，显玫瑰红色环；司可巴比妥与溴水作用，使其褪色；硫喷妥钠与铜-吡啶试液作用，显绿色。

【项目八】

一、单项选择题

1-5　CAABA　　6-10　CBDEB

二、填空题

1.苯环上取代基的性质及取代位置；羧基、羟基、硝基、卤素原子；这些取代基的吸电子效应；增强

2.溶液的澄清度；水杨酸；易炭化物

3.水杨酸（SA）

三、是非题

1-5　×√×√√

四、配伍题

1-4 AEBE

五、简答题

1.答：（1）阿司匹林中的特殊杂质为水杨酸。

（2）检查的原理是利用阿司匹林结构中无酚羟基，不能与 Fe^{3+} 作用，而水杨酸则可与 Fe^{3+} 作用成紫堇色，与一定量水杨酸对照液生成的色泽比较，控制游离水杨酸的含量。

2.答：典型的药物有水杨酸、阿司匹林、苯甲酸（钠）、布洛芬、对氨基水杨酸等。

六、计算题

解：

$$百分含量 = \frac{VTF \times 10^{-3}}{m} \times 100\% = \frac{23.14 \times 18.02 \times \frac{0.1005}{0.1} \times 10^{-3}}{0.4150} \times 100\% = 100.4\%$$

答：阿司匹林的含量是100.4%，符合规定。

【项目九】

一、单项选择题

1-5　ABCBC　　6-7　AD

二、是非题

1-5　××√√√

三、简答题

略。

四、计算题

81.29%

【项目十】

一、单项选择题

1-5　DCAAA　　6-10　DBCAB

二、配伍题

1-4　ACCD

三、简答题

1.答：杂环类药物中较为广泛应用的有三类：

第一类：吡啶类药物，如尼可刹米、异烟肼；

第二类：吩噻嗪类药物，如盐酸氯丙嗪、盐酸异丙嗪；

第三类：苯并二氮杂䓬类药物，如地西泮、氯氮䓬。

2.答：方法一：异烟肼与氨化硝酸银试液生成银镜。

方法二：异烟肼与芳醛缩合形成腙，其有固定的熔点可用于鉴定。

3.答：异烟肼中游离肼可在合成工艺中由原料引入，也可在贮藏过程中降解产生。

异烟肼中游离肼常用的检查方法有：TLC、比浊法等。

《中国药典》中用高效液相色谱法测定异烟肼的含量。

四、计算题

96.8%

【项目十一】

一、单项选择题

1-5　BAACE　　6-10　ADBEA

二、填空题

1.脂溶性维生素；水溶性维生素

2.维生素 A_1（视黄醇）；去氢维生素A（维生素 A_2）；去水维生素A（维生素 A_3）等；维生素 A_1

3.两；1∶2

4.还原性

三、配伍题

1-5　ACDEA　　6-8　CBE

四、简答题

1.答：维生素 B_1 中的噻唑环在碱性介质中可开环，再与嘧啶环上的氨基环合，经铁氰化钾等氧化剂氧化生成具有荧光的硫色素。此反应又称硫色素反应。

2.答：维生素C在稀乙酸溶液中可被碘定量氧化，以淀粉为指示剂，滴定终点溶液显蓝色。根据碘滴定液消耗的体积，可计算出维生素C的含量。

（1）滴定时应加入10mL稀乙酸在酸性介质中进行。因为在酸性介质中，维生素C在滴定时受空气中氧的氧化速度减慢，但供试品溶于稀乙酸后仍需立即进行滴定。

（2）加新沸过的冷水也是为了减少水中溶解氧对滴定的影响。

（3）测定注射液时应加丙酮2mL，以消除注射剂中抗氧剂焦亚硫酸钠（或亚硫酸氢钠）对测定的影响。

五、计算题

99.4%

【项目十二】

一、单项选择题

1-5　EBCAB　　6-10　DADBC

二、多项选择题

1.BCE　　2.ABC　　3.ACDE　　4.AC

三、是非题

1-5　√×√√×　　6-8　√×√

四、简答题

答：磺胺甲噁唑为草绿色；磺胺异噁唑为淡棕色，放置后析出暗绿色沉淀；磺胺多辛为黄绿色，放置后变淡蓝色；磺胺嘧啶为黄绿色，放置后为紫色；磺胺醋酰钠为蓝绿色。

参考文献

[1] 国家药典委员会. 中华人民共和国药典.2020 年版（二部）. 北京：中国医药科技出版社，2020.
[2] 国家药典委员会. 中华人民共和国药典.2020 年版（四部）. 北京：中国医药科技出版社，2020.
[3] 杭太俊. 药物分析. 8 版. 北京：人民卫生出版社，2016.
[4] 梁颖. 药物检验技术. 北京：化学工业出版社，2018.
[5] 刘郁. 药品检验技术. 北京：化学工业出版社，2018.
[6] 边虹铮，卢海刚. 药物分析检测技术. 北京：化学工业出版社，2017.
[7] 刘德洪. 药物分析. 武汉：华中科技大学出版社，2017.
[8] 梅晓亮，杨家林，孟姝. 药物分析. 天津：天津科学技术出版社，2016.